器材・薬剤からみる
歯内療法の
すぐれモノ

【編集委員】
古澤成博 東京歯科大学 歯内療法学講座
中田和彦 愛知学院大学歯学部 歯内治療学講座
阿部 修 東京都・平和歯科医院

刊行にあたって

　日常臨床において、歯内療法処置は歯科治療のまさに根幹をなす部分であり、一般診療を行っている歯科医師であれば避けては通れない治療のひとつである。また、歯内療法で応用される歯科器材・薬剤については、各メーカーによって日々種々の検討がなされ、新しい製品が開発されて次々と臨床の場に提供されている。

　一方、歯内療法領域に歯科用マイクロスコープが導入されてから、早いものですでに25年が経過している。また、歯内療法関連の薬剤も日々進化しているものの、歴史的な剤品をいまだに多用している一般の歯科医院があるのも事実である。新しい剤（材）品が有用であると認識していても、やはり長年にわたって使用している製品を信じているなどの理由から、なかなか導入されないうちに日々が経過しているということも聞く。

　このような現状から、今回は歯内療法関連の器材と薬剤に焦点を当て、歴史的な剤（材）品の見直しから、最新の器材や術式の紹介まで、日常臨床ですぐに役立つ内容を特集した次第である。具体的には「診断」と「治療」に大別し、診断用器材と治療用器材、さらに治療用材料と治療用薬剤について、歴史的なものから最新の話題のものまでを取り上げ、それぞれの特徴やトピックについて各専門の先生方にまとめていただき、現在の歯内療法における"すぐれモノ"を数多く紹介している。

　本書が明日からの歯内療法を見直すきっかけとなり、日常臨床のレベルアップに繋がれば幸いである。

2018年10月
編集委員一同

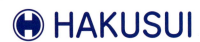

白水貿易の歯内療法用プロダクツ

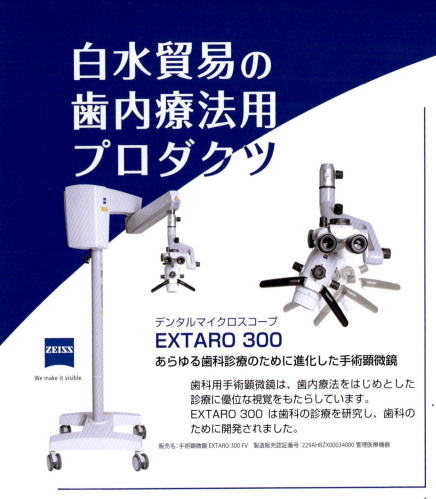

デンタルマイクロスコープ
EXTARO 300
あらゆる歯科診療のために進化した手術顕微鏡

歯科用手術顕微鏡は、歯内療法をはじめとした診療に優位な視覚をもたらしています。EXTARO 300は歯科の診療を研究し、歯科のために開発されました。

販売名:手術顕微鏡 EXTARO 300 FV 製造販売認証番号:229AHBZX00034000 管理医療機器

 形状記憶 NiTi ファイル
XP エンドシェーパー
このファイル1本で
#30/.04まで根管形成可能!

根管外
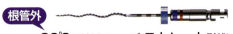
20℃ではMフェーズ（ストレート形状）

根管内
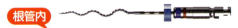
35℃ではAフェーズ（スネーク形状）

医療機器認証番号 229AKBZX00014000 管理医療機器

Reamer with Alternating Cutting Edges
Race レイス

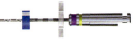

◆ スパイラルとストレート、2種類のカッティングエッジを持つ独特な形状（特許取得済）により内部応力を小さくし切削片を効率良く除去します。
◆ クラウンダウン技法でもシングルレングス技法でも先生のお好みのシークエンスが組めます。

医療機器認証番号 223AKBZX00075000 管理医療機器

 形状記憶 NiTi ファイル
XP エンドフィニッシャ

形状記憶効果により複雑な根管形態にも到達します。

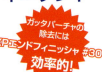
ガッタパーチャの除去には XPエンドフィニッシャ#30が効率的!

根管外

20℃ではMフェーズ（ストレート形状）

根管内
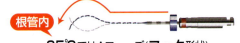
35℃ではAフェーズ（フック形状）

医療機器認証番号 228AKBZX00040000 管理医療機器

LED付歯科用多目的超音波治療器
スプラソン P-MAX2
医療機器認証番号 224ALBZX00039000
管理医療機器 特定保守管理医療機器

 安全性 安定性 創造性 簡便性 発展性

超音波スケーラーに必要な要素をすべて兼ね備えた器械、それが『スプラソン P-MAX2』です。

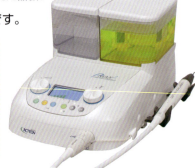

 あらゆる状況で安定したパワーを発揮
ニュートロンテクノロジー

 大容量タンク（400mL）を2箇所搭載可能
タンクシステム注ぎ足し可能

 明瞭な視野を確保
LED付スリムハンドピース

 様々な症例に対応する90種類を超える
豊富なチップラインアップ

 白水貿易株式会社
http://www.hakusui-trading.co.jp/

〒064-0824 札幌市中央区北4条西20丁目2番1号 Nord 420BLD1F ☎(011)616-5814
〒101-0052 東京都千代田区神田小川町1-11 千代田小川町クロスタ12F ☎(03)5217-4618
〒464-0075 名古屋市千種区内山3-10-17 今池セントラルビル2F ☎(052)733-1877
〒532-0033 大阪市淀川区新高1丁目1番15号 ☎(06)6396-4400
〒812-0013 福岡市博多区博多駅東2-18-30八重洲博多ビル5F ☎(092)432-4618

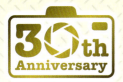

30周年スペシャルキャンペーン第2弾！

カメラメーカー協賛

カメラ下取りキャンペーン

お手持ちのカメラを
下取りいたします。
詳細はお問合せ
ください！

下取りカメラの
メーカーは
問いません！

下取り分お安くカメラを
ご購入できます！

2018年 Hot Face
2400万画素超えの
高解像度モデル

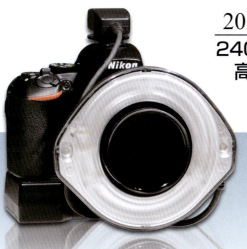

Nikon D5600 ver.

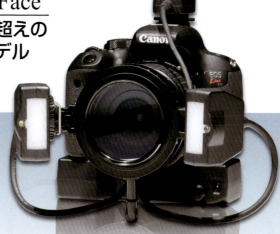

Canon EOS Kiss X9i ver.

M&D DIGITAL Communication
株式会社ソニックテクノ　www.sonictechno.co.jp

〒111-0054 東京都台東区鳥越2-7-4　TEL:03-3865-3240　FAX:03-3865-0143　E-mail:info@sonictechno.co.jp

0120-380-080
受付時間 10:00～18:00（土・日・祝日除く）

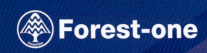

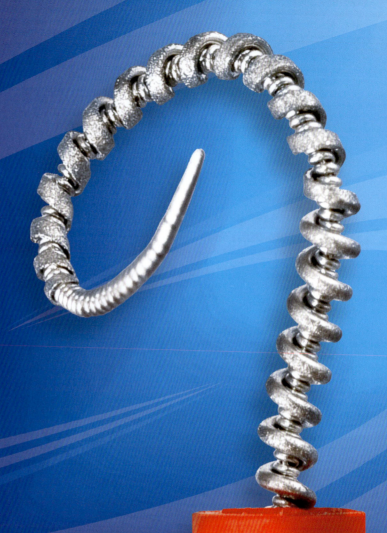

根管治療の新たなオプション

高い柔軟性 × 高速回転

特許取得済

Gentlefile®
ジェントルファイル

歯科用ファイル

根管内を徹底的に"きれい"に

- 複雑な形態の根管でも、柔軟なファイルが根尖までアプローチ
- 過度な拡大・形成をしないファイルで歯牙の寿命を延ばす
- 破折しにくく、また術中のトラブルを防ぐファイル構造

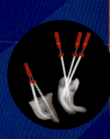

回転前　回転後

医療機器製造販売認証番号 230ADBZX00029000　医療機器製造販売認証番号 230ADBZX00028000　医療機器製造販売届出番号 12B1X10014000035

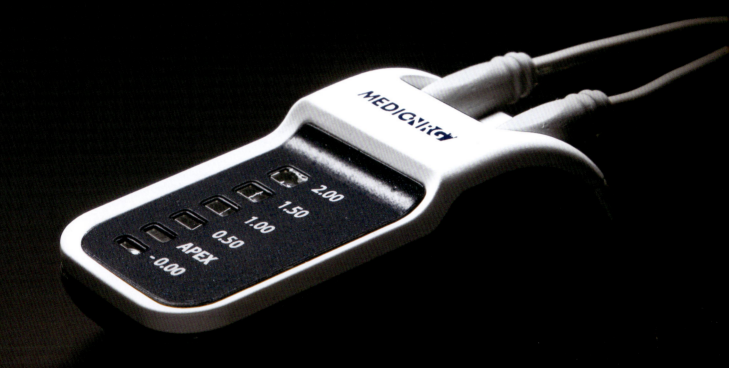

最新のデジタル技術を凝縮した
最小・最軽量
根管長測定器※

RIDER™ S3
Apex NRG

- 重さわずか27g
- 測定結果の誤差0.1mm
- お持ちのハンドピースにも装着可能

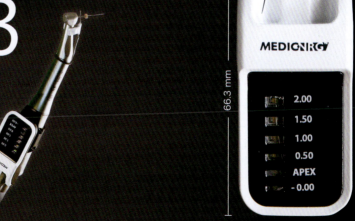

原寸
66.3 mm × 31.1 mm

医療機器製造販売認証番号 230ADBZX00042000　※デジタル技術を用いた根管長測定専用器　2018年4月自社調べ

製造販売元・問合せ先　株式会社フォレスト・ワン　www.forest-one.co.jp　Tel 047-474-8105 / Fax 047-474-8106 / Mail info@forest-one.co.jp

Contents

第1章 診断用機器

1 歯内療法に役立つ歯科用コーンビームCT（CBCT）専用機
代表機種の特性
柴田直樹・中田和彦　愛知学院大学歯学部　歯内治療学講座 ……… 14

2 次世代歯科用 CBCT 複合機 Veraview X800
——ライバルは専用機
新井嘉則　日本大学歯学部　歯科放射線学講座　特任教授 ……… 20

3 デンタルX線写真での診査・診断
田中利典　東京都・川勝歯科医院 ……… 26

4 パルプテスターを用いた電気歯髄診断
吉岡俊彦　広島県・吉岡デンタルキュア ……… 32

5 名機の系譜
ルートZXシリーズを用いた根管長測定
吉岡隆知　東京都・吉岡デンタルオフィス ……… 34

6 アピット15を用いた根管長測定
正確な作業長の決定を導く"グローバルスタンダード"
前田宗宏・五十嵐 勝　日本歯科大学生命歯学部　歯科保存学講座 ……… 38

第2章 治療用機器

1 スタンダードになりつつある歯科用マイクロスコープを用いた歯科治療
古澤成博　東京歯科大学　歯内療法学講座 ……… 42

2 歯科用顕微鏡のパイオニア
Carl Zeiss社製歯科用顕微鏡
井澤常泰　東京都・井澤歯科医院 ……… 45

3 エルゴノミクスの視点を取り入れた快適性
ライカマイクロシステムズ歯科用マイクロスコープ
吉居慎二・北村知昭　九州歯科大学　口腔機能学講座口腔保存治療学分野
青木隆憲　佐賀県・青木歯科医院 ……… 49

4 Ni-Ti製ロータリーファイルの進化
臨床現場を席巻する第4世代Ni-Ti製ロータリーファイル
阿部 修　東京都・平和歯科医院 ……… 53

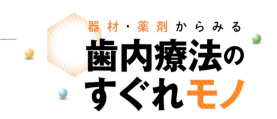

ブックデザイン：鈴木美里

5 マルチプルユース非超弾性Ni-Ti製ファイル
HyFlex CM、HyFlex EDMの進化
北村和夫　日本歯科大学附属病院　総合診療科 ……………………………………………………… 62

6 柔軟性を向上し、破折リスクを軽減
NEX NiTi FILE Msシリーズ
古澤成博　東京歯科大学　歯内療法学講座 …………………………………………………………… 69

7 治療時間の短縮にも貢献
レシプロック・ソフトを用いた根管治療
佐藤暢也　秋田県・港町歯科クリニック ……………………………………………………………… 72

8 高い柔軟性を誇る"ゴールドスタンダード"ファイル
WaveOne Gold
坂東 信　北海道・坂東歯科医院 ……………………………………………………………………… 78

9 幅広い根管形態に対応する2つのシリーズ
レイス、XPエンドシリーズを用いた根管形成
木ノ本喜史　大阪府・きのもと歯科／大阪大学大学院歯学研究科臨床教授 ………………………… 86

10 新時代のTWO in ONE ハイスペックモデル
Tri Auto ZX2
三橋 晃　神奈川県・鎌倉デンタルクリニック ……………………………………………………… 92

11 次世代型歯内療法サポートシステム
X-Smart IQによる根管形成
石井信之　神奈川歯科大学　口腔統合医療学講座　歯髄生物学分野 ………………………………… 99

12 歯内療法における歯科用マイクロスコープ用インスツルメント
吉岡俊彦　広島県・吉岡デンタルキュア ……………………………………………………………… 103

13 三次元的な根管治療を可能にした日本発のインスツルメント
O・Kマイクロエキスカ
岡口守雄　東京都・岡口歯科クリニック ……………………………………………………………… 106

14 歯内療法領域における超音波の活用
エビデンスとその適応
伊澤真人・辻本恭久　日本大学松戸歯学部　歯内療法学講座 ………………………………………… 111

15 ラテックスアレルギー患者への対応
ノンラテックス ラバーダムシート
吉岡隆知　東京都・吉岡デンタルオフィス …………………………………………………………… 116

16 **Er: YAG レーザーを応用した根管洗浄**
渡辺 聡・興地隆史　東京医科歯科大学大学院医歯学総合研究科　口腔機能再構築学講座　歯髄生物学分野 …… 118

Contents

第3章 治療用薬剤

1 歴史的研究にみる各種水酸化カルシウム系剤（材）品のヒト歯髄反応
古澤成博　東京歯科大学　歯内療法学講座 …… 122

2 リバスクラリゼーション（Regenerative Endodontics）における水酸化カルシウム製剤の応用
淺井知宏・古澤成博　東京歯科大学　歯内療法学講座 …… 130

3 覆髄材としてのMineral trioxide aggregate（MTA）の現況
興地隆史　東京医科歯科大学大学院医歯学総合研究科　口腔機能再構築学講座　歯髄生物学分野 …… 132

4 次亜塩素酸ナトリウム水溶液を用いた根管洗浄の基本
和達礼子　東京都・マンダリンデンタルオフィス …… 138

5 多彩な根管清掃剤EDTAの効果的な臨床応用術
武市 収　日本大学歯学部　歯科保存学第Ⅱ講座 …… 146

6 カルシペックスⅡを用いた根管貼薬
根尖外への押し出しに対応し、安心・安全な診療を目指す
前田英史　九州大学　大学院歯学研究院　口腔機能修復学講座　歯科保存学研究分野 …… 156

7 根管治療（消毒）剤の基本
古澤成博　東京歯科大学　歯内療法学講座 …… 161

第4章 治療用材料

1 根管充塡材総論
代表的な製品の特性
田中利典　東京都・川勝歯科医院 …… 168

2 イニシャルトリートメントからリトリートメントまで！
ニシカキャナルシーラーBG
鷲尾絢子・北村知昭　九州歯科大学　口腔機能学講座口腔保存治療学分野 …… 174

3 仮封材を再考する
仮封の基本と注意点
和達礼子　東京都・マンダリンデンタルオフィス …… 178

4 日々進化する支台築造用材料
坪田有史　東京都・坪田デンタルクリニック …… 185

第 1 章

診断用機器

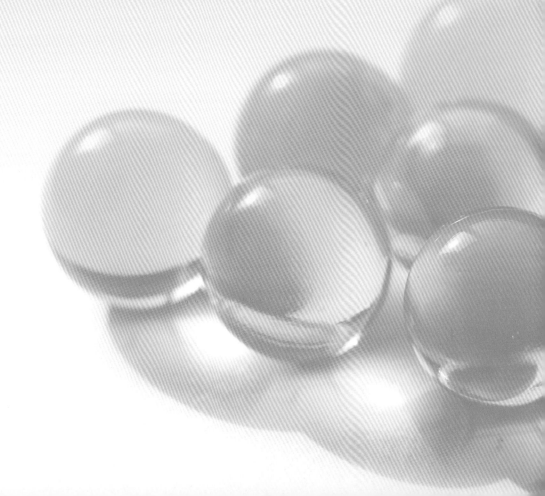

診断用機器

1 歯内療法に役立つ歯科用コーンビームCT（CBCT）専用機
代表機種の特性

柴田直樹 *Naoki SHIBATA*　　中田和彦 *Kazuhiko NAKATA*
愛知学院大学歯学部　歯内治療学講座

◆ CBCTの歯内療法への応用とその現状

新井ら[1]が開発・実用化したCBCTが今世紀の歯科臨床に応用されたことにより、X線画像診断にパラダイムシフトが起こり、多くの歯科医療分野に多大な恩恵がもたらされてきた。とくに、歯内療法領域におけるCBCTの効果は絶大であり[2]、日本歯科放射線学会が編纂した「歯科用コーンビームCTの臨床利用指針（案）」[3]では、「小照射野撮影の歯科用コーンビームCTの適応症例」の全20症例中、12症例が直接および間接的に歯内療法に関連した内容となっている。

歯科臨床に導入されてから約20年を経過したCBCTは、現在、国内10社以上のメーカーからさまざまな機種が発売されている。そして、近年、比較的安価な装置や、CT専用機に迫る性能とともにパノラマ/セファロの撮影機能を搭載した複合機が登場し、以前と比べて一般の歯科医院でも導入しやすい状況となっている。したがって、一般歯科医がCBCTの導入を検討する際、その選択肢の幅は格段に広がったが、一方で何を基準に機種を選定するべきかが悩みどころである。

そこで本項では、歯内療法での活用からみた代表的なCBCT専用機を3機種ピックアップして、その特徴について解説する。

◆ CBCT専用機の機種別特性

1. Alphard VEGA（朝日レントゲン工業）

創業から約60年を経過した朝日レントゲン工業は、歯科用X線撮影装置の製造と販売を主たる事業としている。2006年に販売が開始された本機は、CBCT専用機「Alphardシリーズ」としては、より大きな撮影範囲が選択できる上位モデルであり、現在も販売が継続されているロングセラーモデルである。愛知学院大学歯学部附属病院では、現在、本機が採用され、日常臨床に使用されている。

1）撮影範囲

大型のフラットパネルディテクタ（以下、FPD）を搭載しており、撮影範囲を4段階から選択することができる（図1）。狭小な順に、歯内療法領域に最適なDモード（直径51mm×高さ51mm、ボクセルサイズは0.1mm/図2、3）、インプラント治療に最適なIモード（直径102mm×高さ102mm、ボクセルサイズは0.2mm）、パノラマ画像の診断においても有効なPモード（直径154mm×高さ154mm、ボクセルサイズは0.3mm）、頭蓋部のほぼすべてを1回で撮影し、矯正治療に最適なCモード（直径200mm×高さ179mm、ボクセルサイズは0.39mm）までをカバーできる。

2）画質

本機は他社のCBCT装置と比較して幅が広く、X線管球からFPDまでの距離が長く設定されている。これにより、被写体に対してX線ビームを平行に近づけることができるため、歪みの少ない画像が描出される。その結果、X線が照射される範囲が狭まり、被曝線量の低減化にも貢献する。

一般的にCBCT検査では、撮影に十数秒を要するため、その間に患者の体動があると、解剖構

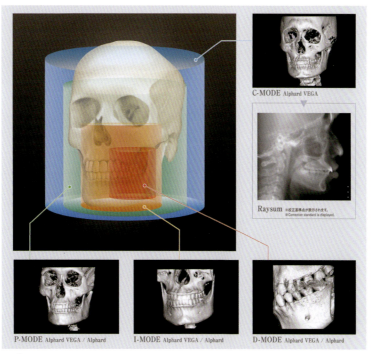

図❶ Alphard VEGA の撮影モードと範囲

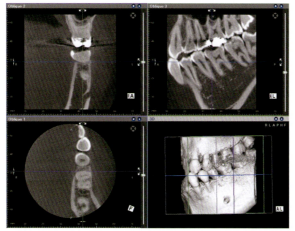

図❷ Alphard VEGA D モード（φ51mm×H51mm）の CBCT 画像

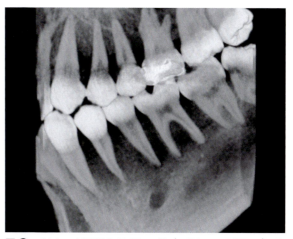

図❸ Alphard VEGA D モード（φ51mm×H51mm）の CBCT 画像

造の輪郭が幾重にもみられるモーションアーチファクトを生じることがある。微細な解剖構造の検出が求められる歯内療法領域の三次元画像診断では、モーションアーチファクトによる偽像を抑制するため、撮影中は患者の頭部固定を確実に行う必要がある。本機では、イヤーロッドに加え、ベルトを用いて頭部固定を行うことができる。

3）患者の位置づけ

位置づけの際は、まずデンタル撮影1枚分程度の被曝線量となる予備撮影を行う。その後、患者に撮影範囲指示ビームを合わせることにより、アーム自体が自動的に最適な撮影位置へ移動し、最終的なポジショニングを行う機構を採用している。より正確な位置付けが必要とされる歯内療法領域の症例では、狭小な関心領域を可及的に撮影範囲の中心に合わせることが望ましいため、有効な方法であるといえる。

2．3D Accuitomo F17D（モリタ）

厚生労働省から国内初の小照射野コーンビームCTとして認可された3DXマルチイメージマ

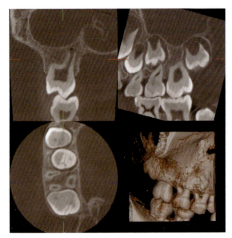
図❹ 3D Accuitomo F17D の CBCT 画像（φ40mm×H40mm）

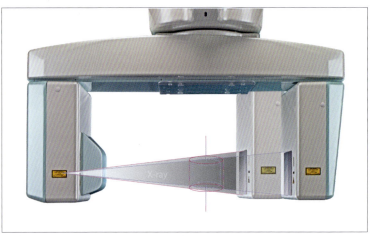
図❺ 3D Accuitomo F17D および3DX マルチイメージマイクロ CT FPD8の FPD 移動機能

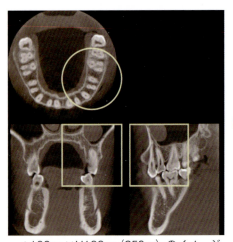
φ100mm×H100mm（250μm）のイメージ

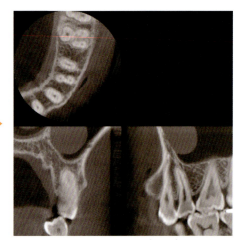
φ40mm×H40mm（80μm）

図❻ 3D Accuitomo F17D のズーム再構成機能

イクロCT（現行モデルは3DXマルチイメージマイクロCT FPD8。以下、3DX）が、モリタからCBCT専用機として販売されている。2002年、本学歯学部にも先駆けて導入され、前述した機種に更新されるまで長年にわたり、歯内療法領域における適応症の検討など、臨床研究に使用してきた。3D Accuitomo F17D は、基本設計は3DXと同様だが、より広範な撮影領域が設定可能となっており、顎顔面領域までをカバーすることができる。ボクセルサイズは最小0.08mmで、感度および分解能に優れたFPDを採用することにより、高解像度の画像が描出される。

1）撮影範囲と画質

6つの撮影範囲が設定されており、それぞれの直径および高さは、40mm×40mm（**図4**）、60mm×60mm、100mm×50mm、100mm×100mm、140mm×100mm、170mm×120mmであり、関心領域の大きさや歯内療法、埋伏歯、顎関節、インプラントなどの目的に応じて選択する。

撮影範囲を40mm×40mmまたは60mm×60mmに設定した場合、FPDが撮影領域の中心から離れるように移動する機能を有している。これにより、X線ビームが平行に近づくため、画像の歪みが少なく抑えられ、散乱線を減少させることができる（**図5**）。

2）被曝線量の低減化

撮影時間は、「標準モード」の場合、180°スキャンが9秒、360°スキャンが18秒に設定されてい

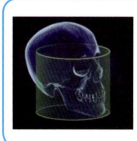
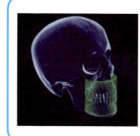

φ160mm ×H130mm
11μSv
フィルムパノラマの約半分
デジタルパノラマの1枚以下

φ80mm ×H80mm
5μSv
デジタルパノラマの約半分

図❼　KaVo OP 3D Vision の Quick Scan+ モードにおける被曝線量

るが、「高速モード」（撮影範囲は40mm×40mmまたは60mm×60mmに限定される）を選択した場合、それぞれ5.4秒と10.5秒に短縮される。これにより、患者の体動によるモーションアーチファクトの影響を軽減するとともに、トータルのX線照射量を低く抑えることができる。

なお、3DXには被曝線量の低減化を目的とした「Dose Reduction機能」が唯一搭載されており、これを作動させると、X線が透過しやすい部位（海綿骨、軟組織など）への照射線量を自動的に低減するように設計されている。

3）ズーム再構成機能と画像閲覧システム

得られた画像内に病的所見を確認した場合、その領域を選択し、ズーム再構成することで、再撮影することなく同部位を高解像度画像で観察することができる機能を有しており、とくに歯内療法では有効である（図6）。

また「i-Dixel WEB」は、WEBブラウザを経由して、サーバー内の撮影画像を閲覧できるシステムである。そのため、チェアーサイドにある既存のパソコンやタブレット端末に新たにソフトをインストールする必要がなく、画像の閲覧やCBCTデータの再スライスも可能であるため、患者への説明の際に有効である。

3．KaVo OP 3D Vision（KaVo）

本機の基本設計はCBCTをメインとし、2Dパノラマ撮影機能を有している。したがって、パノラマ撮影機にCBCT機能が搭載されている一般的な複合機とは根本的に異なるものである。

設置面積はコンパクトで、既存のパノラマ撮影装置とほぼ同等なスペースで導入が可能である。また、撮影範囲を選択することにより、さまざまな診療分野で有効活用できる。

1）被曝線量の低減化

本機の最大の特徴は、X線を連続照射するのではなく、画像解像度に応じてパルス状に照射することで、トータルの照射時間を短くすることに成功していることである。また、撮影モード「Quick Scan+」では、スキャニングを360°から180°、管電流を5mAから3mAに変更し、X線の照射時間を2秒とすることで、パノラマ撮影の約半分の実効線量でCT撮影が可能となり、大幅な被曝量の低減を実現させている（図7）。さらに、撮影領域と連動して、X線管球側の鉛のシャッターで絞り込みを行い、不要な部位へのX線照射を制限することで、さらなる被曝線量の低減を図っている。

2）画質

X線の入射角度を水平とし、360°全周囲を撮影することで、口腔内の金属によるX線の散乱を補正し、メタルアーチファクトの発生を抑制することができる。また、階調度が16bitに設定されているため、濃度分解能にも優れている。さらに、線量を抑えたX線を高い感度で検出できるFPDを採用し、画質の向上と低被曝を両立させている点で優れている。

3）撮影領域の拡張化

将来的な撮影領域の拡張化をアップグレードできるシステムを採用している。これにより、初期

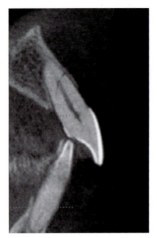
図❽ KaVo OP 3D Vision の CBCT 画像（歯根破折）

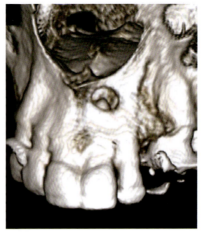
図❾ KaVo OP 3D Vision のボリュームレンダリング像（根尖病変）

投資を抑えつつ、自院の診療内容の変化に対応することができる。基本タイプであるV8は、歯内・歯周疾患領域などの日常臨床を目的とし、直径80mm×高さ80mmまでをカバーする（図8、9）。V10は直径160mm×高さ100mmまでを最大領域とし、両側顎関節を1回のスキャンで撮影できる。V17は直径230mm×高さ170mmまでを撮影できるため、矯正歯科医のセファロ分析にも対応できる。矯正治療の患者は、放射線感受性の高い若年者が多いため、とくに被曝線量への配慮が必要なことから、前述したような低被曝を実現する性能が非常に有効である。

歯内療法における CBCT 導入の選択基準

　CBCT を導入する際の選択基準としては、画質や処理ソフト、装置の操作性、周辺機器との汎用性、レセコンとの連携、経済性、メーカーの対応などが挙げられる。

　歯内療法への活用を目的とした場合、診断および治療方針の立案のために観察すべき関心領域は比較的狭小であるため、広範囲の撮影が行える必要性は少ない。その一方で、根管形態や歯周組織の微細な器質的変化を検出する必要があることから、高解像度であることが求められる。また、口腔内に存在する金属修復物や根管充填材などによるアーチファクトが正確な診断の妨げになることから、それが最小限に軽減できる機構が搭載されていることが望ましい。そして、必要な性能・機能を有しつつ、被曝線量を可及的に抑制できるような設計がなされていることが重要である。

　以上、それらを総合的に考慮し、どのような診療分野で多用するのかを踏まえ、実際の装置を操作し、撮影された画像を確認したうえで、購入機種を選定することが推奨される。

【参考文献】
1) Arai Y, Tammisalo E, Iwai K, Hashimoto K, Shinoda K: Development of a compact computed tomogramphic apparatuss for dental use. Dentomaxillofac Radiol, 28：245-248, 1999.
2) 柴田直樹, 内藤宗孝, 有地榮一郎, 中田和彦：歯科用コーンビームCT. 日歯内療誌, 37：75-89, 2016.
3) 特定非営利活動法人 日本歯科放射線学会：歯科用コーンビームCTの臨床利用指針（案）第1版（2017年9月29日版）．http://www.dent.niigata-u.ac.jp/radiology/guideline/CBCT_guideline_170929.pdf

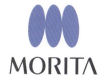

Thinking ahead. Focused on life.

Leica M320-D

手術用顕微鏡ライカM320-D Full HD カメラ内蔵

ハイパワー LEDとFULL HD カメラのハイクオリティモデル
記録・再生機能を内蔵した歯科用マイクロスコープ

1920×1080p FULL HDカメラを内蔵
高精細アポクロマートレンズを採用
リモコン操作で静止画・動画をSDカードに記録、再生可能
ハイパワー LEDダブルビーム照射

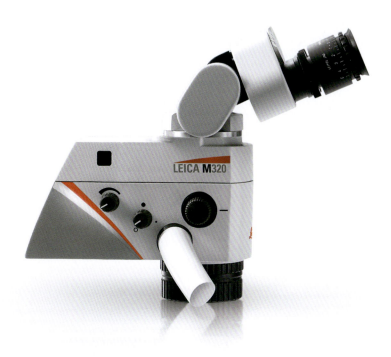

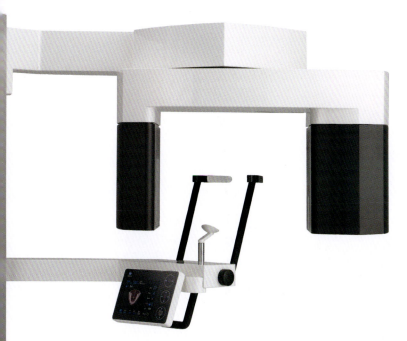

Veraview X800

New Frontier of the X-ray

ベラビュー X800は、CT撮影に加えパノラマ/セファロ撮影を1台で可能にしたAll-in-oneタイプのX線診断装置。高解像度、ボクセルサイズ80μmのCT撮影を実現。CT撮影は、水平にX線を照射することで、アーチファクトの少ない画像を取得できます。さらに、高精細な360度CT撮影モードとハイスピードで低照射線量の180度CT撮影モードを搭載し、診断目的に合わせた撮影を行うことができます。

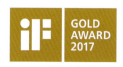

●仕様及び外観は、製品改良のため予告なく変更することがありますのでご了承ください。●ご使用に際しましては、製品の添付文書を必ずお読みください。
販売名　ライカM320F12-D　一般的名称　可搬型手術用顕微鏡　機器の分類　一般医療機器（クラスⅠ）/ 特定保守管理医療機器　医療機器届出番号　13B2X10268320FD1
製造販売　ライカマイクロシステムズ株式会社　東京都新宿区高田馬場1-29-9 〒169-0075　販売　マニー株式会社
発売　株式会社 モリタ 大阪本社：大阪府吹田市垂水町3-33-18 〒564-8650 T 06.6380 2525　東京本社：東京都台東区上野2-11-15 〒110-8513 T 03.3834 6161
販売名　ベラビュー X800　標準価格：9,600,000円〜（消費税別途）2017年3月21日現在　一般的名称　デジタル式歯科用パノラマ・断層撮影X線診断装置　医療機器承認番号　228ACBZX00008000
機器の分類　管理医療機器（クラスⅡ）特定保守管理医療機器
製造販売・製造　株式会社 モリタ製作所　京都府京都市伏見区東浜南町680 〒612-8533 T 075. 611 2141
発売　株式会社 モリタ 大阪本社：大阪府吹田市垂水町3-33-18 〒564-8650 T 06.6380 2525　東京本社：東京都台東区上野2-11-15 〒110-8513 T 03.3834 6161
お問合せ　お客様相談センター　＜歯科医療従事者様専用＞ T 0800.222 8020（フリーコール）
www.dental-plaza.com

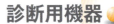

診断用機器

2 次世代歯科用 CBCT 複合機
Veraview X800
──ライバルは専用機

新井嘉則 *Yoshinori ARAI*
日本大学歯学部　歯科放射線学講座　特任教授

次世代複合機開発の経緯

　歯内療法に使用される高解像度・低被曝の歯科用CBCT（以下、CBCT）は、新井らによって開発された[1,2]。この技術は、日本大学からモリタ製作所に技術移転され、2000年に3D Xmulti image micro CTが初の薬事承認を得た（図1）。

　しかしながら、専用の撮像室を新規に必要とすることから、設置を断念せざるを得ないケースがあった。この問題を解決するために、2007年にパノラマX線撮影装置をベースにしたCBCTとの複合機が開発された。これにより、従来の装置とのリプレースが可能となり、CBCTの普及に弾みをつけることとなった。一方、複合機はパノラマX線撮影装置をベースにしたことから、専用機に比較すると図2、3に示すようないくつかの弱点があった。このため、専用機と比較すると、画質が若干劣る場合があった。とくに、歯内療法の分野では複雑な根管の診断が求められることから、その改善が望まれていた。

　こうした弱点を克服するために、次世代複合機Veraview X800（モリタ／以下、X800）はすべての設計が"ゼロ"から見直され、複合機であっても専用機と同等の画質が得られるように、開発が進められた。

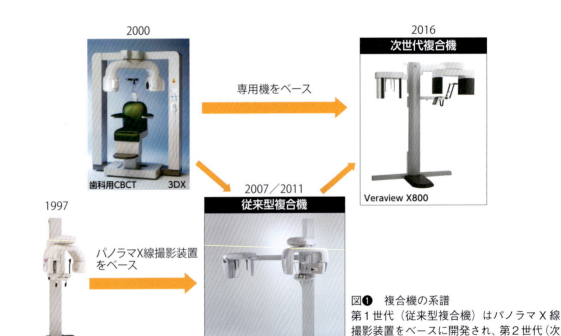

図❶　複合機の系譜
第1世代（従来型複合機）はパノラマX線撮影装置をベースに開発され、第2世代（次世代型複合機）は専用機をライバルとして開発された

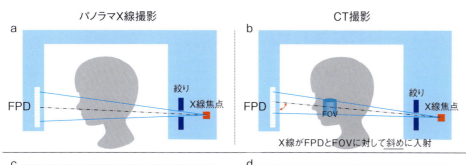
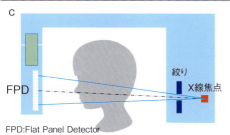
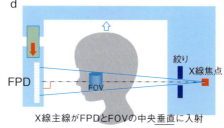

図❷ 主線の入射角。従来型複合機ではパノラマX線撮影およびCBCT撮影時にX線主線はFPDに対して斜めに入射していた。X800ではCBCT撮影時には専用機と同様に垂直に入射するようにした

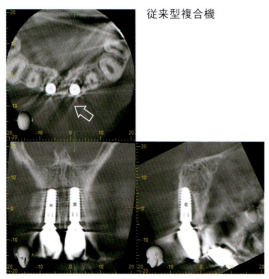
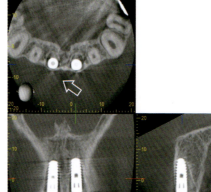

Veraview epocs 3Dfα φ40mm×H40mm　　　Veraview X800 φ40mm×H40mm
図❸ アーチファクトの低減。打ち上げ角度が垂直になることでアーチファクトが軽減した（矢印）

"X線主線の入射角"問題

従来型複合機は図2aに示すように、パノラマ撮影時に硬口蓋からの障害陰影の軽減のため、X線センサーであるFlat Panel Detector（以下、FPD）の中央部では、X線がやや下方から入射するようにしていた。この位置関係でCBCT撮影を行うと、図2bに示すようにFOVとFPDに対して、X線が斜めに入射することになる。専用機では、情報量が最大になるようにX線は垂直に入射しているが、前述のように複合機ではそれが困難であった。このため、特有のアーチファクトが生じ、画質を悪化させる場合があった。

次世代複合機のX800では、パノラマX線写真撮影時は図2cに示すように、従来の図2aと同様にパノラマX線写真として理想的な位置関係で撮影が行われる。一方、CBCT撮影時は、図2dに示すようにFPDと装置全体が最適な位置に移動することで、X線がFOVとFPDに対して垂直に入射するようにした。理想的な方向からX線が入射することによって、専用機と同等の画像を得るようにしている。

図3に、従来型複合機とX800の画像を比較した。矢印が示すように、アーチファクトが低減されて

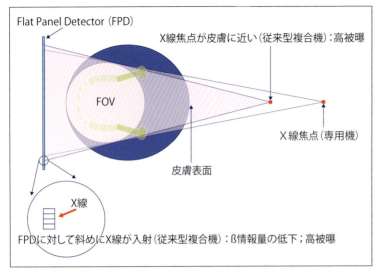

図❹ "FPD・焦点間距離"問題。従来型複合機は専用機に比較してFPD・焦点間距離が短いことから、被曝線量の増加や情報量の低下が問題となった

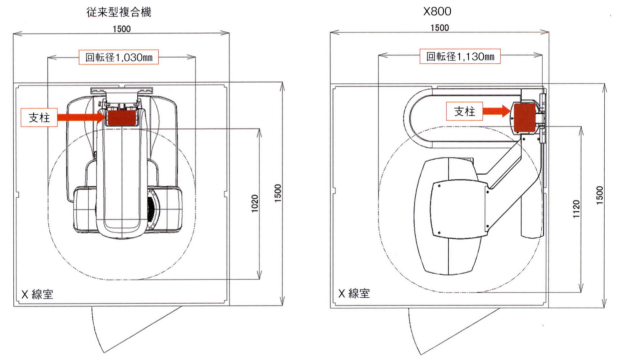

図❺ 支柱の位置の移動。従来型複合機（左）は支柱（赤部分）が撮影室の壁中央にあったが、X800では角に変更された。これによって、回転径が1,030mmから1,130mmへと、100mm延長され、FPD・焦点間距離が専用機に近い位置関係となった。X線がより平行に近く、FPDに入射できるようになった

いる。

"FPD・焦点間距離"問題

　従来型複合機は、パノラマX線装置に搭載されたことから設置スペースの制約があった。このため、図4に示すように、従来型複合機は専用機に比較して、X線焦点からFPD距離が短くならざるを得なかった。このため、従来型複合機では、2つの問題点があった。

①X線焦点から皮膚までの距離が短くなった。このことから、被曝線量が増加した。

②X線束のコーン角が大きくなり、FPDの端でX線が斜めに入射する。このため、情報量が低減していた。この低減を補うために線量を増加させると、患者の被曝線量を上昇させることに繋がった。また、画像再構成時の補正量が大きくなり、

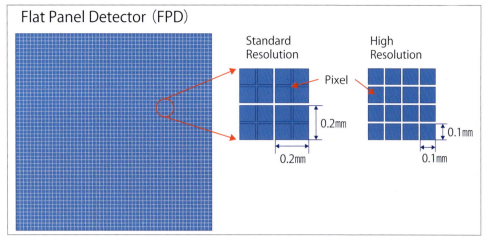

図❻ FPDのPixelサイズ。SR撮影時はPixelサイズ0.2mmを使用し、HR撮影時はそれを0.1mmに変更した

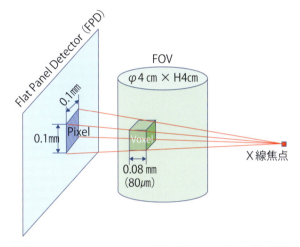

図❼ HRにおけるVoxelサイズとPixelサイズの関係。Voxelサイズを0.08mmにしても、FPDのPixelサイズが0.1mmなので、その情報を100％受けることが可能となった

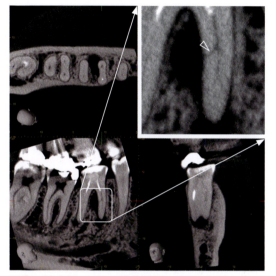

図❽ 臨床例。HR X線管電圧100kV 電流10mA DR 回転角度360°（東京都・吉岡隆知先生のご厚意による）

アーチファクトが生じやすくなっていた。

　従来型複合機では**図5左**に示すように、装置全体を支える支柱が撮影室の壁の中央にあったが、これらの問題を解決するため、X800では**図5右**に示すように支柱が部屋の角に移動した。これによって、より大きな回転径を設定することが可能となった。結果として、X800は従来の1,030mmから1,130mmと、回転径を100mm延長され、FPD・焦点間距離を専用機と同等に延長することが可能となった。また、専用機と同様の回転精度を確保するために、X800は装置全体の剛性を2倍に高められた。

安定した High Resolution の実現

　専用機で搭載されていたVoxelサイズの1辺が0.08mmのHigh Resolution（以下、HR）は、従来型複合機では搭載されていなかった。

　X800では、安定したHRの実現のために専用のFPDが新たに開発された。このFPDは**図6**に示すように、Standard Resolution（以下、SR）では、サイズ0.1mm×0.1mmのDetectorを4つ結合して、従来と同じサイズである0.2mm×0.2mmのDetectorとして使用した。HRではFPD本来のサイズである0.1mm×0.1mmを使用した。

　これによって、**図7**に示すようにHR時の

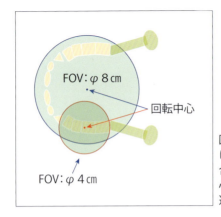

図❾ FOVの大きさと位置づけ。FOV 8cmでは歯はFOVの周辺に位置づけされる。FOV 4cmの場合では、FOVの中心部と歯の位置が一致する。中心部では高い解像力が得られるので、歯の詳細な構造を観察する場合は後者が有利となる

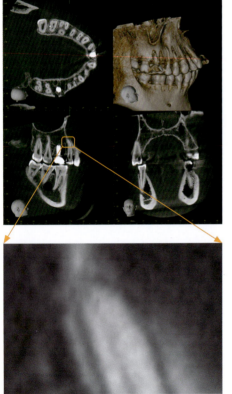

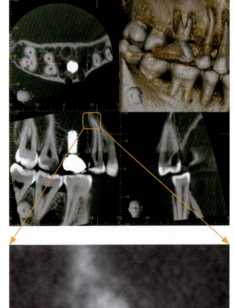

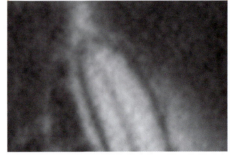

図❿ FOVの大きさと画質。FOVが小さいほうが高画質なうえ、低被曝である

Voxelサイズ0.08mmの画像情報を0.1mmサイズのDetectorでロスなく取得することが可能となった。結果、複合機においても安定したHRの実現が可能となった。

図8に、X800（HR使用）で撮影した臨床例を提示する。鮮鋭な歯根膜腔・歯髄腔ばかりではなく、6̄の近心根の遠心側に側枝も観察された。この側枝が根分岐部病変の原因と特定された。

● FOVの大きさと
 ● 被曝および画質の関係

被曝線量は、およそX線の照射面積に比例する。したがって、CBCTではFOVの直径と高さの積に比例することになる。このことから、直径8cm×高さ8cmのFOVに比較して、直径4cm×高さ4cmのほうが約1/4となる。被曝線量の観点からは、小さなFOVが推奨される。

また、**図9**に示すように、直径8cmを選択した場合は、診断する歯は回転中心から離れたFOVの周辺に位置することになる。一般に、FOVの周辺は中心部に比較して画質が低下するので、留意が必要である。一方、直径4cmのFOVを選択した場合は、歯は回転中心付近にある。最も高画

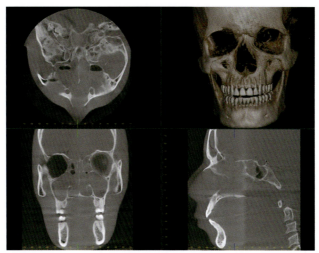

図⓫　多彩なFOV。X800で、最大のFOVで撮影した例

質の中心付近で歯を観察するので、周辺で観察することになるFOV 8cmに比較して有利である。また、FOVが大きいと散乱線も大きくなり、画質を低減させる要因となる。したがって、歯内療法のように微細な構造を観察する場合は、小さなFOVが有利である。

実際に、図10に人体ファントムを使用して、直径8cm×高さ8cmのFOVで撮影した場合と、直径4cm×高さ4cmの画像の比較を示す。図10右に示す、4cmのほうが、歯根膜腔・白線・歯髄腔がより鮮鋭に観察された。

体動による画像の悪化と座位での撮影

患者の体動があると画質が悪化するため、留意が必要である。とくに、HRでの撮影時に問題になりやすい。CBCT撮影時は座位で頭部をしっかり固定し、撮影中に目を閉じるように指示をする。これは、撮影中に患者がアームの回転を目で追いかけて動くことを予防するためである。ただし、立位で目を閉じさせるとバランスを崩す患者がいるため、前述のように目を閉じて撮影する場合は必ず座位で行うようにする。

HRとSRの選択と被曝線量

HRにするとVoxelサイズが小さくなり、図6〜8で示したように空間的な解像力が上昇する。しかしながら、副作用としてノイズが増加する。HRでは、それを補正するためX線の線量をSRに比較し2倍以上にする必要がある。一般に、埋伏歯やインプラントの診断など、成人の歯内療法以外では、SRで十分に診断が可能と考えられる。したがって、被曝線量の低減を考えて、不必要にHRを多用しないことが重要である。

多様なFOVサイズとVoxelサイズ

X800は、直径4cmの小照射野のみならず、図11に示すように最大直径15cm、高さ14cmまでの顎顔面領域の撮影も可能である。Voxelサイズも0.08〜0.32mmまで選択可能である。臨床においては、これらの多様なFOVサイズとVoxelサイズを診断目的に合わせて、的確に選択することが重要である。このとき、とくに不必要に小さなFOVを選択しないことが重要である。一般に、大きなFOVの場合は0.32mmを選択すると、線量を減少させることが可能である。

【参考文献】
1) Arai Y, Tammisalo E, Iwai K Hashimoto K, Shinoda K: Development of a compact computed tomographic apparatus for dental use. Dentomaxillofac Radiol. 28, 4, 245-248, 1999.
2) 日髙豊彦，新井嘉則，寺内吉継（編）：いまこそ学ぼう CBCT　読像・診断のマスターガイド．デンタルダイヤモンド増刊号，43（6）：10-57, 2018.

診断用機器

3 デンタルX線写真での診査・診断

田中利典 *Toshinori TANAKA*
東京都・川勝歯科医院

はじめに

　従来のX線写真では、奥行きの情報が不足した二次元的な画像、フィルムのたわみや位置付け角度で生じる撮影画像の歪み、投影による他の解剖学的情報との重なりといった特徴から、得られる情報に限界があった（**図1**）。また、X線写真による根尖部透過像の検出において、デンタルX線写真（以下、PA：periapical view, periapical radiographs）と歯科用コーンビームCT（以下、CBCT）では、後者に軍配が上がる（**図2**）[1]。さらに、現在のわが国の医療制度において、治療対象歯によってはCBCT撮影が保険適用になるため、近年はその普及が広まりつつある。

　しかし、自院や勤務先にCBCTがない場合は、どのように対応すればよいだろうか。本項では、通常のPAにフォーカスし、診断力を高める方法を考察する。

撮影方法

　患歯の診査において、多角的に撮影を行うと、診断力が高まる[2]。PAでは、一般的な正放線投影の他に、偏近心投影や偏遠心投影の撮影方法がある。投影する向きで観察したい部位が変わるため、歯根の形態や破折器具の様子などを把握できる（**図3、4**）[3]。また、CBCTと比べてPAを2、3枚追加するだけで容易に診査が可能なこともあるため、医療被曝量を低く抑えることができる。投影する向きで得られる像のバリエーションを理解しておくと、診断力が高まる（**図5**）[4]。一般的に前歯・大臼歯は偏遠心投影で、小臼歯は偏近心投影で撮影する。

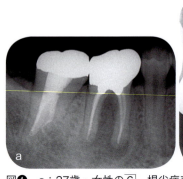
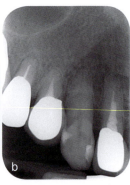
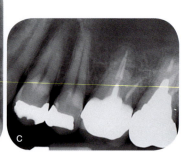

図❶　a：37歳・女性の6̄。根尖病変が認められるが、奥行きの情報や頬側皮質骨の欠損の様子まではわからない。b：66歳・女性の5̄ 4̄。フィルムの位置付け角度の影響で歯根が短く見えている。c：37歳・男性の6̄。他の解剖学的情報と重なり、近心頬側根の様子が詳細にわからない

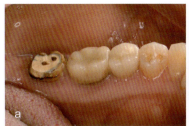
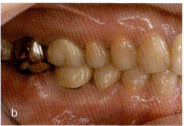
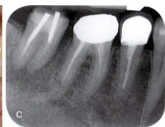
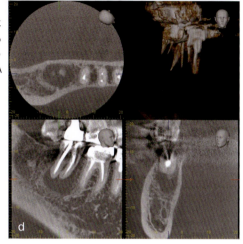

図❷　a、b：46歳・女性の⏌7。頬側に腫脹が認められる。c：PA では根尖部に透過像が認められるが、その大きさは境界明瞭ではない。d：CBCT から、近遠心のどちらにも根尖部透過像が認められた。頬舌側の皮質骨にまで広がるほどの大きさであるが、⏌7付近では骨の厚みが影響し、PA では読影しにくい

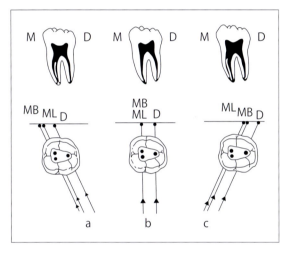

図❸　下顎大臼歯を偏遠心（a）、偏近心（c）で投影すると、図のように MB 根、ML 根の見え方が変化する。Buccal object rule または SLOB の法則といわれている。b は一般的な正放線投影である（参考文献[3]より引用改変）

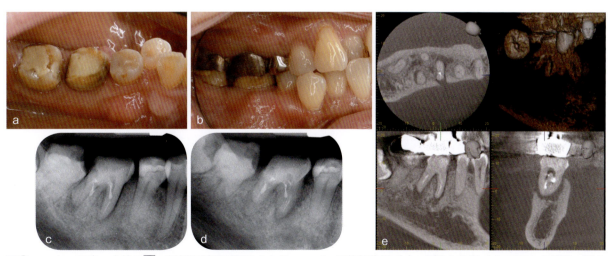

図❹　a、b：60歳・女性の⏌6。頬側に腫脹が認められる。c、d：正放線投影（c）、偏遠心投影（d）で PA を撮影。近心根に破折器具が認められた。破折器具は近心頬側、近心舌側のどちらの根管にあるのだろうか。偏遠心投影（d）で破折器具は近心に位置移動しているため、フィルムに遠い根管に存在していることがわかる。すなわち、近心頬側根管に破折器具が存在している。e：CBCT 上でも破折器具は近心頬側根管にある

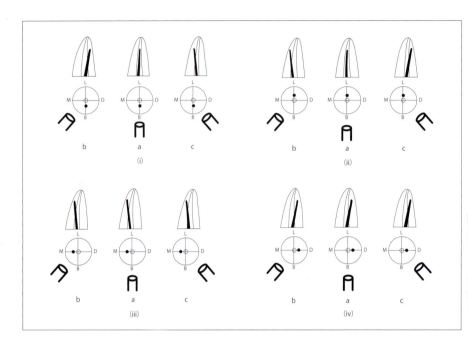

図❺ 根管と障害物の位置関係のバリエーション。角度を変えて投影すると、障害物はどのように写ってくるだろうか。あらかじめトレーニングできていれば、PAでも三次元的なイメージを作りやすい（参考文献[4]より引用改変）

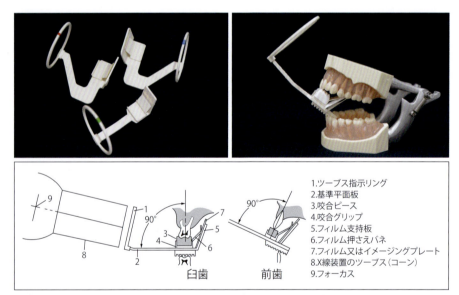

1. ツーブス指示リング
2. 基準平面板
3. 咬合ピース
4. 咬合グリップ
5. フィルム支持板
6. フィルム押さえバネ
7. フィルム又はイメージングプレート
8. X線装置のツーブス（コーン）
9. フォーカス

臼歯　前歯

図❻ 撮影用インジケーター（阪神技術研究所）。口蓋底や口腔底の浅いアジア人ではこのフィルムホルダーを用いると比較的撮影しやすいが、フィルム位置の角度とリングの角度を見ると、二等分法でもなく平行法でもない

フィルムホルダーの特徴

一般的なフィルムホルダー（撮影用インジケーター CID 4／阪神技術研究所）では、二等分法と平行法を組み合わせたような角度で撮影される（図❻）。通常のスクリーニング検査としてPAによる10枚法や14枚法で撮影する際は構わないが、歯内療法領域で患歯をより詳細に診査するのであれば、平行法での撮影が望ましい[5]（図❼）。そのため、平行法で撮影できるフィルムホルダー（スーパーバイト／Kerr・図❽左）（XCP／Dentsply-Rinn・図❽右）があるとよい。なお、硬口蓋や口腔底に当たってフィルムの位置づけが難しい場合、クッション材（エッジイース／クロステックス）

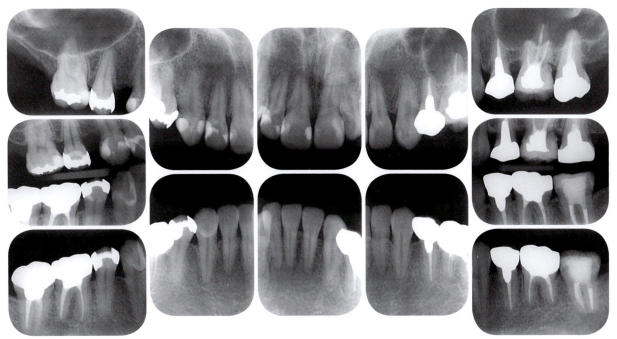

図❼a　35歳・女性のデンタルX線写真10枚法およびバイトウィング2枚。スクリーニングで撮影用インジケーター CID 3 を用いて撮影された

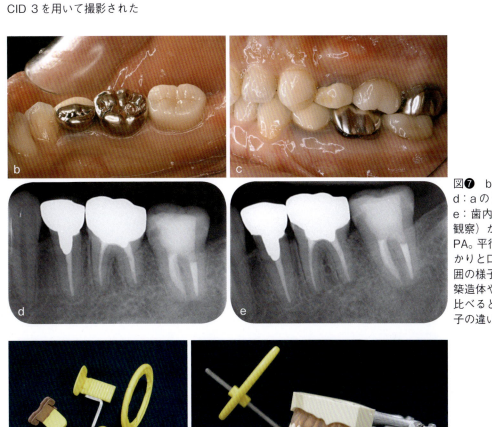

図❼　b、c：6 7┘の口腔内写真。d：aのうち、左下臼歯部のPA。e：歯内療法の観点（7┘の経過観察）から平行法で撮影されたPA。平行法ではフィルムがしっかりと口腔底部に入り、根尖周囲の様子を確認しやすい。6┘の築造体や遠心根透過像をdと見比べると、両者の写っている様子の違いがよくわかる

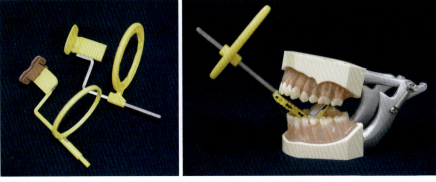

図❽　平行法で撮影できるフィルムホルダー

3　デンタルX線写真での診査・診断　29

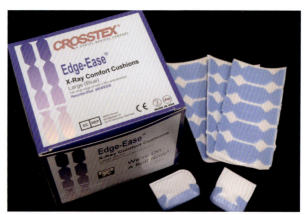

図❾ フィルムに貼るクッション材（クロステックス）。硬口蓋や口腔底に当たる痛みを軽減できるため、フィルムの位置付けがしやすくなる

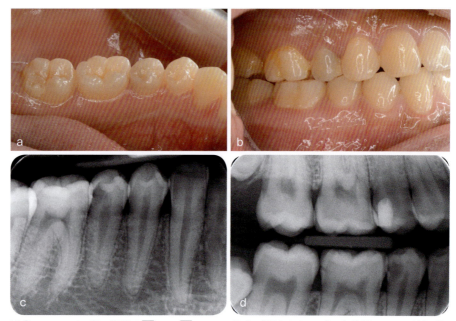

図❿ a、b：24歳・男性の 5̄。c： 5̄ のPA。う窩が認められるが、歯髄腔までの距離が把握しにくい。d：BWによる精査。う窩と歯髄腔までの距離や、他の歯の隣接面う蝕を確認しやすい

を貼ると患者は楽になる。臼歯部や下顎前歯など、撮影部位によって使用するとよい（図9）。

また、バイトウィング（BW）による撮影も、歯冠側の二次う蝕やマージン不適合の診査に活かすことができる（図10）。無理に1枚だけのPAで診断しようとせず、必要があれば異なる角度や方法でX線写真撮影を行い、情報収集に努める。

PAを用いた読影上の注意点

一方で、読影時の注意点についても理解しておきたい。Reitらの報告によると、6名の歯科医師（歯内療法専門医、歯科放射線専門医3名ずつ）による119症例のX線写真の読影では、「根尖病変あり」で診断が一致した症例は27％しかなく、

「根尖病変がなく正常」と診断し、一致した症例は37%しかなかった[6]。専門医間でも読影の一致は3症例に1つほどであったとも表現でき、X線写真のみで明瞭な診断をすることは難しい。また、Goldmanらの研究では、同一人物で読影時期を変えた場合でも診断の一致率は85%に落ちると報告している[7]。このように、主観が影響し得るX線写真の読影においては、今後AIによる画像診断の発展が期待される。また、実臨床では丁寧な医療面接が重要であることは言うまでもない。

さらに、根尖病変は皮質骨まで達していないとX線写真上に写らず、その透過像の大きさは実際の病変の大きさよりも小さい[8,9]。あくまで、われわれが見ているものはX線透過性の違いであって、"二次元に投影して透過性が高い（X線写真上で黒く写る）"ということは、それなりに骨の破壊が進んでいると解釈しなければならない。

症状のはっきりしない歯髄炎や歯髄壊死の初期では、X線写真上で根尖部透過像は認められず、患歯の特定や、治療介入か経過観察かで判断に迷うことがある。経過観察する場合、時系列で比較するため、フィルムホルダーやフィルムの位置付けの規格化は極めて重要である。

まとめ

CBCTがなくても、通常のPAで丁寧な読影を行えば患歯の様子を適切に評価できる。一方で、PAでは観察することのできないCBCTの体軸断面、前頭断面の画像は時に非常に有用である。必要な場合は、他の医療機関でCBCTの撮影を依頼して、診査・診断に活かすことも選択肢の一つになるだろう。

【参考文献】

1) Patel S, et al.: Detection of periapical bone defects in human jaws using cone beam computed tomography and intraoral radiography. Int Endod J, 42 (6) : 507-515, 2009.
2) Brynolf I: Roentgenologic periapical diagnosis. II. One, two or more roentgenograms? Sven Tandlak Tidskr, 63 (5) : 345-50, 1970.
3) Walton RE: Endodontic radiographic technics. Dent Radiogr Photogr, 46 (3) : 51-59, 1973.
4) Fava LR, PM Dummer: Periapical radiographic techniques during endodontic diagnosis and treatment. Int Endod J, 30 (4) : 250-261, 1997.
5) Forsberg J, A. Halse: Radiographic simulation of a periapical lesion comparing the paralleling and the bisecting-angle techniques. Int Endod J, 27 (3) : 133-138, 1994.
6) Reit C, L Hollender: Radiographic evaluation of endodontic therapy and the influence of observer variation. Scand J Dent Res, 91 (3) : 205-212, 1983.
7) Goldman M, AH Pearson, N. Darzenta: Reliability of radiographic interpretations. Oral Surg Oral Med Oral Pathol, 38 (2) : 287-293, 1974.
8) Bender IB, S Seltzer: Roentgenographic and direct observation of experimental lesions in bone: I. 1961. J Endod, 29 (11) : 702-706; discussion 701, 2003.
9) Bender IB, S Seltzer: Roentgenographic and direct observation of experimental lesions in bone: II. 1961. J Endod, 29 (11) : 707-712; discussion 701, 2003.

診断用機器

4 パルプテスターを用いた電気歯髄診断

吉岡俊彦 *Toshihiko YOSHIOKA*
広島県・吉岡デンタルキュア

電気歯髄診断の意義

電気歯髄診断（以下、電気診）とは、冠部歯質に電気刺激を加え、感知できるかどうかで、歯髄の生活性を判断する診査法である。本診査を行う際は、必ず他の診査（問診・視診・X線・温度診など）と併用する。数値に大きな意味はないとされるが、やはり対照歯より著しく小さかったり大きかったりする場合には、歯髄炎を疑う場合もある。

本項では、パルプテスター（ヨシダ）を用いた電気診について解説する。

温度診との比較

電気診は、温度診と比較して感度・特異度は劣るとされるが、温度診と電気診を併用して診査を行うことで診査の正確性が高くなる[1]。わが国では一般的に寒冷診にはパルパー（ジーシー）、温熱診にはストッピングが用いられる。どの程度冷やすのか、温めるのかが曖昧なため、術者により差が出ることが予測される。一方、電気診は術者の違いで差が出にくい方法であるといえる。外傷後の経時的な歯髄反応の変化を確認する場合には、電気診を用いる。

臨床での使用法（図1、2）

①電気刺激を加えて歯髄の生活性を確認することを患者に説明する。刺激（おもにプリペインと呼ばれる暖かいような不快な感覚）を感じたら手を挙げるように指示をする。
②電気回路を形成する必要があるため、専用のリップクリップ、金属製の排唾管、電気的根管長測定器用のフックなどを被検歯とは反対の口角に置き、プローブの把持部と繋ぐ。
③被検歯には簡易防湿を行い、エアーで歯面を乾燥させる。
④プローブの先に歯磨剤などの伝導性ペーストを少量つける。
⑤まずは隣接歯や反対側同名歯などの対照歯に電気診を行い、患者に正常な場合の感じ方を確認さ

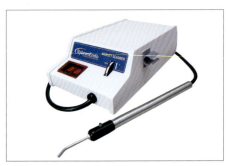

図❶　パルプテスター

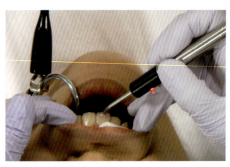

図❷　1の電気診時

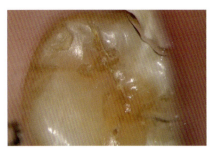

図❸ 咬合面小窩裂溝から遠心にかけてクラックが確認される

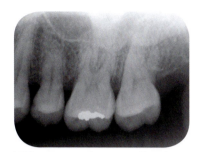

図❹ ⌊6 7 のデンタルX線写真

せる[2]。続いて患歯に電気診を行い、反応を確認する。それぞれの数値を記録する（反応がない場合には「80」ではなく、「−（マイナス）」と記録する）。患歯と対照歯の感覚が同じであったかを確認する。

※プローブを当てる部位は一般的には唇側中央であるが、咬合面や口蓋側に行う場合もある。

臨床例

患者は30代・女性。1ヵ月前より左上臼歯部に冷温水痛があり、1週間前に強い自発痛があった。近医では歯に問題はなく、上顎洞炎などの非歯原性の問題ではないかと診断されたとのこと。当院受診時には、冷温痛は消失しており、歯が浮く感じや鈍い痛みがあった。

口腔内診査では、⌊6咬合面にインレーが入っており、⌊7は肉眼では判断が困難な小さなレジン充填と細かな破折線が存在した（図3）。また、デンタルX線写真では⌊6 7にあきらかなう蝕や根尖病変は存在しなかった（図4）。

そこで⌊7の歯髄壊死を疑い、歯髄診断を行った。温度診で反応はなく、電気診でも反応はなかった。歯髄壊死、症候性根尖性歯周炎と診断し、髄腔開拡を行うと、歯髄は壊死していた（図5）。

パルプテスターの利点・注意点

1．利点

80段階なので正確に記録しやすく、軽いプロー

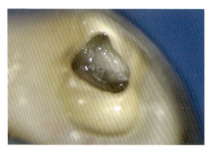

図❺ ⌊7 髄腔開拡時

ブかつオートスタートのため、歯との接触が安定する（スイッチが入ると、プローブ部のランプが点灯し、80に到達すると点滅する）。

2．注意点

以下の歯では、電気歯髄診断の信頼性は低いと考えるべきである。

- 外傷歯
- 根未完成歯
- プラークが広く付着している歯
- 大きなう蝕がある歯

また、次の場合には使用できない。

- 金属冠が装着されている
- セラミックやレジン冠が装着されている
- ペースメーカーを使用している

【参考文献】

1) Jespersen J J, Hellstein J, Williamson A, Johnson WT, Qian F: Evaluation of dental pulp sensibility tests in a clinical setting. JOE, 40: 351-354, 2014.
2) Jafarzadeh H, Abbott PV: Review of pulp sensibility tests. Part 1: general information and thermal tests. IEJ, 43: 738-762, 2010.

診断用機器

5 名機の系譜
ルートZXシリーズを用いた根管長測定

吉岡隆知 *Takatomo YOSHIOKA*
東京都・吉岡デンタルオフィス

　1918年（大正7年）、米国のCusterにより「根尖孔の位置を探知するためには歯にワイヤーを入れてX線写真を撮るのが最も確実であるが、根尖孔は歯根の最先端にあるとは限らないこともあり、電気的な方法が正確なので新しい方法として提案する」という論文が発表された[1]。2018年は電気的根管長測定考案から100年という区切りの年である。

　この方法を40年後に砂田が臨床応用し[2]、エンドドンティックメーターという装置で実用化した。英語では根管長測定器のことを根尖検出器（apex locator）とよぶ。Custerは根尖を検出するため、砂田は根管長を測定するため、という開発の経緯がそのまま名称に反映しているのは、各国の治療に対する認識を表しているようで興味深い。

　砂田らによる普及活動が功を奏してか、保険診療に採用されたこともあり、日本では電気的根管長測定は一般的になった。一方、海外ではなかなか普及が進まなかった。エンドドンティックメーターは、NaOClや血液などの伝導性溶液が根管内にあると使用できなかったことが普及を妨げていた面もあったかもしれない。小林ら[3]は複数の周波数でインピーダンスを測定し、その結果を割り算する方法で問題を解決し、ルートZX（モリタ）を発表した。ルートZXは世界的に受け入れられ、現在では作業長を決定するために、そして根尖孔の位置を決定するために、電気的根管長測定器を使用する方法が一般的となった。

　現在主流となっている、複数の周波数を用いた電気的根管長測定器としては多くの機種が利用可能であるが、そのなかでも元祖ともいうべきルートZXの系統を紹介し、電気的根管長測定法の問題点を解説する。

ルートZXのラインナップ

　以下にルートZXの血統を引く根管長測定機能を有する装置を紹介する。**図2〜5**が現行機種である。

1．ルートZX

　図1は最初のルートZXである。現在は発売されていないが、メーターの動きがよく、いまでも評判の高い名機である。

2．デンタポートZX

　ルートZXの後継機として発売され、現在も根管長測定器のフラッグシップとなっているのがデンタポートZX（モリタ／**図2**）である。デンタポートZXは根管長測定器として単独で使用できるが、モジュールを追加してNi-Ti製ファイル駆動装置および光照射器として使用することが可能である。Ni-Ti製ファイル駆動装置としてはトルク設定、オートリバースなどについて見やすい大画面で設定することができる。根管長測定器としてはメーターの動きが当初は急であったが、その後改良された。

3．ルートZXミニ

　もうひとつのフラッグシップが、ルートZXミニ（モリタ／**図3**）である。メーターの動きは手の動きと連動して使いやすい。メーターの振れ方

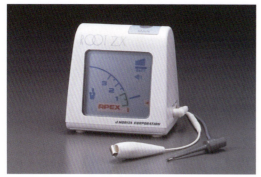
図❶ ルートZX。現在は発売されていない

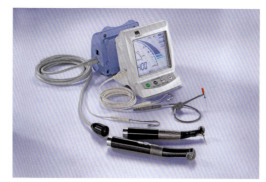
図❷ デンタポートZX

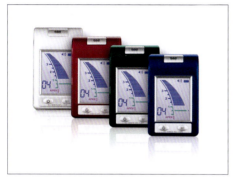
図❸ ルートZXミニ

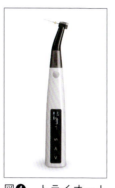
図❹ トライオートZX2

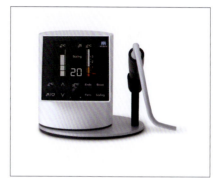
図❺ ソルフィーF

は根尖約1mmでメータ値3、そこから根尖孔を示す0.5に向かって触れていく。この1mmを慎重なファイル操作で進める。液晶のドット数がルートZXやデンタポートZXより少ないことで、使い勝手が多少異なるかもしれない。

4. トライオートZX2

根管長測定器が組み込まれたNi-Ti製ファイル駆動コードレスハンドピースが初代トライオートZX（モリタ）である。トライオートZX2（モリタ／図❹）はその後継機で、グライドパス機能が追加された。

5. ソルフィーF

超音波装置に根管長測定器が組み込まれているのがソルフィーF（モリタ／図❺）である。ソルフィーFは超音波装置としては低出力で、極めてよく振動するために、Passive Ultrasonic Irrigation（PUI）に有効である。このときも根管長測定を行いながら作業できるので、オーバーインスツルメンテーションを避けることができる。高い出力では効率よく象牙質切削ができるので、根管探索のための象牙質切削が行いやすい。

ソルフィーFは根管治療には最強のツールである。根管長測定器としてはメーターの振れ具合がよく、根尖付近でのメーターの振れ方が安定している。筆者は以上のような理由でソルフィーFを愛用している。マイクロスコープ下では、超音波装置の役割は極めて大きい。超音波チップは互換性がないために、よい装置を慎重に選ばなければならない。ソルフィーFはチップの種類も豊富で、根管治療測定器としての信頼性も高い。惜しむらくは、メーカーが普及に力を入れていないためか、その有用性があまり理解されているとはいえないことだ。しかし、根管治療でよい装置を探している方には一押しの機器である。マイクロスコープと併用することをお勧めする。

電気的根管長測定器の問題

ルートZXは根管内がどんな状態でも測定でき

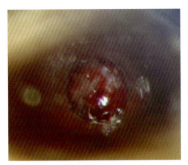

図❻　74歳・女性の5|根尖の肉芽組織

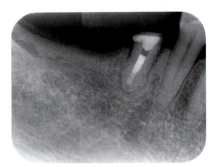

図❼　根管充填後のデンタルX線写真

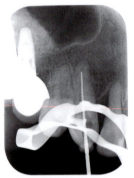

図❽　65歳・女性の3|の作業長確認時のデンタルX線写真。アンダーとなっている

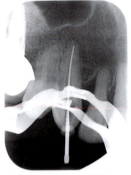

図❾　作業長を再設定して再撮影

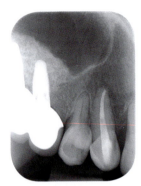

図❿　根管充填後、築造してから撮影したデンタルX線写真

プ下で、確認しながらMTAを積層充填しており、死腔でないことはあきらかである。

また、図8は65歳・女性の3|の作業長確認時のデンタルX線写真である。ソルフィーZXで決めた位置であるが、アンダーとなっている。再度調整して撮影し（図9）、この長さで根管充填を行った（図10）。

これらのように、電気的根管長測定だけでは正しく作業長を決定できない場合がある。

電気的根管長測定の研究は、歯と根管内溶液の観点から行われてきた。ところが、前述の例でわかるように、根尖部の肉芽組織の影響を無視できない。根管治療における根管内の肉芽組織の影響、あるいは電気的根管長測定法における根管内の肉芽の影響というのは、これまでほとんど触れられることがなかった（図11）。

また、根管洗浄中の根尖部に気泡が入るvapor lockという現象が発生することがある（図12a）。vapor lockは見られない場合もある（図12b）。vapor lockがあると根管長測定できるが、なければファイルが液面に触れた途端にメーターが振りきれる。根尖孔から血液、膿、滲出液が根管内に浸入してくることがある（図12c）。この場合も、vapor lockがない場合と同様である。このように根管内の状態は、電気的根管長測定に影響を与える。

須藤ら[4]によると、根管内溶液を生理食塩液としたとき、電気的根管長測定法では根管形成およびファイルサイズは根尖指示値に影響がなかった。しかしEbrahimら[5]の研究によると、根管内にNaOClや血液が入っている状態で電気的根管長測定のメータ値は、細いファイルでは根尖に到達

る、という謳い文句であった。これは、前述のようにそれまでの電気的根管長測定器が根管内にNaOClや血液があるとメーターが振り切れて測定できない、という制限に対するものであった。旧世代の根管長測定器では、根管内からこれらの液体を拭き取っても測定できなかった。ルートZXでは、根管内がこれらの液体が存在していても測定でき、測定できないときは溶液を拭き取れば測定できる。このあたりのニュアンスがうまく伝わらず、ルートZXではNaOClが入っていると測定できない、という意見を聞くことがある。

図6は、74歳・女性の5|根尖部をマイクロスコープで観察した写真で、根尖孔付近に肉芽組織が認められた。この位置までの約3mmをMTAでダウンパックし、バックパックとして加熱ガッタパーチャを注入して根管充填を終了した。根管充填後のデンタルX線写真（図7）をよくみると、根尖1mmほどアンダーとなっている。この部分は根管内に侵入した肉芽組織である。マイクロスコー

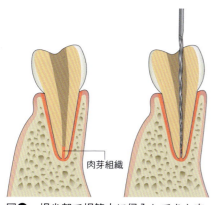

図⓫ 根尖部で根管内に侵入してきた肉芽組織は根管治療に影響を及ぼす。器具先端が肉芽組織に触れたときに痛みを訴えるし、電気的根管長測定では根尖を指示する

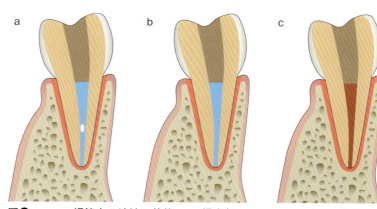

図⓬ a〜c 根管内の溶液の状態。a：根尖部に vapor lock がある状態。b：vapor lock がない状態。c：根尖部から出血している状態

する前に根尖を指示し、根尖部根管径に近い太いファイルでは根尖を指示する。つまり、根尖孔径よりも細いファイルを使用するとアンダーになりやすく、根尖孔まで入る最も太いファイルであるMAF（master apical file）で測定すると、正確に根尖を指示する。

電気的根管長測定法で困る場合と対応法

以上を踏まえると、電気的根管長測定では根管内の環境を整えてから使用すべきである。最も正確な測定値が得られるのは、おそらく根管内が乾燥し、根尖部の軟組織にファイルが接触したときに、メーターが根尖を表示するというような状況である（図13）。ただし、根尖孔から肉芽組織が侵入しているような状況では、肉芽表面を根尖孔と表示する。

根管内の状態については、これまでほとんど注意が払われることがなかった。PUIと根管内吸引洗浄で根管内をきれいにしてマイクロスコープで観察すると、根管内には根尖部や穿孔部から侵入してきた肉芽組織を見つけられるようになった。これが根管長測定に影響を与えている。根管内に器具を入れた際、患者に痛いと言われたとか、出血してきた場合は肉芽組織の存在を疑わなければならない。どんなによい測定器を使おうと、正確

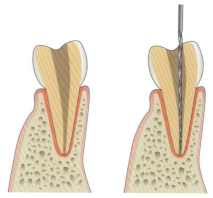

図⓭ 電気的根管長測定を正確に行うことができる望ましい状態は、根管が乾燥し、根尖部からの出血や滲出液がないときである

な根尖孔の触知は根管を乾燥させて行い、ファイルを試適したデンタルX線写真撮影も励行すべきである。よい器械が登場すると、治療は簡単になるのではなく、多くの問題点があきらかになっていく。つまり、われわれはより歯科医師としての技量を試されているのである。

【参考文献】
1) Custer LE: Exact methods of locating the apical foramen. JNDA 815-819, 1918.
2) 砂田今男：根管長の新しい測定法について．口病誌，65-75，1958．
3) 小林千尋，興地隆史，川島伸之，須田英明，砂田今男：電気的根管長測定法に関する基礎的研究．日歯保存誌，34(5)：1442-1448，1991．
4) 須藤 享，吉岡隆知：電気的根管長測定における根管形成の影響．日歯内療誌，36：61-68，2015．
5) AK Ebrahim, T Yoshioka, C Kobayashi, H Suda: The effects of file size, sodium hypochlorite and blood on the accuracy of Root ZX apex locator in enlarged root canals an in vitro study. AEJ, 153-157, 2006

診断用機器

6 アピット15を用いた根管長測定
正確な作業長の決定を導く"グローバルスタンダード"

前田宗宏 Munehiro MAEDA
日本歯科大学生命歯学部　歯科保存学講座

五十嵐 勝 Masaru IGARASHI

根管長測定法の一助として

　根管長の測定は作業長の決定と直接的に連動し、狭窄域の探知は根管拡大形成域を決定するための重要なステップと位置づけられている。しかしながら、X線写真での根管長測定や手指での狭窄域の探知は歯根の彎曲、根管狭窄の複雑性および解剖学的根尖端と生理的根尖孔の不一致などが原因となり、必ずしも根尖狭窄部の十分な把握が行えないことも事実である。加えて、X線撮影による患者の被曝線量にも考慮が必要となる。こうした現状から、作業長の決定に際しては、適正な環境下での電気的根管長測定器の使用がグローバルスタンダードとなっている。

　長田電機工業は、長らく根管長測定に関する基礎的研究データをベースとした電気的根管長測定器の開発、改良を続け、2015年には最新機種のアピット15（以下、AP）を発売している。本項では、APの特性を最大限に発揮するために必要な根管長測定のポイントについて、症例を交えて解説する。

アピット15の特徴

1．測定原理

　APは、2つの異なる周波数の通電によってインピーダンスの差を求める相対値測定器である。根管内のインピーダンスは、測定する周波数よって変化する（周波数依存性）。任意の位置で2つの周波数によって得られたそれぞれのインピーダンス値の差を求め、相対値とする。この相対値をファイルの位置移動に対して検出し、指示値として応用したのが、相対値法による電気的根管長測定器である。

2．マニュアルアジャストモードと
　　オートアジャストモード

　測定前にAPのゼロ調整がまず行われるが、オートあるいはマニュアルの選択が行える。このアジャスト機能により、個体差のある根管の状態、歯質の状態、歯周組織の状態を把握したうえで根管ごとの測定を行うことができる。メーターのアナログ表示も本機の利点の一つとなる。針がゆっくりと振れながら根尖部の位置が指示されるため、ファイルの根尖方向への移動に伴ってファイル位置が把握できる（図1）。

正確な根尖狭窄部の探索のために

1．湿潤した根管環境

　APの正確な根管長測定には根管口部付近までの湿潤環境が重要となる。ただし、根管から液体が歯肉へ溢れていては、測定に狂いが生じる。

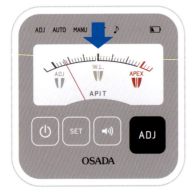

図❶　APのメーター表示。W.L.（矢印）は狭窄部、APEXは歯根膜を示す

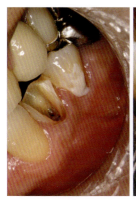
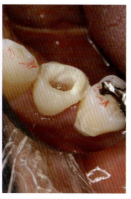

図❷ 測定環境の整備。頬側欠損部を含みレジン隔壁で隔絶を図る

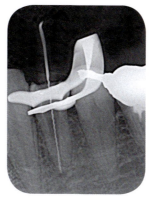

図❸ W.L.位置でのX線写真。根尖のファイル位置を確認し、補正を行う

APでの測定は生理的食塩水で湿潤した根管が基本となる。また、化学的清掃剤のEDTA、1〜10％次亜塩素酸ナトリウム液を使用しても指示値に与える影響はほとんどなかったとされる。一方で、電気導電率の低い３％過酸化水素水や蒸留水などの使用は測定が不安定となる。

2．歯冠部、歯頸部からのリーク回避

1）口腔粘膜への液漏れ

う蝕による広範な歯質の欠損があると歯頸部から歯根膜へ電気が流れてしまい、正確な測定ができない。口腔から患歯を隔絶するためには、低粘性コンポジットレジンを用いた隔壁を製作するなどの対策を講じる。確実なリーク防止には、隔壁内側の歯質接合面に再度レジンを一層填入するとよい（**図2**）。

2）金属修復物への測定針（ファイル）の接触

根管治療にあたり、金属修復物が髄室窩洞周囲に残っていると測定誤差を誘発する。金属修復物は除去し、必要に応じてコンポジットレジンなどに置換することで影響を排除できる。

3．メーター指示値と根尖狭窄部での長さ補整

実際にメーターの数値を読み取り、作業長を決定する際には、電気的根管長測定器の積算した狭窄部指示値（W.L.）を作業長する方法と、根尖狭窄部（≠生理的根尖孔）を越えて歯根膜に達した位置（APEX）から0.5〜1.0mm減じた値を作業長とする方法の２つに議論が分かれる（**図3**）。結果的に両者の意図する数値はほぼ等しいと考えるが、APEXまでの測定では狭窄部を越えた位置に測定針を進めるため、微小な歯根膜損傷を惹起してしまう可能性は否めない。ヒト抜去歯根管模型を用いた研究から、APのW.L.指示値から0.2mm程度減じた長さに補正して作業長とするのが望ましいとの報告もある。

4．マニュアルアジャストでの測定

アジャストスイッチを押しながら電源スイッチを押すと、マニュアルアジャストモードへ切り替わる。患歯に防湿操作後、根管口部付近まで生理的食塩水などを注入し、対極を口角部に設置する。ファイルを挿入し、根管中央部に達したところでファイルをファイルホルダーでクリップしアジャストスイッチを押す。この状態で操作パネルの【ADJ】が点灯し、根管内の状態を把握したことになる。

電気的根管長測定という考えが、わが国から世界に発信されてから60年余の年月が経過し、エンドドンティックメーターの指示針の振れが懐かしく思い出される。APの表示に安心感を覚えるのはその当時の記憶からだろうか。近年、装置の信頼性は飛躍的に高まった。さらに研究が進み、正確な測定環境が確立することを期待している。

【参考文献】
1）斎藤 毅：湿潤根管のEMR計測をどうするか．日本歯科医師会雑誌，45：830-841，1992．
2）斎藤 毅，他：電気的根管長測定法の臨床．東京都歯科医師会雑誌，38：452-460，1990．
3）福田裕文：相対値を応用した電気的根管長測定法に関する研究．日歯保存誌，35：523-532，1992．
4）山下 豊：周波数応答の相対値を応用した根管長測定器の研究―とくに根尖孔の径，根管電極の太さ，次亜塩素酸ナトリウム溶液の濃度の影響について―．日歯保存誌，33：547-559，1991．
5）小林千尋，他：電気的根管長測定法に関する基礎的研究．日歯保存誌，36：185-192，1993．

デンテックの
KSKラバーダム防湿器具

おかげさまで110周年
110th
2017 - 1907

WHY KSK?

- ✓ 特に吟味されたステンレス材だけを使用しており、**バネ性とその持続性**に優れています。
- ✓ ビークが全て刃付けされていますので**歯牙へのフィット感**が良好です。
- ✓ 乳歯用やノコギリ刃など全76種の**豊富なラインナップ**からお選びいただけます。
- ✓ 熟練工の手による**メイドインジャパンの高品質**なクランプは世界中でご愛用いただいております。

■ KSKラバーダムクランプ　ブラック　￥1,700 ※

一般医療機器　歯科用ラバーダムクランプ　届出番号13B2X00094000008/13B2X00094000009

※P-1,P-2/G-1,G-2/タイガーシリーズは価格が異なります。

マイクロスコープをご使用の先生に

- ライトの反射を抑え、マイクロスコープ使用下の眼精疲労やストレスを軽減します。
- 黒色は塗装ではなく、酸化発色のため、剥がれ落ちる心配がなく人体に安全です。
- 酸化発色により、耐食性が向上しています。
- ブラックの他に無着色の「ノーマル」、つや消しの「マット」もお選びいただけます。

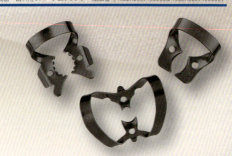

■ KSKラバーダムクランプ　スターターキット　￥42,000

一般医療機器　歯科用ラバーダム防湿キット　届出番号13B2X00094000171

これからKSKラバーダムクランプを始める方に

- 定番クランプ12種とデンタルダム、関連器具のお得なセットです。

　　　　　内容物　（数量：各1）
- クランプ付ボード＃12（クランプ種類：210,9,0,2,2A,206,207,5,56,7,201,202）
- ラバーダムパンチ　・KSKクランプフォーセップス
- ヤングフレーム大　・ラバーダムテンプレート
- KSKノンラテックスデンタルダム　20枚入り

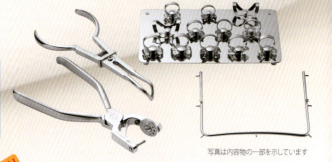
写真は内容物の一部を示しています

■ KSKノンラテックスデンタルダム　パウダーフリー　￥3,000　NEW!!

一般医療機器　歯科用ラバーダム　届出番号13B2X00094000169

米国FDA,厚労省が「パウダー付きゴム手袋」のリスクについて発表・通知

- 2016年3月21日、米国FDAは医療従事者や患者にリスクをもたらすとして、パウダー付き手袋を禁止する旨を発表しました。
- 2016年12月27日、厚労省は安全性確保の観点から、パウダーフリー手袋への供給切替えを促すことを関係機関へ通知しました。

入数：15枚入り
サイズ：6インチ（152mm×152mm）　厚み：0.25mm
色：パープル　香り：ミント

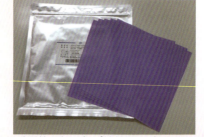
密閉性の高いジップ付きアルミパック入り

表示価格は2017年2月1日現在のメーカー希望小売価格（税抜き）です。
商品は改良の為、形状、仕様、価格等を変更することがあります。詳細はご注文前にお確かめ下さい。

クランプの形状見本をご用意しております。お気軽にお問い合わせ下さい。

製造販売元

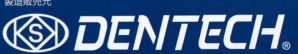
株式会社デンテック
TEL：03-3964-2011　FAX：03-3962-5624
info@dentech.co.jp　www.dentech.co.jp
東京都板橋区清水町 53-5

第2章

治療用機器

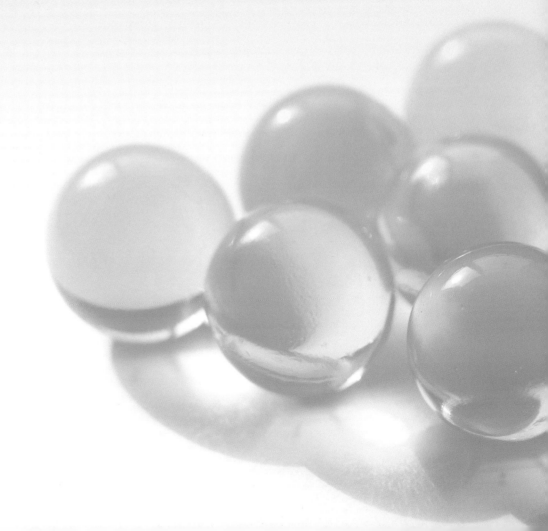

治療用機器

1 スタンダードになりつつある歯科用マイクロスコープを用いた歯科治療

古澤成博 *Masahiro FURUSAWA*
東京歯科大学　歯内療法学講座

歯科治療にマイクロスコープを用いる意義

　最近、歯科治療全般にマイクロスコープを応用する機運が高まり、わが国での使用台数が7,000台を超えたという。しかしながら、保険診療をおもに行っている地域の歯科医院において、日常臨床でマイクロスコープを応用している歯科医師はまだまだ少数である。保険診療にマイクロスコープの点数加算が認められるようになってきたものの、ごく一部に限られており、これも普及しない原因の一つだろう。また、マイクロスコープの本体価格や周辺機器を含めた費用対効果を勘案した場合、なかなか購入への一歩を踏み出せない歯科医師も多いと聞く。眼鏡型のルーペを使用している諸氏も多いと思われるが、実際にマイクロスコープを使用してみると、倍率や照度などにおいてマイクロスコープが勝っているといえる。

　現在のところ、マイクロスコープを応用しなければ精密な処置が絶対にできない歯科治療領域は、やはり歯内療法である。髄室内や根管内への照明と視覚の強化（visual enhancement）を図ることで、治療の可視化と精密化を可能とし、確実な歯内療法処置を行うことができる。

　マイクロスコープを応用すれば処置が可能な複雑かつ困難な根管処置を、従来の手探りの処置では処置ができないからといって抜歯に至るなどということは、現代では通用しない。肉眼で確認不可能であった処置にマイクロスコープを用いることによって処置を可能にしたことは、歯科治療の革命的進歩といっても過言ではなく、大きな意義をもつものといえる。

マイクロスコープの構造と機能

　歯科用マイクロスコープの構造は双眼実体顕微鏡であり、対物レンズにより得られた情報を、さらに接眼レンズで拡大することによって強拡大を得る。生物顕微鏡が光を標本に透過させて観察するのに対して、マイクロスコープは落下光で対象を照明し、その表面構造を観察するという違いがある。

　歯科用マイクロスコープ（図1）は、立体的な観察および各種記録用カメラの活用によって、患者などへのドキュメンテーションの提示を行えることも大きな特徴として挙げられる。

　なお、設置方式は天井吊り下げタイプやチェアー備え付けタイプ、移動式タイプなどがあり、診療室の状況に応じて選択可能である。

マイクロスコープの3要素

　1．拡大（magnification）、2．照明（illumination）、3．記録（documentation）が、マイクロスコープの3要素とされている。また、副産物的な要素として、術者の診療姿勢を良好に保てることも付記しておきたい。

1．拡大（magnification）

　マイクロスコープ下での歯内療法を効率的に行うための拡大倍率は、開拡窩洞〜髄室の観察で約5〜10倍、根管口〜根管内上部で10〜15倍、そし

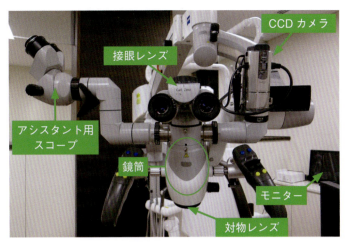

図❶ マイクロスコープ関連の各部の名称

て根管内深部での作業では15〜20倍が一応の目安となる。また、歯根端切除術などにおける根管切断端の観察には15〜20倍が適当である。

なお、術者の疲労や処置効率を勘案すれば、高倍率よりも低倍率下での使用が望ましい。とくに初心者は低倍率から開始し、徐々に倍率を上げて観察するほうがよいだろう。なお、歯内療法以外の歯科処置に用いる場合は、おおむね弱拡大の倍率で処置が可能である。

2. 照明（illumination）

各種マイクロスコープには、強力な落射照明が装備されている。暗い照明でも観察が可能な明るいレンズを装備することは、マイクロスコープ本体の大きさや価格を鑑みても現実的ではなく、効率的に観察するためには小型の暗いレンズで照明を明るくするほうが現実的である。実際、根管内深部の構造を明視するためには、相当量の光量を必要とする。とくに、破折器具の除去や穿孔の修復処置においては、高倍率下での処置が必須なため、より強い光源が必要である。

光源としてはハロゲンやキセノンが一般的であるが、最大輝度で長時間使用することが多いために、ランプの寿命に問題がないわけではなく、最近では高輝度LED照明が採用されるようになっ

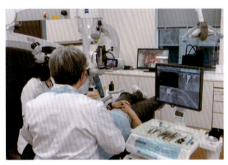

図❷ マイクロスコープで術者が観察している画像が、そのままモニターで視聴できる

てきた。これらの光源は、直視した場合には網膜に影響が出る可能性があり、必要最小限の光量で使用するなど、十分な配慮が必要である。

3. 記録（documentation）

マイクロスコープを通過する光を光路分割装置（beam splitter）によって主光路以外に導き、これらに記録用CCDカメラを搭載して患者へのドキュメンテーションの提示や、教育システムとしてのライブ処置などをモニターで視聴することが可能である（図2）。とくに歯内療法処置は従来手探りの処置で、術者でさえ詳細な処置内容を見ることは不可能であったため、マイクロスコープによって詳細な処置の記録が可能になったことは、非常に大きな進歩である。

ただし、記録する際に注意すべきことは、術者

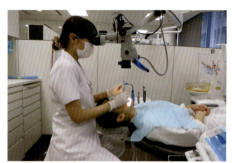

図❸ マイクロスコープでの診療は、無理のない姿勢を保てることが利点

の見える範囲と記録される範囲が異なることである。すなわち、マイクロスコープの観察範囲は円形であるが、記録されるのはその一部のビデオカメラに撮影される範囲である長方形となるため、注意しないと観察視野から外れてしまうことがある。マイクロスコープの使用にある程度慣れていないと、この点が難しいので注意してほしい。

記録は静止画とビデオ動画とに大別される。静止画の記録には、通常のデジタルカメラを用いることができる。一方、動画の記録には家庭用ハイビジョンビデオカメラが装着可能である。しかしながら、これらはいずれもアダプターを介しての使用となる。アダプターは各機種により異なっており、それぞれの機種に対応したものを用意する必要がある。

マイクロスコープ処置の前準備

1．術者と患者のポジショニング

1）術者のポジショニング

術者の位置は、基本的に通常の水平位診療の場合と同一で、12時の位置である。脇を締め、肘を曲げて作業位置が保てる姿勢をとり、手首から先のみが動かせる状態とする。また、前かがみになることなく、背筋を伸ばして背中が床面と直角になるように位置づけを行うことが大切である（図3）。マイクロスコープを用いる大きな利点は、体軸をずらさずに無理のない姿勢を保ったまま診療ができることにある。

2）患者のポジショニング

患者の位置は水平位である（図3）。このまま処置しやすい位置に患者の頭部を誘導して処置を行う。また、マイクロスコープ下での処置では、往々にして患者の首を過度に伸展させてしまうことがあるため、小さくて軟らかい枕を患者の首の後ろに置くと効果的な場合がある。

2．機器の調整

オートフォーカスやフットコントロールによって合焦が可能なマイクロスコープを除く機種では、処置の前に、術者・メインスコープ・記録用器具のすべての焦点を同一にしておかなくてはならない。とくに、可変ダイヤルによって変倍を行う機器では、倍率を変更しても焦点が変わらないことが重要となる。

さらに、個々の術者に合わせた眼幅の調整と視度補正を行う必要がある。それぞれの製品に合わせて、最適な状態に調整することが重要である。実際の処置に際しては、まずは最低倍率にセットし、必要に応じて倍率を上げて処置を行うようにすればストレスは少ない。

●

日常行われている歯科治療にマイクロスコープを導入することは、患者サイドからみた治療レベルの向上を考えた場合には必須の器材である。とくに最近ではインターネットの普及によって、患者が情報を収集し、マイクロスコープを使用することで高度な治療が可能であることを知っている。そして、患者自身が歯を保存したいという意識を高くもっており、要求も高度である。そのような背景から、今後個人の歯科医院においてもマイクロスコープの設備がないと生き残っていけない可能性があると思われる。保険点数はまだまだ採算が見合うレベルではないが、わが国の歯科医療のレベル向上を考えて、積極的に導入を考える時代となっている。

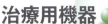

治療用機器

2 歯科用顕微鏡のパイオニア
Carl Zeiss 社製歯科用顕微鏡

井澤常泰 *Tsuneyasu IZAWA*
東京都・井澤歯科医院

歯科用顕微鏡に求められているもの

1953年、Carl Zeissが発売した手術用顕微鏡OPMI 1（図1）は倍率変換ができ、ほぼ同軸の明るい照明、ひとつの対物レンズを通して立体光束、これらを支えるスタンドとの組み合わせが非常に適合能力のあるシステムであったため、耳鼻科の手術を皮切りに、この手術用顕微鏡を使用した顕微鏡外科手術が、多くの分野で開発されていくこととなった[1]。

歯科治療に手術用顕微鏡が本格的に導入されたのは、OPMI 1の発売から遅れることおよそ40年、1990年代前半になって根管治療を中心に始まった。しかし、当時の手術用顕微鏡は医科用の顕微鏡を歯科に転用したに過ぎず、大型で動きが悪く、歯科治療特有の要求にマッチしたものではなかった（図2）。また、高価な手術用顕微鏡を使った根管治療は、不採算な治療として歯科医にはまったく受け入れられなかった。

2000年、Carl Zeissが初めて歯科用手術用顕微鏡としてOPMI Pico（以下、Pico）を発売した。Picoは小型で動きがよく、光学系は耳鼻科、眼科で定評のあるCarl Zeiss製品そのままであり、以来今日に至るまでさまざまな革新的進歩を遂げ、歯科用顕微鏡のスタンダードモデルとなった。2003年にCarl Zeissより発売されたフラッグシップモデルであるOPMI PROergo（以下、PROergo／図3）とともに歯科用手術用顕微鏡のリーダーとして君臨し続けている。

図4にPicoにおける約15年間の進歩を示す。この15年の進歩は要約すると機動性の追究ということになり、光学系としては光源がハロゲンからLED、キセノンへと替わったくらいで大きな変化はない。この時代のアプリケーションは根管治療が主流であり、根管のような狭小で暗い部位を高倍率で見るためには、ミラーテクニックに加え、ポジショニングが重要であった。さらに、逆根管治療に際しては、歯根の断面を直視することが必要であり、より自由なポジショニングが求められてきた。Picoにおいてはアームの安定性に加え、MORA interface（2003年）、Foldable Tube（2010年）、バリオスコープ（2010年）をオプションとして追加することで、機動性向上への対応を図ってきた。しかし、現在では根管治療以外の歯科治療にもアプリケーションが広がり、とくに修復処置においての需要が高まってきた背景を受け、より使いやすい手術用顕微鏡が求められてきた。

さらなるOperation Comfortを求めて

2017年夏、Pico発売から17年、Carl ZeissからEXTARO300（以下、EXTARO／図5）が発売された。その特徴を以下に挙げる。

1. バリオスコープが標準装備され、200～430mmまで焦点距離を変えることができる

これまでのバリオスコープは、焦点距離を変えて、口腔と対物レンズ間の距離をコントロールすることで、術者の姿勢を楽に保つためのものというイメージであった。しかし、EXTAROにおい

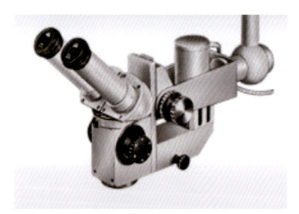

図❶ OPMI 1。現代の手術用顕微鏡の原型

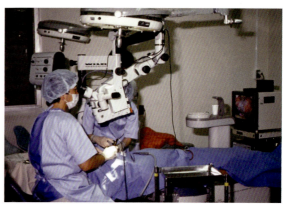

図❷ 1994年、手術中の筆者。当時の手術用顕微鏡はオペ室専用であり、チェアーサイドに置いて一般歯科治療に使用することなど考えられなかった

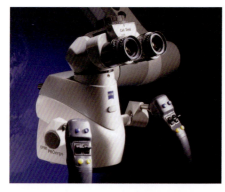

図❸ OPMI PROergo。2003年に発売された電動フォーカス、電動バリオスコープ、マグネティクロック装備のフラッグシップモデル

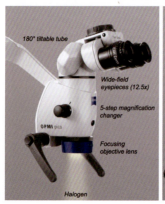
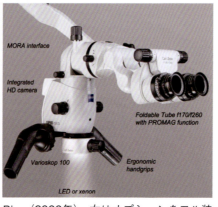

図❹ 左はオリジナルの OPMI Pico（2000年）。右はオプションをフル装備した OPMI Pico（2015年）

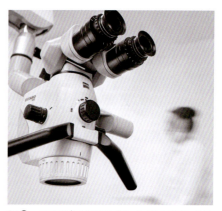

図❺ 2017年に発売された EXTARO300

ては、顕微鏡を上下に動かしてフォーカスを合わせるのではなく、バリオスコープを操作することでフォーカスを合わせるイメージとなる。手術用顕微鏡の倍率は、単焦点レンズであれば倍率を変換してフォーカスを合わせれば、いつでも同じ倍率で被写体を観察できる。

　一方、バリオスコープでは、焦点距離が変化するため、同じ倍率変換を設定しても、焦点距離が長ければ倍率は低く、焦点距離が短ければ倍率が上がることになる。歯科治療において、20倍を超える最高倍率を求める治療は限られている。実際、多くの処置は、ルーペより倍率が高く被写界深度がある程度深い10倍程度の倍率で行われることがほとんどではなかろうか。そうなると、術者が焦点距離を意識することなく、使いやすいポジションでフォーカスを合わせることができるバリオスコープは、Operation Comfort を提供できる対物レンズであるといえよう。

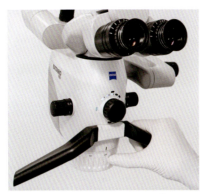
図❻ ハンドルから手を離さずにバリオスコープでフォーカスを合わせることができる

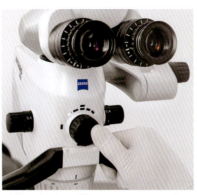
図❼ 光量の調節は、ハンドルを握ったまま片手で操作できる

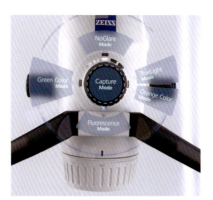
図❽ 光量調節用のダイヤルにはフィルターの切り替え機能もあり、オプションを加えると、多種類のフィルターを簡単な操作で切り替えることができる

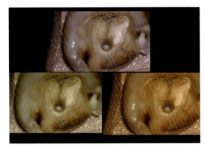
図❾ フィルターによる効果。上：LED光源（ノーマル）。左下：NoGlare Mode、反射光が抑えられている。右下：TrueLight Mode、ハロゲンに近い色合い

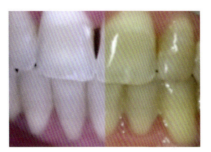
図❿ NoGlare Mode（左）。光の反射を抑え、正確な形態の観察に適している

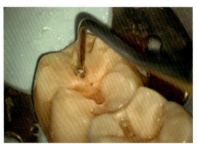
図⓫ TrueLight Mode は、ハロゲンのような色合いでコンポジットレジンの充填時に重合を抑えることができる

2. 片手でフォーカス、光量、フィルターの切り替えができる

　光源はLEDで、ブースト機能による最高光量はキセノン光源の約90％と、これまでのLEDよりも明るい。オレンジ、グリーンのフィルターに加え、オプションとしてNoGlare Mode、TrueLight Modeなどのフィルターに切り替えが可能で、フォーカス、光量、フィルターの切り替えが、ハンドルから手を離すことなく片手操作が可能となった（図6～11）。

3. 機動性のよさ

　EXTAROのアーム、スタンドは非常に取り回しがよく、安定性が高いことに加え、Picoと同様にMORA interfaceを搭載することが可能で、顕微鏡を左右に傾けても術者の目線をつねに水平に保つことができる（図12）。

ビデオカメラの装着

　手術用顕微鏡には、治療の記録装置としてビデオカメラを装着することが一般的である。これまでは図13に示すように、FlexioMotionアダプターを介して市販のハンディカム（SONY）のHDカメラを装着することがコストの面からも広く普及していたが、SONY側の事情で装着できるものが市場からなくなりつつある。今後の選択肢としては、以下の3つが考えられる。

1. EXTARO内蔵のHDカメラを使用する（図14）

　内蔵型カメラは、顕微鏡のバランスに影響を与えることなくデザイン的にもすっきりしている。アームに装着されたルーターから、Wi-FiでiPadに画像を送ることができるなど、将来が楽しみな機能があるが、非常に高価である。

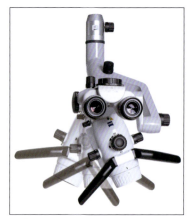
図⑫ MORA interface を搭載可能

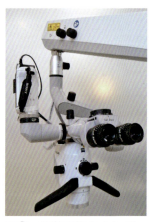
図⑬ 装着可能なハンディカムがなくなりつつある

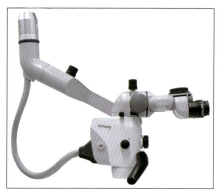
図⑭ 内蔵型カメラのすっきりとしたデザイン

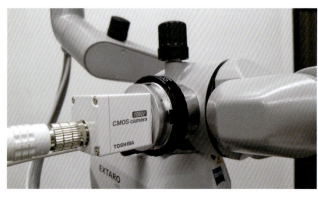
図⑮ フルHDカメラ＋ストレートCマウント仕様（白水貿易オリジナル）

2．T2カメラアダプターを介してミラーレス一眼レフカメラを装着する

動画撮影時間に限りがあり、カメラが大きく重量バランスに多少の影響がある。

3．Cマウント仕様のHDカメラを使用する（図15）

この仕様はアダプターが非常にコンパクトでカメラも軽量なため、重量バランスに影響がなく、ハンドリングが軽快である。フルHDカメラは非常に優秀であり、画質に関しても問題ない。従来は、高額な専用の画像記録装置が必要とされてきたが、近年は安価で簡単な製品も発売されている。

まとめ

手術用顕微鏡の歴史はCarl Zeissにより作られ、Carl Zeissの手術用顕微鏡なしに顕微鏡手術の進歩はなかった。筆者の四半世紀になろうとする顕微鏡歯科の経験のなかで、早い時期からCarl Zeiss製品を使える機会に恵まれたことは幸運であり、感謝してもしきれない。筆者は臨床にもハンズオンコースのどちらにもCarl Zeissの手術用顕微鏡しか使用しない。これは誇りでもあり、人に勧めてこんなに安心なものを私は他に知らない。

自身の臨床では、手術用顕微鏡はPROmagisからPROergoになり、光源もハロゲンからキセノンへ替わった。ハンズオンコースではPicoからEXTAROへとCarl Zeiss製品の進歩をみてきたが、その完成度、開発力の高さは他社の追従を許さないことに疑いの余地はない。今後の歯科治療において、手術用顕微鏡の需要がますます増えることが予想されるが、機種の選択にあたってはくれぐれも慎重に、妥協なく選んでいただきたい。

【参考文献】
1) Miehlke A：マイクロサージャリーの歴史—マイクロスコープ（手術用顕微鏡）がいかに外科手術を変えたか．シーエーピー出版，東京，10，1996．

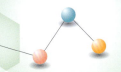

3 エルゴノミクスの視点を取り入れた快適性
ライカマイクロシステムズ 歯科用マイクロスコープ

吉居慎二 *Shinji YOSHII*
北村知昭 *Chiaki KITAMURA*
九州歯科大学　口腔機能学講座口腔保存治療学分野

青木隆憲 *Takanori AOKI*
佐賀県・青木歯科医院

ノウハウが蓄積された歯科用マイクロスコープ

"Microscope Enhanced Dentistry"という言葉で表現されるように、手術用顕微鏡（マイクロスコープ）は歯科治療のさまざまな場面で活用されている。マイクロスコープを用いた歯内療法をマイクロエンドドンティクス（Microendodontics）という。

歯内療法にマイクロスコープを用いることにより、感染歯質の徹底除去はもちろんのこと、髄室が狭窄した高齢者のアクセスオープニング時の安全性は保証され、コーンビームCT画像と組み合わせれば、狭窄根管の検出も可能になる。さらに、歯根尖切除などの外科的歯内治療（エンドドンティク・マイクロサージェリー；Endodontic Microsurgery）においても、マイクロスコープはその威力を発揮する。

ライカマイクロシステムズ（Leica Microsystems）は、脳神経外科用、眼科用、耳鼻咽喉科用、形成／整形用、婦人科・泌尿器科用、そして歯科用とさまざまな医科・歯科領域のニーズに合わせた手術用マイクロスコープシステムを提供している。歯内療法においては、医科・歯科領域で蓄積された技術に基づいた光学系と照明系、そしてエルゴノミクス（人間工学、快適で使いやすい機器のデザインに関する研究）に基づいた快適な操作環境を提供するライカマイクロシステムズの歯科用マイクロスコープを用いることで、その精度は確実に向上する。

歯科診療を考えたデザイン

多くの歯科用マイクロスコープは、術者が快適に治療できるように設計されている。ライカマイクロシステムズの歯科用マイクロスコープ（図1）も診療を行ううえで、術者やアシスタント、患者が快適さを感じるデザインとなっている。

ライカマイクロシステムズの歯科用マイクロスコープは、ケーブル類、カメラ、動画記録装置が本体内部に組み込まれたケーブルフリー・オールインワンの構造となっており、表面のクリーニングが容易で清潔な状態を維持できる。また、他社の歯科用マイクロスコープよりもアームが長く、アシスタント側へ本体を設置すれば、患者をユニットへ誘導する際に邪魔にならない。

接眼レンズ部のある双眼の45°アングル鏡筒は、眼幅調整はもちろんのこと、鏡筒部自体の角度調整も可能になっている。倍率ステップはズームではないものの、5段階（6.4×、10×、16×、25×、40×）ステップですばやい調整を行うことができるので、治療の流れを妨げることはほとんどない。オレンジフィルター（530nm）も装備されているため、歯冠部歯質が崩壊した歯に対して行う隔壁形成（Pre-Endodontic Build-Up）に用いるフロアブル・コンポジットレジンの重合促進を抑制できる。

基本システムに加えて、エルゴオプティーク（図2）あるいはウルトラロー鏡筒（図3）を基本シ

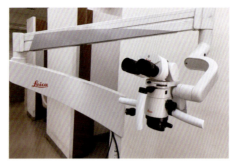

図❶ ライカマイクロシステムズの歯科用マイクロスコープ

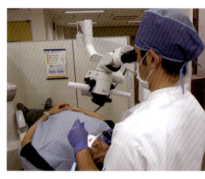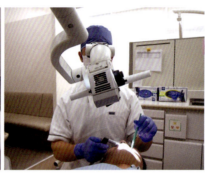

図❷ エルゴオプティークを装着した状態。鏡筒を傾けても、接眼レンズ部は床と並行に維持され、術者の診療姿勢も維持されている

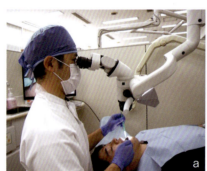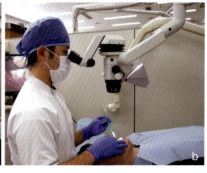

図❸ 接眼レンズ部・鏡筒の違い。a：基本システムの状態。b：ウルトラロー鏡筒を装着した状態

ステムに追加することで、よりストレスフリーな歯科治療が可能になる。エルゴオプティークは、鏡筒部本体を傾けても接眼レンズ部を床と並行に保つことができるオプションである。ウルトラロー鏡筒は、接眼レンズ部を通常の位置より下げるオプションである。現時点では、両者を同時に追加することはできないが、これらのオプションを基本システムに追加すれば、術者が疲れにくい姿勢を維持したままアクセス範囲を広げられる。

このように、ライカマイクロシステムズの歯科用マイクロスコープは、精緻な作業を行う術者が心身ともにストレスを感じないよう、エルゴノミクスの視点を余すところなく取り入れたデザインとなっている。

集中力の持続 トゥルーカラーと焦点深度

ライカマイクロシステムズの歯科用マイクロスコープには、術野の明瞭な視覚化を目的とした技術が取り入れられている。

研究に用いられる可視光線の幅広い範囲の色調を捉える高品質アポクロマート光学系とLED照明の組み合わせにより、トゥルーカラー（人間の目にはほとんど色の違いがわからないほどの自然な色調表現を可能とするコンピュータの色情報）

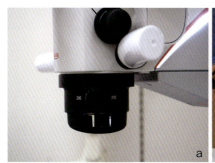
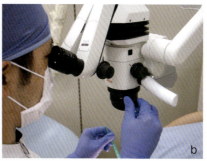

図❹ a：マルチフォーカス対物レンズ。
b：調節ノブで作動距離を変更する

が実現され、深い窩洞の細部を鮮明に観察できる。

また、可変作動距離が200〜300mmのマルチフォーカス対物レンズをオプションで追加すると、調節ノブを回すだけで作動距離を変更することが可能になる（図4）。局所に対する視野を拡大して処置を進めるマイクロエンドドンティクスでは、患者の些細な体動でも目的の部位を見失うことが多い。マルチフォーカス対物レンズを用いることで、最小限の動作でフォーカスを合わせ続けることができるため、治療ワークフローを中断する位置決めなどの要因が減少する。その結果、エルゴノミクスに基づいた診療姿勢を保ちながら、高精度な歯内療法に必要な集中力を術者はキープできる。

スタッフとの連携を深め、患者の信頼を得る

歯科治療は患者に見えない治療である。とりわけ、歯内療法は歯の内部に対する治療であることから、術者以外は治療の状況を見ることができない。そのため、自分の口の中がどのような状況で、どのような治療が行われたのか、不安を抱く患者も多い。また、歯内療法時のアシスタントは、治療の流れを把握し、術者の次の動きを予測して行動する必要があるが、いま、口腔内で何が行われているかを見ることはできない。このような欠点を解消するため、多くのマイクロスコープにはオプションで動画・静止画の撮影を行うための機器を接続できるシステムが備わっている。

ライカマイクロシステムズの歯科用マイクロスコープには、一体型のフルHD（高解像度）カメラが準備（撮影システムは、後からアップグレードで取り付けることも可能）されており、術野の細部を明瞭に映し出した動画・静止画の撮影、保存が可能である。また、ライブストリーミングでモニターに映し出すことも可能なため、アシスタントワークの精度が向上する。患者に対しても、ライブストリーミングあるいは治療終了後に患歯の状態を提示して治療の各ステップを説明できるため、患者の歯内療法への理解が大きく向上し、信頼度が増すと思われる。

使用例

実際の使用例を示す。図5の症例では、|2に生じた根尖病変に対する歯根尖切除を行っている。根尖へのアプローチから、歯科用マイクロスコープを用いている。歯科用マイクロスコープの位置を決定後、フォーカスはマルチフォーカス対物レンズの調節ノブで微調整する。リトラクターで歯肉フラップを排除して根尖3mmを切断し、逆根管充填窩洞の形成と充填を行う。逆根管充填後にマイクロミラーを挿入し、切断・充填部位を10倍の拡大率で確認している。上顎前歯部なので、比較的アクセスしやすい。

図6は、開業歯科医院での使用例である。図6aでは歯根切除を行っており、ユニットの奥にモニターが設置してあるのがわかる。図6bでは水平位にできない患者に対し、診療姿勢をできるかぎり変えずにマイクロエンドドンティクスを実施している。エルゴノミクスの概念を取り入れたライカマイクロスコープの歯科用マイクロシステムズだからこそ対応できている。

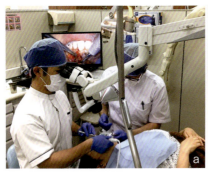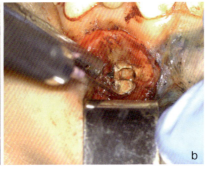

図❺ a：|2の歯根尖切除術。b：マイクロミラーによる逆根管充填後の確認

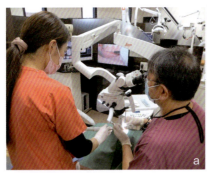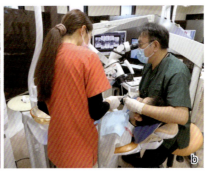

図❻ a：外科的歯内療法。b：水平位にできない患者に対するマイクロエンドドンティクス

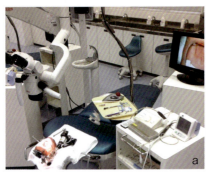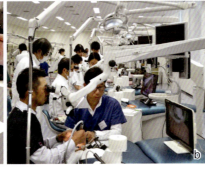

図❼ a：ライカマイクロシステムズの歯科用マイクロスコープによるマイクロエンドドンティクス講習。b：講習会の様子

講習会を開催

　歯科用マイクロスコープは、「見えればよい」という選択基準も間違ってはいない。実際の診療で最もよく使用するのは低倍率の拡大視野であり、10倍の拡大倍率を有している歯科用マイクロスコープであれば、ほとんどの症例に対応可能である。しかしながら、ライカマイクロシステムズの歯科用マイクロスコープで術野を見ると、その考えが変わる。それほどに鮮明な術野をストレスフリーで提供してくれるのが、ライカマイクロシステムズの歯科用マイクロスコープである。

　九州歯科大学　口腔機能学講座口腔保存治療学分野では、モリタや多くの歯科企業の協力のもと、本学同窓会主催でマイクロエンドドンティクス初心者を対象とした講習会を開催している（図7）。20名程度の受講生を対象に、2名1組、1日半のコースで、実際の診療環境と同じ環境下で、双眼鏡筒の使い方からフォーカスの合わせ方も含めたマイクロエンドドンティクスに関する実習を行っている。その際、受講生はライカマイクロシステムズの歯科用マイクロスコープを思う存分使って実習する。

　マイクロスコープの購入を検討する前に、実践的な講習会でライカマイクロシステムズの歯科用マイクロスコープのよさを体感していただくのもよいかもしれない。

治療用機器

4 Ni-Ti製ロータリーファイルの進化
臨床現場を席巻する第4世代Ni-Ti製ロータリーファイル

阿部 修 *Shu ABE*
東京都・平和歯科医院

Ni-Tiと歯内療法

歯内療法におけるNi-Ti合金の応用は、1988年に矯正用Ni-Ti合金をハンドファイルに応用したWaliaらによって行われ、従来のステンレススチール製ファイルよりも湾曲根管に対する追従性が有意に高まることが初めて報告された[1]。その後、マイクロモーターで使用するNi-Ti製ロータリーファイルが開発され、1990年代の第1世代とされるLightSpeed（Kerr）やQuantec（Kerr）、GT Rotary Files（デンツプライシロナ）などを皮切りに、現在はすでに報告がなされた第5世代[2]を超え、さらに進化したさまざまなコンセプト、形状を有するNi-Ti製ロータリーファイルが開発されている（図1、2）。本項では、そのなかでも現在わが国でユーザーが増加している第4世代（Single file system）を中心に解説する。

第4世代Ni-Ti製ロータリーファイルの開発

第1～3世代までのNi-Ti製ロータリーファイルは、一方向への単一回転運動による拡大形成が主体であり、その根管拡大形成には4～8本程度のNi-Ti製ロータリーファイルが必要とされてきた（図1、2）。しかし、2011年に従来のNi-Ti製ロータリーファイルとはまったくコンセプトが異なるファイルが開発された。それは、1本のファイルですべての根管拡大形成を行うという、いわゆるSingle fileコンセプトであり、それが第4世代とされるWaveOne（デンツプライシロナ）、Reciproc（VDW：茂久田商会）、そしてSAF（ReDentNova：長田電機工業）などである（図3～5）。2018年7月現在、これらのうちWaveOneおよびReciprocはそれぞれWaveOne GoldとReciproc Blue（VDW：日本販売名はReciprocソフト）へと進化している。本項ではまず、その歴史的背景を述べたい。

WaveOneはわが国で最初に販売が開始されたSingle file systemであり、米英仏の世界的に著名な6人の歯内療法専門医によって開発された。彼らは4年間で約数千本の根管に対して検討した結果、根管の長さや直径、湾曲度にかかわらず、全根管の約90％が先端径25号テーパー度08％（以下、25/08と記載）のファイル1本によって適切に根管拡大が可能であったことを報告し[4]、それゆえにWaveOneはほとんどの臨床ケースにおいて、Primary（25/08）というファイル1本で根管拡大を終了するというシステムになっている。狭窄根管やもともと広い根管用として、その他にSmall（21/06）、Large（40/08）というファイルが用意された。ReciprocもR25（25/08）、R40（40/06）、R50（50/05）という3種類のファイルが用意され、おもにR25（25/08）を使用するシステムであった。

WaveOneとReciprocに採用された金属は、従来のNi-Ti合金と比較して柔軟性と周期疲労への抵抗性が高く、その破折抵抗は約4倍向上したとされるR相Ni-Ti合金であった[5]。WaveOneとReciprocの特筆すべき特徴は、従来の一方向の回転運動ではなく、特殊な反復回転運動である。

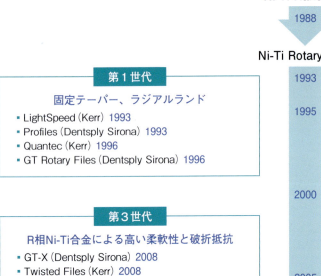

図❶　Ni-Ti製ロータリーファイル開発の変遷。ラジアルランドを有する第1世代から、オフセットデザインを有する第5世代へと進化し、同時に採用金属の特性はオーステナイト相からR相を経て、マルテンサイト相へと進化を続けている（参考文献[3]より引用）

　これはDr.Roaneによって提唱されたバランストフォーステクニック[6]を応用したものであり、それによりファイルは根管中央部から逸脱しにくく[7]、解剖学的根管形態を維持した根管拡大形成が可能になるとされている[8]。

　この反復回転運動は、単に前後同じ角度の運動ではなく、時計回りと反時計回りの回転角度が異なり、反時計回りでの回転角度のほうが大きく設定されている（図4）。そのため、3回の反復回転運動でファイルはちょうど反時計回りに360°回転することから、反復運動をしながらも反時計回りに一方向への回転をする設計となっている。

　このような反復回転運動ファイルと、従来の一方向回転ファイルとの比較研究は多数行われており、従来のファイルも同様の根管拡大形成が可能であることが示されている（次項参照）。さらに同年、編み目状の立体構造を有するファイルが根管内で上下運動することで、いびつな根管内を幅広く切削するというまったく新しいコンセプトのファイル「SAF（ReDent Nova）」が発表された（図5）。こうした「Single file system」は現在、前2者の反復回転運動専用モーターの販売数が1万台を超えていることから（2018年7月現在のデンツプライシロナ販売実績より）、わが国において大きなシェアをもって臨床応用されているものと考えられる。

　さらに近年、WaveOneとReciprocは、これ

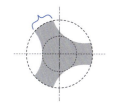
第1世代
ラジアルランド、超弾性、オーステナイト相、ロータリー（一方向回転）

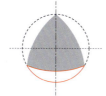
第2世代
鋭利な刃、超弾性、オーステナイト相
第3世代
R相、ロータリー（一方向回転）

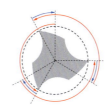
第4世代
鋭利な刃、超弾性、R相、レシプロケーション（反復回転）

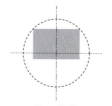
第5世代
オフセットデザイン、超弾性、R相、ロータリー（一方向回転）

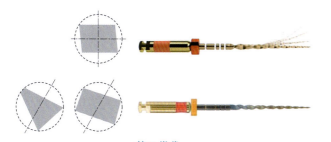
第6世代～
鋭利な刃、高い柔軟性と破折抵抗、マルテンサイト相、ロータリーまたはレシプロケーション

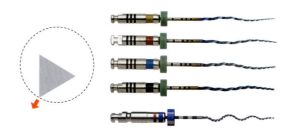
第6世代～
鋭利な刃、高い柔軟性と破折抵抗、マルテンサイト相、ロータリー、特殊なファイルデザイン（3次元形態）

図❷ Ni-Ti 製ロータリーファイル開発の変遷（参考文献[3]より引用）

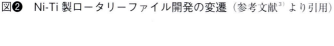

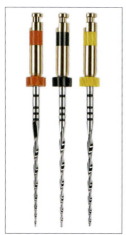
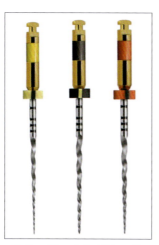

図❸ 第4世代 Ni-Ti 製ロータリーファイル：WaveOne（右）と Reciproc（左）。どちらのファイルも25/08（WaveOne Primary、Reciproc R25）というファイルをおもに使用するシステムとなっている

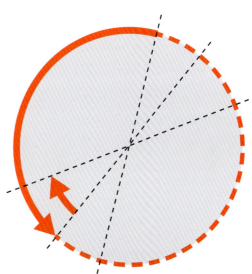

図❹ 第4世代 Single file system（WaveOne と Reciproc）の特殊な反復回転運動。反時計方向に150°、その後時計方向に30°という反復回転運動を繰り返すことで、反復回転しつつも3回の往復で360°反時計方向に進む設計となっている

まで採用されていた Ni-Ti 合金である R 相 Ni-Ti よりも、さらに高い柔軟性と破折抵抗性をともに有するマルテンサイト相 Ni-Ti 合金の採用がなされ[9]、大きな進化を遂げている。これは従来の Ni-Ti 合金の最大の特徴でもあった超弾性（**図6**）から脱却し、可塑性を有するというまったく新しい Ni-Ti 製ロータリーファイルへの進化である

（**図7**）。臨床的にはスプリングバック現象が起きにくいため、従来の Ni-Ti 製ロータリーファイルで起こりやすい根管の直線化や、根尖部のトランスポーテーションが起こりにくく[10]、解剖学的な根管形態が維持されるとともに、プレカーブを付与することが可能となっている（**図8**）。それぞれ WaveOne Gold（デンツプライシロナ）、そ

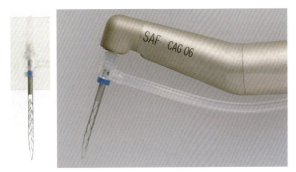

図❺ SAF

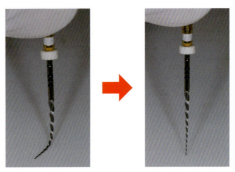

図❻ 従来のオーステナイト相合金（一部R相）を採用したNi-Ti製ロータリーファイル。超弾性を有するため、ファイルを屈曲させても元の形態に戻る

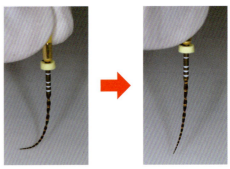

図❼ マルテンサイト相に熱処理された新しいNi-Ti合金が採用されたNi-Ti製ロータリーファイル。超弾性ではないため、プレカーブの付与が可能となる

してReciproc Blue（VDW：日本名ReciprocソフトΖ茂久田商会）として販売が開始され、従来のシステムと比較して40〜80％もの高い柔軟性を獲得している。Reciproc Blueは従来の形態を維持し、WaveOne Goldは従来の形態とは異なるSmall（20/07）、Primary（25/07）、Medium（35/06）、Large（45/05）という4種類のラインナップとなり、形状や号数、テーパー度が改良され、抜髄から再治療までのさまざまな症例に対応できるようになっている（図9）。

第4世代Ni-Ti製ロータリーファイルは有効なのか？

Reciprocating Motion file：RMF（反復回転運動）とContinuous Rotation file：CRF（一方向回転運動）の比較研究など、古くからさまざまな方向への反復回転運動（Reciprocating Motion：RM）に関する研究は行われてきた。現在のWaveOneやReciprocのような、Reciprocation Single fileに繋がる最初の報告は、のちにReciprocを開発するGhassan Yaredによって最初に報告された[11]。この報告は、従来の一方向回転ファイルであるProtaper F2（25/08）のみを使用し、切削する時計方向に144°進ませる。その後、切削力が伴わない反時計方向に72°回転させる運動を繰り返して応用することで、1本のファイルによる根管拡大が可能であることを報告した。その後、この研究を元にさまざまな研究がなされ、現在のSingle file systemへと繋がっている。

これまでに行われたさまざまな研究によって、RMFはCRFと同様の解剖学的根管形態を維持した根管拡大形成が可能であることや[12〜15]、同様の感染源除去能力があること[16〜21]、ファイルの破折抵抗はCRFよりもRMFのほうが高いこと[22〜27]、そして、根尖孔外への切削片溢出についても（研究によって多少のバラツキはあるが）RMFとCRFに差がないか、むしろRMFは溢出しにくいという報告が数多く行われていること[28〜36]などが示されている。デブリの溢出については、どのようなファイルを使用してもわずかな量の切削片が溢出しており、その量が多ければ不快症状が生じ、少なければ問題が起こりにくい。不快症状の原因となるこうした現象を回避するためには、頻回な根管洗浄や再帰ファイリングという基本操作が重要であることを、われわれはより認識しなければならないだろう。

さらに、臨床医とってとくに大きな問題はマイクロクラックの発生であろう。マイクロクラックは、歯内療法の予後不良に直結する問題である。

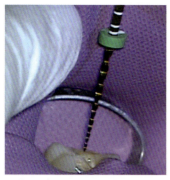
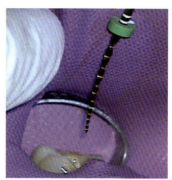
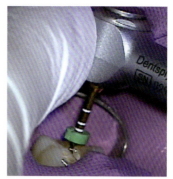

図❽a ⑥近心頬側根管にファイルを入れようとしたが、モーターヘッドが対合歯に当たるため、そのままでは挿入できなかった

図❽b そのため、ファイルを近心方向に湾曲させ、プレカーブを付与して再度トライ

図❽c ファイルの先端をスムースに近心頬側根管口に挿入することができた

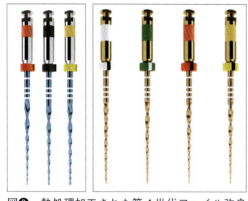

図❾ 熱処理加工された第4世代ファイル改良型。WaveOne Gold（右）とReciproc Blue（左）

これまでの研究によると、RMFと従来のCRFとにおいては、その両者にはクラックの発生に差がないとする結果が多く認められた。最近の研究では、回転方式よりもファイルの柔軟性のほうが重要であり、柔軟なファイルにクラックが発生しにくい傾向が示されている[37]。

従来、マイクロクラックはハンドファイルやNi-Ti製ロータリーファイルの操作、とくにファイルの突き出しなどの要因で引き起こされると考えられてきたが、近年、マイクロクラックの検出方法の感度を高めた結果、インスツルメンテーション群とコントロール群におけるクラック発生頻度が同等であり、マイクロクラックがファイルによるインスツルメンテーションが原因で引き起こされておらず、研究のための抜歯時や、その後の保存方法、さらにクラックを検出するために行う輪切り時に発生している可能性があることが報告された[38]。今後、この現象に関する論文の評価には、そうした点を考慮する必要があるだろう。

加えて、この分野の研究は生体内とはまったく環境が異なる抜去歯で行われることが多く、さらに歯根周囲の歯周組織を再現して行っているものと、まったく再現せずに空間で行っているものが混在している。したがって、単に報告された結果を鵜呑みにするのではなく、正しくクラックが評価されているのかどうかを見極める必要がある。そうした観点からは、Ariasらによる新鮮遺体を使用したものがあり、彼らは生体とほぼ同じ環境において反復回転と通常回転によるクラックの発生を評価し、両者のクラック発生頻度に差がないことを報告している[39,40]。

このような結果から、第4世代ファイルとされるSingle file systemは、従来のCRFと比較して大きなデメリットはなく、それらを適切に使用することによって、われわれの臨床における新たな選択肢として確立したツールとなったと考えられる。とくに現在の熱処理工程を経た新しいSingle file systemは、さらに高い柔軟性と破折抵抗性を両立して有したファイルであり、より解剖学的形態を維持した安全かつ簡便な根管拡大形成の実現に寄与するものと思われる。

しかしながら、Single fileというわかりやすいコンセプトだけが一人歩きし、どのような症例でも1本で簡単に拡大形成が可能であるような誤解

症例1：Initial treatment

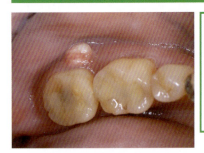

図⓾a　初診時の口腔内写真
患者：48歳、男性
主訴：左の奥歯が痛い。咬めない
現症：歯髄の生活反応なし。打診痛＋＋＋、咬合時＋＋＋。自発痛＋。動揺度3度。歯周ポケット頬側根分岐部8㎜、頬側歯頸部にサイナストラクトあり
既往歴：9ヵ月前に痛みが発現、数軒の歯科医院を受診したが、いずれも保存不可能との診断を受けている

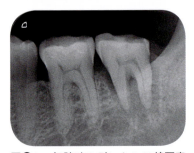

図⓾b　初診時のデンタルX線写真。歯根周囲全体を取り囲むような透過像が認められた

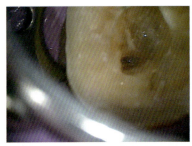

図⓾c　あきらかな早期接触による咬合性外傷が認められたため、咬合調整を行ったうえで初回感染根管治療を行った。歯髄は失活し、多量の排膿が認められた

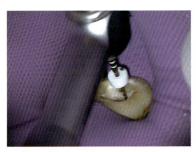

図⓾d　通法によってグライドパス形成。そして、根管拡大形成を熱処理型の第4世代Ni-Ti製ロータリーファイルで実施。#35/06までの拡大を行った

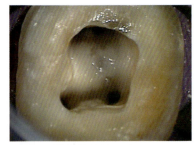

図⓾e　根管拡大終了時。すべての症状は消失した

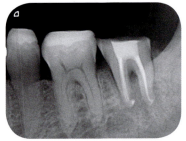

図⓾f　根管充塡時のデンタルX線写真。解剖学的湾曲が維持された根管拡大形成がなされている

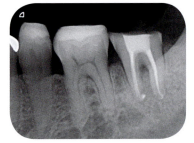

図⓾g　根管充塡後6ヵ月経過時のデンタルX線写真。歯根周囲に明確な骨再生が認められる。初診時の動揺度は3度であったが、治療開始から約1ヵ月後には完全に消失していた

のもとに使用されるならば、このようなすばらしい機器も単なる凶器となってしまうだろう。われわれは幅広く文献で学び、そうした機器に関しては注意深く訓練と検証を繰り返し、何よりも安全性を最大限に考慮して臨床応用すべきであろう。

 Case presentation

　Reciprocation fileによる症例を供覧したい（図10～12）。前述のとおり、第4世代はSingle file systemとして開発され、販売されているが、そのコンセプトに捕らわれすぎると、必要な拡大がなされない場合や、細い根管に無理に太いファイルを押し込んでトラブルを招く危険性がある。筆者は、個人的にそれらのファイルを"Multiple file system"として捉え、症例によって躊躇なく必要なファイルを追加して使用している。Single file systemは本数が少ない分、リスクが高まると考えるべきであり、われわれ術者がいかに適切に応用できるかによって、その予後は大きく変わることを肝に銘じる必要がある。

症例2：Initial treatment

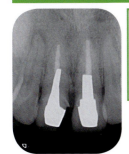

図⓫a　初診時のデンタルX線写真
患者：58歳、女性
主訴：右上の前歯に違和感がある
現症：自発痛－、打診痛＋＋、咬合時痛＋＋、サイナストラクト－、歯周ポケット－、動揺－
既往歴：数ヵ月前から違和感があったが、強い症状はなく、そのままにしていた

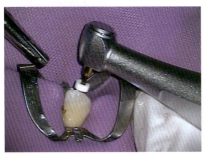
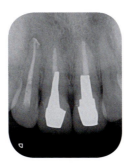
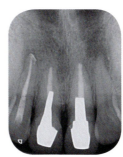

図⓫b　通法によってグライドパス形成、そして根管拡大形成を熱処理型の第4世代Ni-Ti製ロータリーファイルで実施。#45/05までの拡大を行った

図⓫c　根管充塡時のデンタルX線写真

図⓫d　3ヵ月経過時のデンタルX線写真。根尖病変の縮小と骨再生を認める。周囲の既根管治療歯と比較すると、2⏌の拡大は緩やかな湾曲が維持されており、解剖学的根管形態が保存されている。その維持によって、成功率が高まることが報告されている[42, 43]

症例3：Retreatment

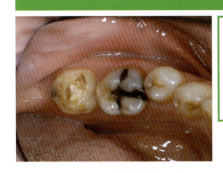

図⓬a　初診時の口腔内写真
患者：64歳、男性
主訴：左下奥歯の痛みがとれないため、治療を進めてほしい
現症：他院にて⏌7歯内療法治療中、自発痛＋－、打診痛＋、咬合時痛＋、サイナストラクト－、根尖病変＋
既往歴：1ヵ月前から痛みが発現し、2週間前に近医で抜髄処置を受けた

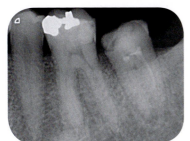

図⓬b　初診時のデンタルX線写真。根尖病変が認められた

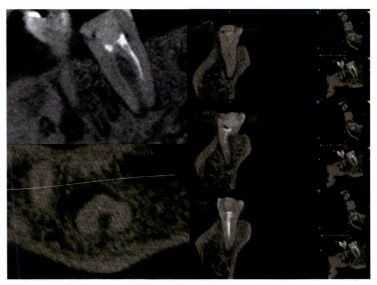

図⓬c　初診時のCBCT画像。樋状根であった

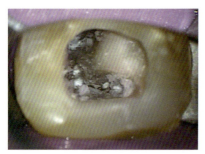
図⓬d 歯冠部感染源を除去し、隔壁を形成して歯内療法を行った

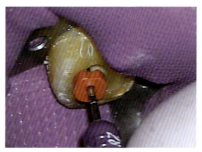
図⓬e 通法どおりハンドファイルとNi-Ti製ロータリーファイルを応用

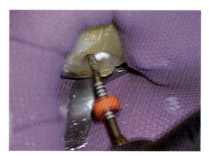
図⓬f 熱処理型の第4世代Ni-Ti製ロータリーファイルで根管拡大形成を実施。樋状根であることから、根管内面の機械的根管清掃を徹底して行った

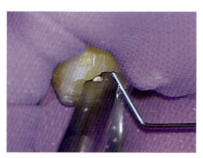
図⓬g 化学的根管清掃

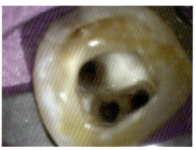
図⓬h 根管拡大終了後

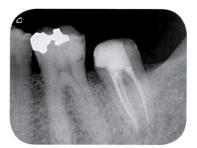
図⓬i 根管充塡時のデンタルX線写真。症状は消失し、根尖病変も縮小している

【参考文献】

1) Walia HM, Brantley WA, Gerstein H: An initial investigation of the bending and torsional properties of Nitinol root canal files. J Endod, 14: 346-351, 1988.
2) Ruddle CJ, Machtou P, West JD: The shaping movement: fifth-generation technology. Dent Today, 32（4）: 94, 96-99, 2013.
3) 北村和夫（編）：マストオブ・イニシャルトリートメント．デンタルダイヤモンド社．東京，2018: 95.
4) Ruddle CJ. Canal preparation: single-file shaping technique. Dent Today, 31: 124, 126-129, 2012.
5) Johnson E, Lloyd A, Kuttler S, Namerow K. Comparison between a novel nickel-titanium alloy and 508 nitinol on the cyclic fatigue life of ProFile 25/.04 rotary instruments. J Endod, 34: 1406-1409, 2008.
6) Roane JB, Sabala C. Clockwise or counterclockwise. J Endod, 10: 349-353, 1984.
7) Roane JB, Sabala CL, Duncanson MG Jr. The "balanced force" concept for instrumentation of curved canals. J Endod, 11（5）: 203-211, 1985.
8) López FU, Fachin EV, Camargo Fontanella VR, Barletta FB, Só MV, Grecca FS. Apical transportation: a comparative evaluation of three root canal instrumentation techniques with three different apical diameters. J Endod, 34: 1545-1548, 2008.
9) Hieawy A, Haapasalo M, Zhou H, Wang ZJ, Shen Y. Phase Transformation Behavior and Resistance to Bending and Cyclic Fatigue of ProTaper Gold and ProTaper Universal Instruments. J Endod, 41（7）: 1134-1138, 2015.
10) Vallabhaneni S, Fatima K, Kumar TH. Cone-beam computed tomography assessment of root canal transportation using WaveOne Gold and Neoniti single-file systems. J Conserv Dent, 20（6）: 434-438, 2017.
11) Yared G. Canal preparation using only one Ni-Ti rotary instrument: preliminary observations. Int Endod J, 41: 339-344, 2008.
12) Berutti E et al.: Canal shaping with WaveOne Primary reciprocating files and ProTaper system: a comparative study. J Endod, 38: 505-509, 2012.
13) Junaid A, Freire LG, da Silveira Bueno CE, et al.: Influence of single-file endodontics on apical transportation in curved root canals: an ex vivo micro-computed tomographic study. J Endod, 40: 717–720, 2014.
14) Marceliano-Alves MF, Sousa-Neto MD, Fidel SR, Steier L, Robinson JP, Pécora JD, Versiani MA: Shaping ability of single-file reciprocating and heat-treated multifile rotary systems: a micro-CT study. Int Endod J, 48（12）: 1129-1136, 2015.
15) Moghadam KN, Shahab S, Rostami G: Canal transportation and centering ability of twisted file and reciproc: a cone-beam computed tomography assessment. Iran Endod J, 9: 174–179, 2014.
16) Alves FR, Rocas IN, Almeida BM, et al.: Quantitative molecular and culture analyses of bacterial elimination in oval-shaped root canals by a single-file instrumentation technique. Int Endod J, 45: 871–877, 2012.
17) Machado ME, Nabeshima CK, Leonardo MF, et al. :

Influence of reciprocating singlefile and rotary instrumentation on bacterial reduction on infected root canals. Int Endod J, 46: 1083–1087, 2013.

18) Basmaci F et al.: Ex vivo evaluation of various instrumentation techniques and irrigants in reducing E. faecalis within root canals. Int Endod J, 46: 823-830, 2013.

19) Nabeshima CK, Caballero-Flores H, Cai S, et al.: Bacterial removal promoted by 2 single-file systems: Wave One and One Shape. J Endod. 40: 1995–1998, 2014.

20) Martinho FC et al.: Clinical comparison of the effectiveness of single-file reciprocating systems and rotary systems for removal of endotoxins and cultivable bacteria from primarily infected root canals. J Endod, 40: 625-629, 2014.

21) Ferrer-Luque CM et al.: Reduction in Enteroccocus faecalis counts - a comparison between rotary and reciprocating systems. Int Endod J, 47: 380-386, 2014.

22) Castelló-Escrivá R et al.: In vitro comparison of cyclic fatigue resistance of ProTaper, WaveOne, and Twisted Files. J Endod, 38: 1521-1524, 2012.

23) Gambarini G, Gergi R, Naaman A, Osta N, Al Sudani D: Cyclic fatigue analysis of twisted file rotary NiTi instruments used in reciprocating motion. Int Endod J, 45: 802-806, 2012.

24) Kim HC, Kwak SW, Cheung GS, et al.: Cyclic fatigue and torsional resistance of two new nickel-titanium instruments used in reciprocation motion: Reciproc versus WaveOne. J Endod, 38: 541–544, 2012.

25) Lopes HP, Vieira MV, Elias CN, et al. Fatigue life of Reciproc and Mtwo instruments subjected to static and dynamic tests. J Endod, 39: 693-696, 2013.

26) Kiefner P, Ban M, De-Deus G: Is the reciprocating movement per se able to improve the cyclic fatigue resistance of instruments? Int Endod J, 47 (5): 430-436, 2014.

27) Elnaghy AM, Elsaka SE: Torsion and bending properties of OneShape and WaveOne instruments. J Endod, 41: 544-547, 2014.

28) Lu Y, Wang R, Zhang L, et al.: Apically extruded debris and irrigant with two Ni-Ti systems and hand files when removing root fillings: a laboratory study. Int Endod J, 46: 1125–1130, 2013.

29) Kocak S, Kocak MM, Saglam BC, et al.: Apical extrusion of debris using selfadjusting file, reciprocating single-file, and 2 rotary instrumentation systems. J Endod, 39: 1278–1280, 2013.

30) Ozsu D, Karatas E, Arslan H, Topcu MC: Quantitative evaluation of apically extruded debris during root canal instrumentation with ProTaper Universal, ProTaper Next, WaveOne, and self-adjusting file systems. Eur J Dent, 8: 504–508, 2014.

31) Tinoco JM, De-Deus G, Tinoco EM, Saavedra F, Fidel RA, Sassone LM: Apical extrusion of bacteria when using reciprocating single-file and rotary multifile instrumentation systems. Int Endod J, 47 (6): 560-566, 2014.

32) Ustun Y, Canakci BC, Dincer AN, et al.: Evaluation of apically extruded debris associated with several Ni-Ti systems. Int Endod J, 48: 701–404, 2015.

33) De-Deus G, Neves A, Silva EJ, et al.: Apically extruded dentin debris by reciprocating single-file and multi-file rotary system. Clin Oral Investig, 19: 357–361, 2015.

34) Üstün Y, Çanakçi BC, Dinçer AN, Er O, Düzgün S: Evaluation of apically extruded debris associated with several Ni-Ti systems. Int Endod J, 48 (7): 701-704, 2015.

35) Dincer AN, Er O, Canakci BC: Evaluation of apically extruded debris during root canal retreatment with several NiTi systems. Int Endod J, 48 (12): 1194-1198, 2015.

36) Silva EJ, Sa L, Belladonna FG, et al.: Reciprocating versus rotary systems for root filling removal: assessment of the apically extruded material. J Endod, 40: 2077–2080, 2014.

37) Pedullà E, Genovesi F, Rapisarda S, La Rosa GR, Grande NM, Plotino G, Adorno CG: Effects of 6 Single-File Systems on Dentinal Crack Formation. J Endod, 43 (3): 456-461, 2017.

38) Coelho MS, Card SJ, Tawil PZ: Light-emitting Diode Assessment of Dentinal Defects after Root Canal Preparation with Profile, TRUShape, and WaveOne Gold Systems. J Endod, 42 (9): 1393-1396, 2016.

39) Arias A, Lee YH, Peters CI, Gluskin AH, Peters OA: Comparison of 2 canal preparation techniques in the induction of microcracks: a pilot study with cadaver mandibles. J Endod, 40 (7): 982-985, 2014.

40) Bahrami P, Scott R, Galicia JC, Arias A, Peters OA: Detecting Dentinal Microcracks Using Different Preparation Techniques: An In Situ Study with Cadaver Mandibles. J Endod, 43 (12): 2070-2073, 2017.

41) Pettiette MT, Delano EO, Trope M: Evaluation of success rate of endodontic treatment performed by students with stainless-steel K-files and nickel-titanium hand files. J Endod, 27 (2): 124-127, 2001.

42) Gorni FG, Gagliani MM: The outcome of endodontic retreatment: a 2-yr follow-up. J Endod, 30 (1): 1-4, 2004.

治療用機器

5 マルチプルユース非超弾性 Ni-Ti 製ファイル
HyFlex CM、HyFlex EDM の進化

北村和夫 *Kazuo KITAMURA*
日本歯科大学附属病院　総合診療科

非超弾性形状記憶性Ni-Ti製ファイルと従来の超弾性Ni-Ti製ファイルの違い

2016年6月より、超弾性Ni-Ti製ファイルとは異なった性質（非超弾性形状記憶性）を有するファイルHyFlex CM、HyFlex EDM（Coltene／東京歯科産業）がわが国でも使用できるようになった。両ファイルとも、口腔内温度において、非超弾性で形状記憶性を有するCM（Controlled memory）wireで作られているが、製造過程が異なる。HyFlex CM はグライディング／ミリングテクニックで製造される。

一方、HyFlex EDM は電気の火花で放電加工（Electrical Discharge Machining：EDM／図1a、b）され、刃部の強度と切れ味がHyFlex CMよりも大幅に向上している。また、両ファイルとも非超弾性のため、スプリングバック（真っすぐに戻ろうと）せず、プレカーブを付与できる。そしてこのたび、ファイルのデザイン変更や構成ファイルの追加などがなされ、よりいっそう使いやすく進化したので併せて紹介する。

従来の超弾性Ni-Ti製ファイルは、彎曲根管内ではスプリングバックによる力が外彎側にかかり、内彎側には刃部が触れず、内彎側の拡大ができなかった（図2）。そのため、拡大形成は外彎側に偏位する傾向にあった。また、金属疲労がファイルの刃部表面に現れにくいため、何の予兆もなく突然破折する欠点もあった。しかし、非超弾性Ni-Ti製ファイルは根管の彎曲に応じて自在に曲がり、根管追従性に優れている。拡大形成は根管の中心に位置を保ったまま行うことができ、内彎側の効果的な清掃拡大が行える（図3）。

また、形成中に想定以上の負荷が加わると、刃部の螺旋が開いて破折を防止する（図4b）。さらに使用後、加熱滅菌すると形状記憶効果により元の形態に戻る（図4c）。併せて刃部の強度も回復し、安全に繰り返し使用できるため、コストパフォーマンスに優れている。ファイルの交換時期は、加熱滅菌しても形態が戻らないときで、破

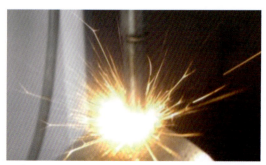

図❶a　HyFlex EDM の刃部の加工。放電加工中に出る火花で表面を溶かし蒸発させることで、刃部が強靭になり破折しにくくなっている

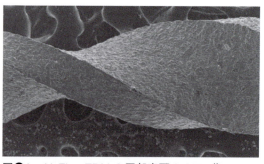

図❶b　HyFlex EDM の刃部表面のSEM像。EDM加工で刃部表面を溶かしたことにより、独特な表面形状を有し、強度、切削性に優れている

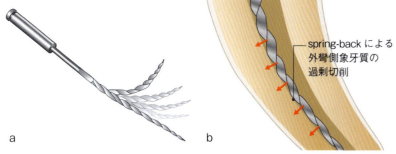
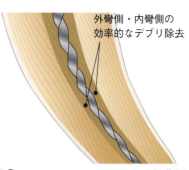

図❷ 超弾性ファイルによる彎曲根管形成中の模式図。a：超弾性ファイルは力が加わると曲がり除荷するとスプリングバック（ストレートに戻ろうと）する。b：彎曲根管形成中もスプリングバックするため、ファイルは外彎側に押しつけられる（参考文献5)より引用改変）

図❸ HyFlex CM/EDM による彎曲根管形成中の模式図。HyFlex CM/EDM は非超弾性でスプリングバックせず、根管の中心を保った形成ができる

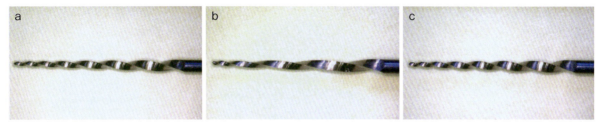

図❹ HyFlex CM の形状記憶性。a：使用前、b：使用後刃部が変形した状態、c：オートクレーブ後、加熱することで形状記憶性により元の形態に回復する。HyFlex EDM にも本性質はあるが、強度がありほとんど変形しない

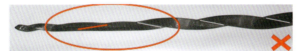

図❺ 加熱滅菌しても螺旋が反対方向に変形したまま元の形に戻らない場合は破棄する

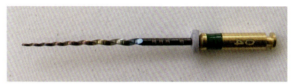

図❻ デザイン変更後の HyFlex CM

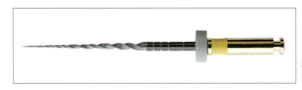

図❼ 新しく追加された HyFlex EDM 20/.05Preparation File（Coltene/ 東京歯科産業）

棄のタイミングがはっきりしている（図5）。周期疲労試験において、HyFlex CM は超弾性ファイルの3倍、HyFlex EDM は5倍の破折抵抗を有している。両ファイルとも強度に優れた折れにくいファイルである。

🌱 HyFlex CM のデザイン変更

HyFlex CM は、2017年5月より以下の点が変更された（図6）。
1) 合金の熱処理の変更により、刃部は赤みを帯びた色からレインボーカラーになった。
2) ショートシャンクへの変更（12.4mm→10.9mm）により大臼歯で使いやすくなった。
3) CM 加工の進化により、刃部の螺旋が開きにくくなった。
4) カラーコードはシャンクの上部から下部に変更され、装着時に確認しやすくなった。
5) 作業長マークが見やすくなった。

🌱 HyFlex EDM の New ファイル

HyFlex EDM には2017年12月より待望の New ファイルが追加され、大臼歯や彎曲根管の拡大形

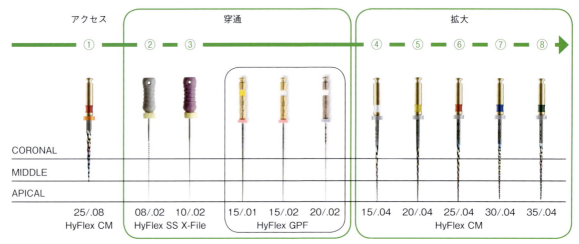

図❽　HyFlex CM シングルレングスの術式

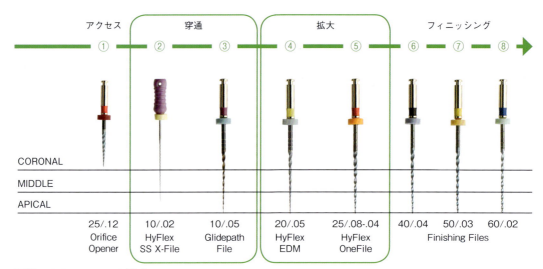

図❾　HyFlex EDM の術式

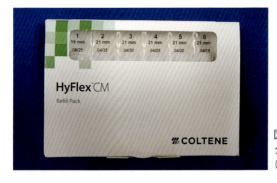

図❿　新発売の HyFlex CM クラウンダウン・シングルレングスセット（Coltene/ 東京歯科産業）

成がさらに行いやすくなった。

1）20/.05Preparation File（**図7**）が追加され、従来の Shaping Set（10/.05,25/〜,25/.12）が Shaping Set Simple と名称変更して直線根管形成用に、新たに Shaping Set Medium（10/.05, 20/.05,25/〜）が彎曲根管形成用として追加発売された(Coltene/ 東京歯科産業)。

2）21mm サイズが新しく加わり、とくに大臼歯の近心根の拡大形成がしやすくなった。

HyFlex CM、HyFlex EDM の使用法

両ファイルとも根尖までネゴシエーション（穿

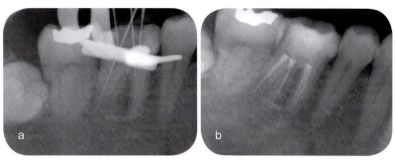

図⓫　HyFlex CM クラウンダウン法症例。遠心舌側根管は根尖部で頬側に彎曲しているため、柔軟性のある HyFlex CM のようなファイルが必要である。a：根管長測定、b：根管充填後

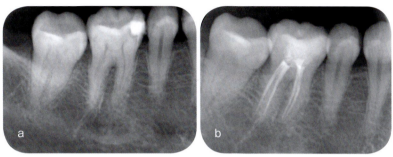

図⓬　HyFlex CM シングルレングス法症例。HyFlex CM シングルレングス法では根管口から根尖まで均一なテーパーが付与される。a：術前、b：根管充填後

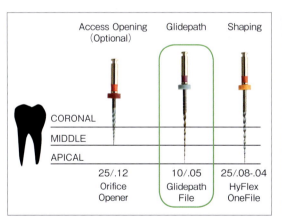

図⓭　HyFlex EDM Shaping Set Simple を用いた直線根管形成法

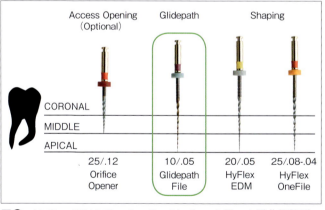

図⓮　HyFlex EDM Shaping Set Medium を用いた彎曲根管形成法

通確認）後、作業長を決定してから使用する（図8、9）。HyFlex CM はグライドパス（予備拡大）後、500rpm、2.4Ncm で使用する。HyFlex CM シングスレングス法の術式を図8に示したが、HyFlex CM クラウンダウン・シングルレングスセット（図10）を用いれば、クラウンダウン法（図11）でもシングルレングス法（図12）でも形成できる。

一方、HyFlex EDM は400rpm、2.4Ncm、シングルレングス法で形成する。ただし、Glidepath File は細いので、300rpm、1.8Ncm で使用する。直線根管の形成には Shaping Set Simple を（図13）、彎曲根管の形成には Shaping Set Medium を用いる（図14）。根管が太い症例では Finishing

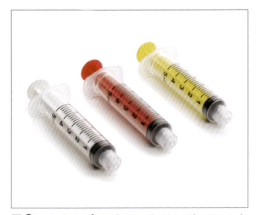
図⑮ カナルプロ カラーシリンジ。5 mLと10 mLの2サイズがあり、それぞれ赤、黄、透明の3色がある

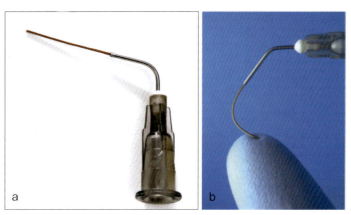
図⑯ カナルプロ フレックスチップ。a：24 mmのワンサイズでシングルユースである。b：フレックスチップの柔軟性。根管追従性に優れている

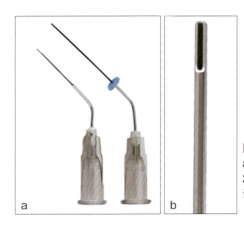
図⑰ カナルプロ ニッケルチタンチップ。a：オートクレーブ滅菌可能で、17 mmと25 mmの2つのサイズがある。b：同先端部拡大図。洗浄液が根尖孔から溢出しにくい仕様となっている

Set（40/.04, 50/.03, 60/.02）を使用してさらに拡大する（図9）。いずれのファイルも、ライトペッキングモーション（小刻みな上下動）で使用し、決してファイルを根尖方向に押し込んではいけない。また、両ファイルともレシプロケーティングモーション（往復回転運動）などは必要とせず、トルク制御付きの低速エンジンがあれば正回転で使用できる。

彎曲根管の効果的なシリンジ洗浄

スクリューロック式のカナルプロ カラー・シリンジ（Coltene／東京歯科産業・図15）は、安全性が高く、根管洗浄液の使い分けが容易である。薬液による事故防止の観点から、赤は次亜塩素酸ナトリウム、黄はEDTA、透明は生理食塩液とし、危険度の高い薬液からそれとわかる色で管理することをお勧めする。

根管形成中はファイルを交換するごとに次亜塩素酸ナトリウムとEDTAで洗浄し、最後に生理食塩水で洗い流す。

根管治療用洗浄針カナルプロ チップスは、30G（外径0.31 mm、内径0.16 mm）と細く、アングルもついているため、臼歯でも折り曲げることなく根尖まで洗浄できる。根管洗浄専用のチップは材質の違いで2種類ある。すなわち、ポリアミド製シングルユースのカナルプロ フレックスチップ（Coltene／東京歯科産業・図16）とNi-Ti製でマルチプルユースのカナルプロ ニッケルチタンチップ（Coltene／東京歯科産業・図17）である。いずれも柔軟性が高く、根管追従性に優れており（図16b）、彎曲根管の洗浄時には彎曲に沿って根尖近くまで到達する。使用後もキンク（折れ曲がっ

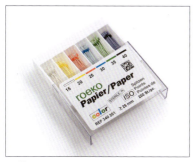

図⓲ ペーパーポイント カラー。02テーパーの♯15-140のサイズがある

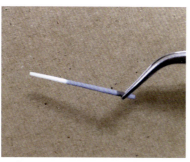

図⓳ 根管内に次亜塩素酸ナトリウムがあると、脱色して白くなる

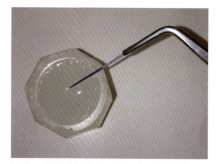

図⓴ 根管内に水分があると、色が濃くなる

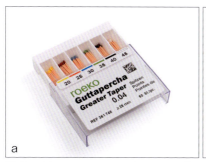

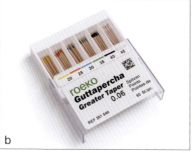

図㉑ ガッタパーチャポイント グレーターテーパー。a：0.04テーパー、b：0.06テーパー

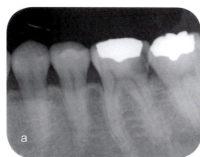

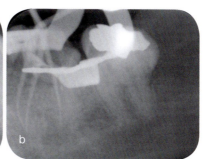

図㉒ HyFlex CM で形成、マッチドコーンテクニックで根管充填した症例。a：術前、b：根管充填後

た状態になること）しないので（図16b）、使いやすい。カナルプロ ニッケルチタンチップの先端部は、側面から洗浄液が出る設計なので、洗浄液が根尖孔から溢出せず、安心である（図17b）。

ペーパーポイント カラーによる根管の乾燥

根管の乾燥には、ペーパーポイント カラー（Coltene／東京歯科産業・図18）をお勧めする。本製品の最大の利点は、接着阻害因子となる次亜塩素酸ナトリウムが根管内残留していると、漂白されて白くなるので一目でわかる点である（図19）。また、根管内が乾燥できていないと色が濃くなるので、わかりやすい（図20）。いずれも視覚で判断できるため、安心して使用できる。

マッチドコーンテクニックによる根管充填

HyFlex CM で拡大形成した根管には、最終拡大号数とテーパーが一致するガッタパーチャポイント グレーターテーパー（Coltene／東京歯科産業・図21）を選択し、マッチドコーンテクニッ

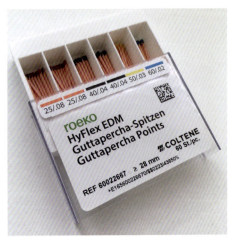

図❷❸　ガッタパーチャポイント EDM

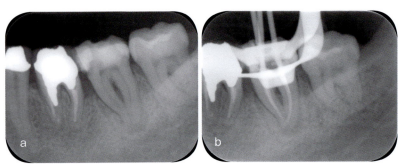

図❷❹　HyFlex EDM Shaping Set Medium で形成、マッチドコーンテクニックで根管充填した症例。根管の中心の位置を保った形成が可能である。a：術前、b：根管充填後

クで根管充填する（図22）。

　HyFlex EDM で拡大形成した根管には、個別形状を備えたガッタパーチャポイント EDM（Coltene／東京歯科産業・図23）を使用して根管充填を行うと、根管によく適合する（マッチドコーンテクニック、図24）。

まとめ

　両ファイルとも類まれな柔軟性と根管追従性、高い破折抵抗を兼ね備え、従来の超弾性ファイルとはまったく異なる性質を有する Ni-Ti 製ファイルである。非超弾性形状記憶性の HyFlex CM、HyFlex EDM を使用し、マッチドコーンテクニックで根管充填すれば、彎曲根管の治療が短時間で安全に行えるようになる。しかし、従来のファイルとは性質が異なるため、使いこなすにはいくつかのコツがある。十分練習してから臨床応用すべきである。さらに安全に使用するためには、どのファイルを使用する場合でもハンズオンコースの受講後の臨床応用をお勧めする。

【参考文献】
1) 北村和夫：形状記憶性を有する NiTi ロータリーファイル HyFlex CM、HyFlex EDM．日本歯科評論，76 (5)：85-92，2016．
2) 北村和夫：NiTi 新時代　HyFlex™ CM、HyFlex™ EDM ―超弾性 NiTi ファイルから形状記憶性 NiTi ファイルへ―．東京都歯科医師会雑誌，64 (9)：3-13，2016．
3) 北村和夫：形状記憶性 NiTi ロータリーファイルを用いた根管形成，編集：北村和夫，歯内療法の「三種の神器」すぐに役立つ世界標準のテクニック＆最新トレンド．80-85，デンタルダイヤモンド社，東京，2016．
4) 北村和夫：HyFlex EDM による拡大形成，北村和夫（編）：歯内療法のレベルアップ＆ヒント．デンタルダイヤモンド社，東京，2017：70-71．
5) 北村和夫：非超弾性形状記憶性 NiTi ファイルの効果的な臨床応用　―HyFlex CM・HyFlex EDM の進化―．日本歯科評論，78 (5)：107-113，2018．

治療用機器

6 柔軟性を向上し、破折リスクを軽減
NEX NiTi FILE Ms シリーズ

古澤成博 *Masahiro FURUSAWA*
東京歯科大学　歯内療法学講座

はじめに

　ジーシーのNi-Ti製ロータリーファイルは、20年以上前にタックエンドファイルが発売されたものの、それ以降はとくに目立った製品が発売されていなかった。近年、その沈黙を破って新たに発売されたNi-Ti製ファイルシステムがNEXシリーズである。

　「NEX」とは、新しい期待という意味である「New Expectation」から引用したもので、Ni-Ti製ファイルに合わせて根管長測定器のルートナビやガッタパーチャソフトポイント、コードレスエンドモーターであるNEXエンドモーターなどの商品が開発されている。

　そして今回、新たにマルテンナイト相の形状記憶ワイヤー（Ms-2835）を使用したNEX NiTi FILE Msシリーズ（以下、NEX-Msシリーズ）が発売された。本項では、最近歯内療法のシステムを構築しつつあるジーシーのNEXシリーズについて述べる。

NEX NiTi ファイルの特徴

　NEX NiTiファイルは、従来品が柔軟性にやや乏しいという評価からこの点を改良し、さらに切削効率を維持したバランスのよい製品を目指して開発されている。したがって、初心者でも効率よく根管形成を行うことができるように配慮された製品であるといえる。

　NEXシリーズでは、理想的な根管形成ができるように28種類68形態のファイルが用意され、充実したラインナップを誇っている。具体的には、クラウンダウン法で行うためのセット（Aセット）と、フルレングス法で行うためのセット（Bセット）の2セットが用意されており、豊富なファイルのなかから根管形成法によってセットがチョイスできる仕組みとなっている。

　また、根管形成を始める際に、初めに手用ファイルで穿通性の確認を行った後に、予備拡大（グライドパス）を行うが、そのための専用のファイルも用意されている。

　本製品のファイルの形状は、**図1**に示すように、刃部は効率よく根管拡大・形成が可能なように鋭利な三角形の断面をもち、ブレード部は切削片を根尖方向に押し出さないように独自のピッチ構造を有している。また、先端部は刃をもたない安全設計となっている。なお、日本の保険制度の下ではコストの問題から、Ni-Ti製ファイルを日常の保険診療で使用することはなかなか難しい現状であるため、本シリーズでは使用頻度の高い形態のファイルを10本パックとして良心的な価格で販売されており、臨床に導入しやすい環境を整えている。

　また、最近発売されたマルテンナイト相のNEX-Msシリーズ（**図2**）では、従来のNEXシリーズのファイルより、ファイルの柔軟性が約37％、ねじれ疲労破折抵抗性が約1.5倍、周期疲労破折抵抗性が約3.2倍にそれぞれ向上しており、より使いやすい仕様となっている。

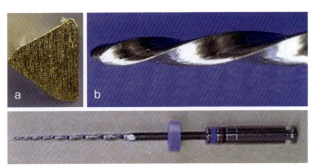

図❶ NEXシリーズのファイル形状。a：断面図、b：独自のピッチ構造を有するブレード

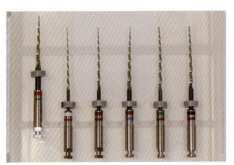

図❷ NEX Msシリーズフルレングスセット

NEX Msシリーズの特徴

本ファイルの特徴は、根管追従性の大幅な向上とNi-Ti製ファイルでありながらプレカーブが付与できることである。ファイルの柔軟性の低下については、一般に使用されているステンレススチール製ファイルの話題と思われがちであるが、Ni-Ti製ファイルにおいても、サイズとテーパーによって湾曲根管に追従できなくなるという欠点を有している。従来のNi-Ti製品においては、04テーパーのものでは#40以上、06テーパーのものでは#35以上のファイルになると柔軟性が低下してスプリングバックが起こり、根尖孔のトランスポーテーションやレッジ、ステップなどの不正形態を惹起する可能性があった。しかしながら、本製品ではその最大サイズのファイル（02テーパーの#60、06テーパーの#40）でも柔軟性が確保されており、湾曲根管にも安心して使用できる。こ

れはマルテンナイト相特有の性質によるものである。

一方、本製品のもう一つの大きな特徴はプレカーブが付与できること（図3）である。従来のNi-Ti製ファイルでは不可能だったプレカーブが付与できることで、適応症例の拡大に大きく貢献すると思われる（図4）。なお、付与したプレカーブは、高温にすれば元の形態に戻すことが可能なため、通常はそのまま滅菌器にかければ元の直線形態に復帰する。

根管形成法による選択

1. クラウンダウン法

Ni-Ti製ファイルは一般的に破断トルクが小さく、使用中にいきなり破折するというリスクがつきまとう。そのために、なるべくファイルに負荷がかからない方法で切削するほうが、とくに初心者にはよい結果が得られることが多い。そのよう

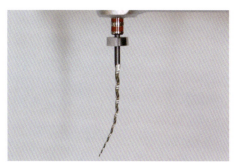
図❸　プレカーブを付与した状態

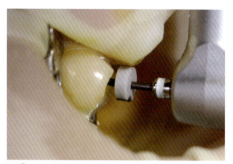
図❹　湾曲根管にも無理なく追従する

な観点から、根管の上部から下部に向けて形成を進めていく「クラウンダウン法」がある。

本法は、根管口部から根尖に向けてテーパーの大きいファイルから順次小さいファイルに換えて拡大・形成を行う方法である。このため、ファイルの先端が根管壁に咬み込みにくいことから破断トルクがかかりにくく、ねじれ破折のリスクが低くなる。このような理由から、初心者には比較的安全な方法であるといえよう。

2．フルレングス法

本法は、作業長までつねにファイルを到達させて根管拡大・形成を行う方法で、根管壁に対するファイルの接触抵抗が大きいことから、当然ながら破折のリスクが増大する。しかしながら、クラウンダウン法に比較して形成がスムーズかつきれいに行え、また、ファイルの交換回数が少なくて済むことから、Ni-Ti製ファイルの性質を熟知したベテランの歯科医師に有効な方法であると思われる。

破折予防とメインテナンス

Ni-Ti製ファイルの一般的な欠点である金属疲労による破折を防止するための方策も考慮されており、使用回数を確認するセーフティメモディスク（ジーシー）が用意されている。

これはNEX NiTiファイルに取り付け、ファイルを使用するごとに1枚ずつちぎり、8枚すべてがなくなったときにファイルを交換するというものである。これによって、安全に使用できるようになっている。

おわりに

ジーシーのNi-Ti製ファイルシステム「NEXシリーズ」と、近年新たに発売されたマルテンサイト相の形状記憶ワイヤーを用いた「NEX Msシリーズ」について解説した。各社が競って種々のNi-Ti製ファイルを世に送り出しているなか、日常臨床で多くの歯科医師がNi-Ti製ファイルの選択に迷っているかと思われる。本製品は根管形成から根管充填までのシステムとして確立されている製品のひとつであり、システムを組んで診療に活用するには、有意義な製品であると思われる。

本製品に限らず、数多くのNi-Ti製ファイルが発売されているが、歯科医師自身の目と感覚で製品を確認のうえ、患者の利益を最優先に考えて、自分の診療スタイルに合ったものを選択していただきたいと思う。

治療用機器

7 治療時間の短縮にも貢献
レシプロック・ソフトを用いた根管治療

佐藤暢也 *Nobuya SATO*
秋田県・港町歯科クリニック

パーソナルな歴史的エピソード

　Ni-Ti 製ロータリーファイルは、1992年に米国市場に登場し、1993年以来、筆者は多くの種類のNi-Ti 製ファイルを試用してきた。それから2013年までのおよそ20年間において、日常臨床のルーティンとして選択したロータリーファイルシステムは、ライトスピード（LightSpeed Technology）とレイス（FKG／白水貿易）の2種類であった。近年になって、2008年、Yared が、モーター駆動によりNi-Ti 製ファイル1本のみで根管形成を成し遂げる臨床論文を発表し、のち2011年に、レシプロック（VDW／茂久田商会）が欧米で販売された。

　筆者は、2013年に東京で行われた第9回世界歯内療法会議の際に、Yared のハンズオンセミナーを受講し、それを契機にレシプロック・システムを試用し始めた。同年、わが国でも発売され、筆者が使用する主たるNi-Ti 製ファイルは、そのレシプロック・システムに代わった。2016年には、Ni-Ti 素材に改良が加えられ、現在は2018年からわが国でも販売されたレシプロック・ソフト（茂久田商会）を使用している（図1）。筆者にとってライトスピードやレイスは、臨床経過として、満足する成果が得られていた。しかし、いずれもファイルの使用本数が多く、使用手順が複雑でわかりにくかった。また、講師としてそれらを使用したセミナーを行った場合、受講生にとっても覚えにくく、日常臨床に導入しにくいという課題があった。

　その点、レシプロック・システムは、使用本数が極めて少なく簡明である。細い根管であっても、10号の手用ステンレススチール製ファイル（以下、SS ファイル）を通すと、原則的にグライドパスも不要で、1根管あたり1本のファイルで根管形成を終えることもできる。したがって、誰もが実践しやすく、標準治療を行うことができるユニバーサルタイプのNi-Ti 製ファイルといえる。

レシプロケーションについて

　レシプロケーションとは、進んだ軌跡を逆に辿

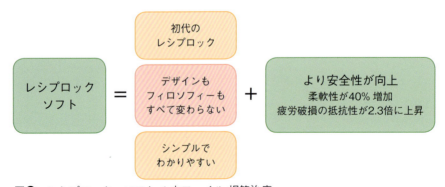

図1　レシプロック・ソフト 1本ファイル 根管治療

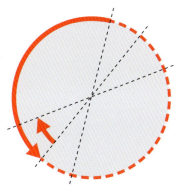
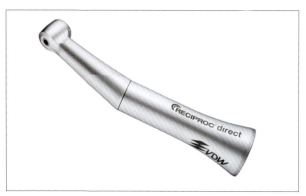

図❷ レシプロック・システムでは、逆回転150°／正回転30°で、1分間300回転する

図❸ レシプロケーション専用ISO規格モーター直結コントラ（RECIPROC direct：VOW）

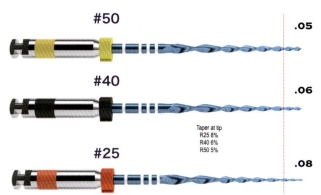

図❹ レシプロック・ソフトのラインアップ。上からR50、R40、R25

るようにして元の位置に戻る運動のことであり、邦訳すると「往復動」になる。すなわち、特定方向を行ったり来たりする運動であり、回転運動との対比で用いられることも多い。初めに切削方向に駆動し、次に逆方向に駆動して、Ni-Ti製ファイルにかかったトルクを解放する。レシプロック・システムでは、150°の逆回転により切削し、そこから正回転（非切削）に30°戻って（図2）、Ni-Ti製ファイルにかかったトルクを解放し、1分間で300回転するよう設定している。レシプロケーション機能を有する切削機械はいくつか販売されているが、ユニットのモーターに直結することでレシプロケーションになるエンド用往復回転コントラ−150°／30°（図3）も販売されている。

レシプロック・ソフトの材質と形状の特徴

レシプロック・ソフトの材質は、M-Wire®であり、さらに熱加工処理と酸化チタン膜の厚さによりブルーの発色がみられるようになった。従来型のレシプロックに比べ、さらに柔軟性と回転疲労に対する抵抗性に優れている。刃部は、レシプロケーションによる切削に適した特殊形状に設計されている。3種類がラインアップされ、ISOの規格に沿った号数色が施され、先端径の号数が判別しやすい（図4）。

以下、レシプロック・ソフトの25号、40号、50号をそれぞれ、R25、R40、R50とする。
R25：先端25号、刃先のテーパーが 8/100
R40：先端40号、刃先のテーパーが 6/100
R50：先端50号、刃先のテーパーが 5/100

全体の刃部のテーパー形状は、Regressive になっている。

先端は、非切削チップとなっていて、断面はS形状であり、逆刃となっている（図5）ため、逆回転で切削し、正回転ではまったく切削しない。これは、万一間違えてロータリーモードで使用し

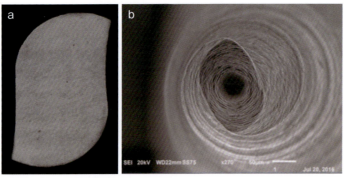

図❺　a：S形状の断面、b：非切削チップ

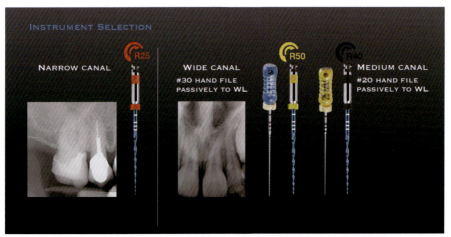

図❻　極めてシンプルなファイルの選択基準（ルール）となっている。根管の太さが中程度から太い場合はR40かR50を選択し、狭窄した細い根管の場合はR25を使用する

たとしても、ファイルにトルクが加わらず、そのような誤用によるファイルの破損のリスクを回避するための安全機構である。

機能面での長所

レシプロック・ソフトは、数々の優れた機能を有している。

- 形成中に元根管の形状から逸脱しない根管中心維持性能が優れている。すなわち、レシプロケーションにより、根管の中心を維持しつつ同心円状に形成する。細い根管や彎曲の強い根管でも、元根管の形状を損なうことなく、安全かつ効率的に根尖へと到達する。
- 1本のファイルで適切な大きさのテーパーを付与する。
- R25は、再根管治療において、充塡済みガッタパーチャの除去性能を有する。
- 操作過程が極めて少なく単純化され、治療時間も大幅に短縮する。
- 従来のNi-Ti製ファイルシステムに比べて、形成方法が容易に習得でき、使用上の間違いが激減する。
- レシプロケーションをレシプロック・ソフトの形状に合わせた特有の回転角度（150°逆回転、30°正回転）に設定し、ファイルの破断リスクを最小化した。
- 使用前にプレカーブを付与することができるようになった。また、その結果、スプリングバック現象も抑制されると考えられる。

レシプロック・ソフトの使用方法

デンタルX線写真をよく観察して、根管の状態

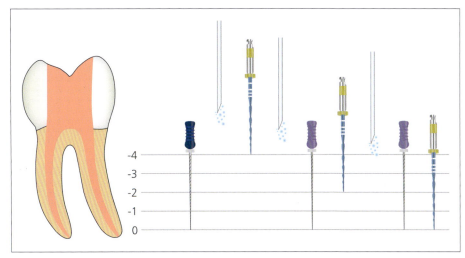

図❼　太い根管、30号の手用ファイルが根尖孔部まで到達する場合、R50を使用

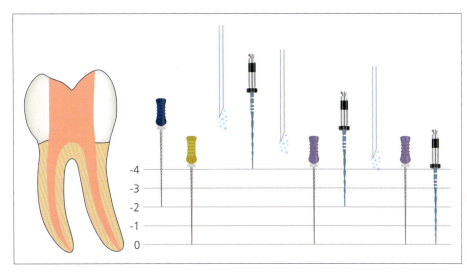

図❽　太さが中程度の根管、30号が根尖まで届かず、20号の手用ファイルが根尖孔部まで到達する場合は、R40を使用する

を診断し、

1. **根管の太さが中程度から太い場合**
2. **狭窄した細い根管の場合**

の2つの場合に分ける（図6）。

なお、いずれの場合も、レシプロック・ソフトで3〜4回のペッキングを行った後に洗浄し、根尖部を細いSSファイルで反復再帰清掃（recapitulation）を行う。

1. 根管の太さが中程度から太い場合（図7、8）

- デンタルX線写真で根管の走行がよく見える場合は、R40かR50を使用する。
- SSファイルは、大きな号数から先に試適する。
- 早期にSSファイルにラバーストッパーを付け、電気的根管長測定装置（EMR）を用いて根管長を測定し、作業長を決める。
- 30号のSSファイルが作業長まで無理なく到達する症例の場合、R50を選択する（図7）。
- 30号のSSファイルは作業長まで到達しないが、20号のSSファイルが作業長まで無理なく到達する症例においては、R40を選択する（図8）。

2. 狭窄した細い根管の場合（図9）

- デンタルX線写真で根管が見えにくく、走行が判別できない場合や20号のSSファイルが作業長まで到達しない場合は、R25を使用する。
- 始めにデンタルX線写真上で根管長を推定し、仮の根管長を求める。
- R25のストッパーを仮の根管長の2/3の位置に設定する。

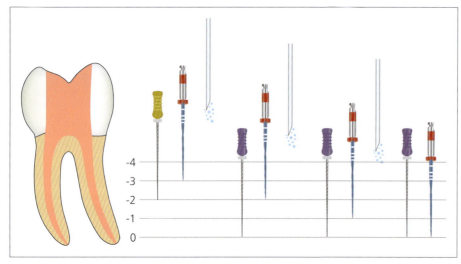

図❾ 狭窄した細い根管、20号が根尖まで届かず、10号の手用ファイルが根尖孔部まで到達する場合は、R25を使用

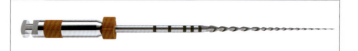

図❿ 極細アクセス。先端径 12.5号、.04テーパー、長さ21mm、25mm、31mmの3種類

- 先に根管上部2/3をR25で形成し、根管上部をフレアに形成する。
- その後、ラバーストッパーをつけた10号のSSファイルと電気的根管長測定装置により根管長を測定し、作業長を決定する。
- R25を用いて作業長まで形成する。

グライドパスについて

レシプロック・ソフトの根管形成において、10号のSSファイルが作業長までプレカーブなしに到達するのであれば、原則的にグライドパスが不要である。狭窄した細い根管の場合は、6号→8号→10号と細い号数のファイルも使用する。しかしながら、まれに細くて急激な彎曲がある根管においては、グライドパスが必要となることがある。もし、10号のSSファイルであっても、プレカーブを付与しないと根尖孔部まで到達しない場合は、極細アクセス（茂久田商会）にて、作業長まで到達するように形成する（図10）。極細アクセスは、レシプロケーションにより、機械的にグライドパスを達成することができる。したがって、SSファイルは、10号まで使用した後には、レシプロケーションでの機械だけで、根管の成形（シェイピング）を終えることができる。

画期的な根管洗浄チップ エディの出現

可聴音域の周波数（5,000～6,000Hz）で振動するエアースケーラーに接続するポリアミド製の洗浄用チップであるエディ（茂久田商会）が、2018年にわが国でも販売された。Ti-Max S970（ナカニシ）やソニックフレックスエアースケーラー（KaVo）などで使用できる（図11）。

迅速な根管乾燥と根管充填

和紙を素材とした高吸水性のレシプロック・ソフト・ペーパーポイント（茂久田商会）は、R25、R40、R50の各ファイルの個別形状にマッチしており、滅菌包装されている。特筆すべきことに、このペーパーポイントは、18-20-22mmの位置にマーキングが施され、最終作業長確認の一助となる。

レシプロック・ソフトにて形成が終了した根管

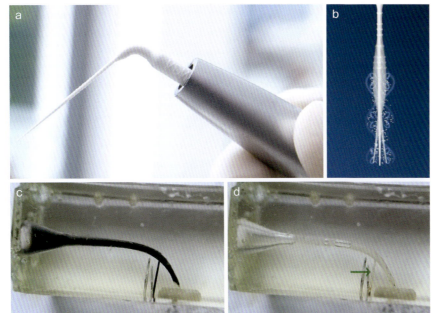

図⓫ a：エディと音波スケーラーの接続。b：エディのチップの振動。c：透明根管模型の主根管の他に側枝を付与し、色素液を満たした。d：エディを使用したところ、側枝内の色素液も瞬時に洗浄された

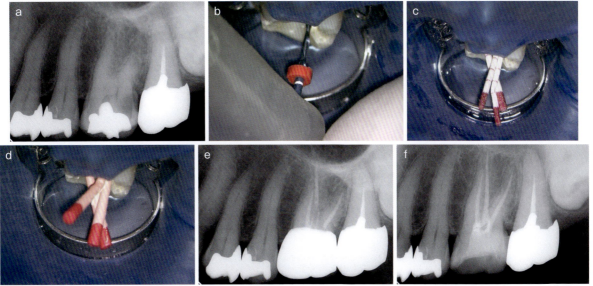

図⓬ a：術前、デンタルX線写真で根管腔の狭窄が認められたため、R25を使用。b：レシプロック・ソフト25号で形成中。c：レシプロック・ソフト・ペーパーポイントで乾燥、長さのマーキングが見える。d：レシプロック・ソフト・ガッタパーチャコーンを用いた緊密な根管充填。e：根管充填直後、すべて元根管の形態を保持したまま根尖部まで拡大形成し根管充填されている。f：術後約3ヵ月

には、特異なα相で低溶融のレシプロック・ソフト・ガッタパーチャコーン（茂久田商会）を使用することで、コールドガッタによる側方加圧充填法、あるいは加熱しウォームガッタによる垂直加圧充填法のどちらの手法でも根管充填を行うことができる。

さらに、レシプロック・ソフト・ガッタパーチャポイントは、R25、R40、R50のそれぞれのファイルと同様の個別形状を備えているため、根管形成終了後の根管腔にぴたりと適合する（図12）。

この非常に確認しやすくて迅速な最終行程は、他のシステムにはみられない。まさに、「スピード根管治療」が達成されることになる。

治療用機器

8 高い柔軟性を誇る"ゴールドスタンダード"ファイル
WaveOne Gold

坂東 信 *Shin BANDO*
北海道・坂東歯科医院

　2012年11月に発売されたWaveOne（デンツプライシロナ）は、少ない本数のファイルで根管形成終了が可能であることから、専用のエンジン（X-Smart plus／デンツプライシロナ）とともに爆発的に普及した。これは、厳しい保険診療の環境下にあるわが国の臨床家の、いかにファイルの本数を少なく、短時間で効率的な根管治療を終えるかという切ない希望に応えたためと思われる。しかし、その期待とは裏腹に、R相Mワイヤーでレシプロケーションとはいえ、硬めの#25ファイルを最初から用いる術式は、歯根の亀裂やファイル破折が危惧され、湾曲度の少ない単純な歯根形態の症例に推奨されるものであった。

　これらの問題点を解決すべく、2015年8月にWaveOne Gold（デンツプライシロナ）が、フルモデルチェンジというかたちで発表された。本製品はゴールドテクノロジーという新たな熱処理によって、柔軟性が80％増加し、金属疲労耐性も50％増加しており、材質や形状が従来品とはまったく異なる。そして、WaveOne Goldの発売の約2年半後、iPad mini（Apple）上のアプリと併用するコードレスエンジン（X-Smart IQ／デンツプライシロナ）とグライドパス用ファイル（WaveOne Gold Glider／デンツプライシロナ）が発売された（**表1**）。

　これにより、ファイルの選択後、エンジンのポジションを変更せず、グライドパスから最終形成までトータルなレシプロケーションで、よりシンプルに行えるようになり、良好な成果を上げていると考えられる。本項では、WaveOne Goldシリーズを用いた臨床術式を解説する。

WaveOne Gold Glider と WaveOne Gold を用いた術式[1〜4]

1. 作業長を決定する（図1〜4）

　ストレートラインアクセスを意識した根管口の明示を確認した後、#10Kファイルを用いてウォッチワインディングモーション（腕時計のネジを回すような動き、または、きりもみ運動）にてネゴシエーションと穿通。#10Kファイルがタイトな場合は、#08、#06C＋ファイル（デンツプライシロナ）または、Dファインダー（マニー）を使用し、決して無理はしない。その後、電気的

表❶　WaveOne Gold Glider と WaveOne Gold のラインアップ。それぞれ、21、25、31㎜の3種類の長さが展開される

製品名	製品画像	先端径	テーパー
WaveOne Gold Glider		#15	2％
WaveOne Gold Small		#20	7％
WaveOne Gold Primary		#25	7％
WaveOne Gold Medium		#35	6％
WaveOne Gold Large		#45	5％

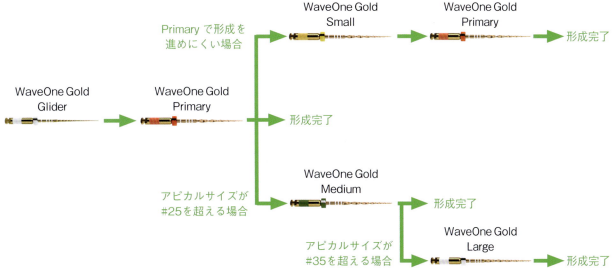

図❶ #10K ファイル使用後の術式

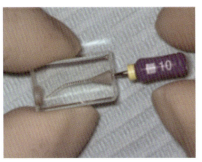

図❷ ステンレススチール製 #10K ファイルにて、ネゴシエーションと穿通

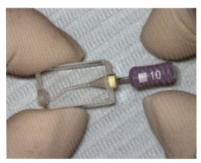

図❸ 作業長決定

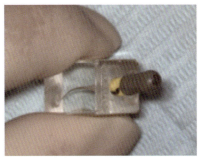
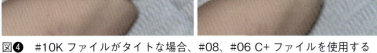

図❹ #10K ファイルがタイトな場合、#08、#06 C+ ファイルを使用する

根管長測定器（EMR）を用いて、作業長を決定する。

2. X-Smart IQ の起動（図5、6）

X-Smart IQ を起動する、ハンドピースの Bluetooth を ON にし、ハンドピースと iPad mini を接続（iPad mini EndoIQ アプリ上で、ハンドピースのシリアルナンバーを選択して接続）、根管内に EDTA ペースト（グライド／デンツプライシロナ、ファイリーズ／ウルトラデントなど）を塗布し、非乾燥状態で WaveOne Gold Glider を用いてグライドパス形成を行う（レシプロケーション、反復回転）。X-Smart IQ の詳細については、本章11（P.99）を参照されたい。

3. 根管拡大形成（図7〜12）

グライドパス形成がなされた根管に EDTA ペーストを塗布し、WaveOne Gold で根管拡大形

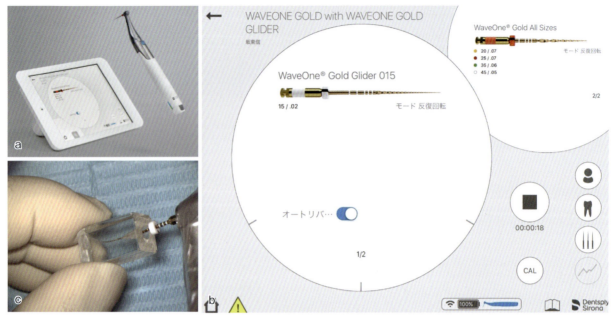

図❺　X-Smart IQとiPad mini（a）。WaveOne Gold Glider（b、c）にてグライドパス形成を行う（反復回転）

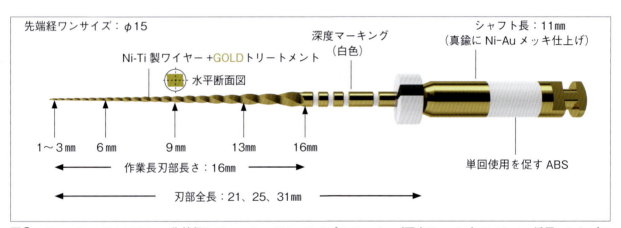

図❻　WaveOne Gold Glider。先端径0.15mm、2〜6％マルチプルテーパー（可変テーパー）Gold-wire採用、レシプロケーション1本でグライドパス形成が可能。WaveOne Gold使用設定下のレシプロケーティングモードでのみ使用すること

成を行う。最初に使用するWaveOne Goldは、Primary（♯25/07）であるが、タイトな根管の場合には、Small（♯20/07）を使用する。まずは歯冠側2/3まで2〜3回通して予備拡大を行い、エンド三角などを含め、根管内を整える。長期的な経過を考慮し、歯根破折を回避するべく、極力歯質を切削しないように注意が必要である。

ファイルは優しく根尖方向に挿入し、グライドパスを確認しながら、それに沿って軽いタッチ操作で使用する。3〜4mm根尖側に切削を行い（もしくは3〜4回象牙質を切削）、ファイルを根管内から引き抜く。その後、次亜塩素酸ナトリウムによる根管洗浄と10号ハンドファイルでの再帰ファイリング、そして再根管洗浄を行う。根管洗浄は最も重要な操作であり、ファイル交換時を含めて頻繁に行われるべきである。

根管形成の約30％が触れられていない部分があること[5]を念頭におき、Primary（♯25/07）をブラッシング操作と根管洗浄を繰り返しながら作業長まで到達させる。ファイルは作業長で止めず、数回作業長をタッチするようなイメージで操作し、つねに上下に動かしながら使用する（Smallを先に使用した場合にも同様に操作し、その後Primaryまで同様の拡大形成を行う）。

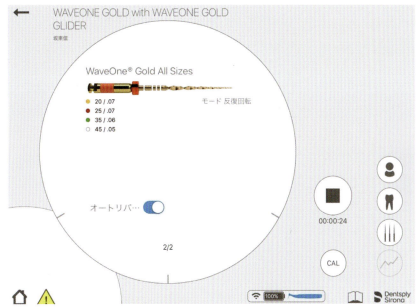

図❼　X-Smart IQ を iPad mini 画面上で WaveOne Gold 用に変更

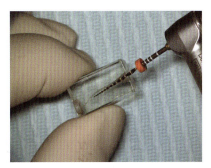

図❽　Primary を装着

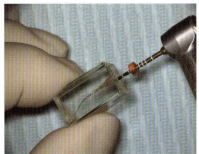

図❾　Primary にて拡大開始、歯冠側 2/3 まで

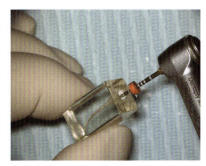

図❿　ブラッシングアクション

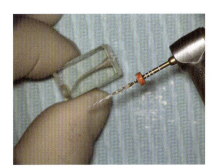

図⓫　削片の付着確認

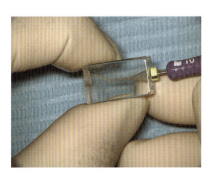

図⓬　#10K を挿入、フレアー形成が確認できる

　Primary（♯25/07）による作業長までの根管拡大形成の完了後、ファイルを引き抜いてその刃部の溝を確認する。その際、溝が切削した象牙質で埋まっているならば、作業長部の根管壁がPrimary（♯25/07）によって機械的に清掃されたと判断し、根管拡大操作を終了する。または、30号ハンドファイルが作業長までに入らなければ、Primary（♯25/07）によって機械的根管清掃がなされたと判断できる。

　しかし、30号ハンドファイルが作業長までスムーズに入る場合は、もともと根尖部の空間が25号以上あったと判断し、Medium（♯35/06）を使用して、根尖部の機械的な拡大清掃を行う。その後、40号ハンドファイルが作業長手前で止まれ

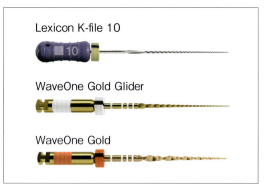

図⓭　多くの初回根管治療（イニシャルトリートメント）はこの3本で形成終了できる

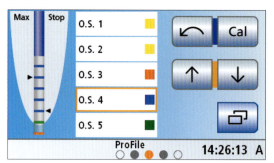

図⓮　ユニット（SINIUS）の画面

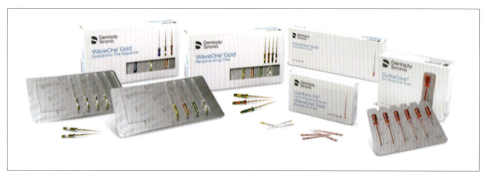

図⓯　ファイルのみならず、ペーパーポイント、ガッタパーチャポイントまでトータルで規格化されている

ば、根管拡大は終了する。もし、40号ハンドファイルが作業長まで入るならば、さらに Large（＃45/05）を使用して機械的な根管拡大清掃を行う。

4．化学的根管洗浄

化学的根管洗浄を音波・超音波などを併用して行う。その際のファイル操作時の注意事項として、どのファイルにおいても使用後は頻回に、十分な量の洗浄液で根管洗浄を行う。決して乱暴に使用せず、優しく根管内部に挿入し、その際には2～3mm幅のストロークで、グライドパスに沿って静かにファイルを根管内に進める。もしファイルがスムーズに根尖側に入らない場合は、ファイルの刃部を確認して洗浄し、根管洗浄と10号ハンドファイルによる再帰ファイリング、さらに再根管洗浄を行うことなどが挙げられる。

いずれのファイルも、滅菌すると変形するABSリングが付与されており、原則再利用はしない。なお、デンツプライシロナでは、すべての治療用ユニットのオプションで、レシプロケーティングモーションと EMR が連動するシステムも用意されている（図13～15）。

まとめ

1本のファイルで根管形成可能である症例も確かに存在するが、根管系の複雑さは周知のとおりであり、決して急がず、慎重を期するべきである。「ファイルの本数が少なくなること」＝「術式の短縮」ではない。すなわち、1つのステップも省略することなく、無菌的な配慮を含めた確実な診療行為により、患歯が救われ、患者術者双方に福音をもたらす。これによって、初めて最新器具、機材が奏効することを確信し、再治療や歯根破折の割合が減少するものと信じている。

最後に WaveOne Gold を用いた2症例（症例1：図16～28、症例2：図29～37）を呈示して本項を終えたい。

症例 1

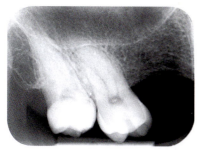

図⓰　初診時 X 線写真。40 歳代・男性。主訴：咬合平面修正のため、便宜的抜髄。現症：6|自然挺出、自発痛、誘発痛なし。咬合平面を逸脱する挺出と咬合面う蝕

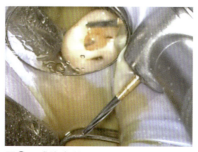

図⓱　感染歯質

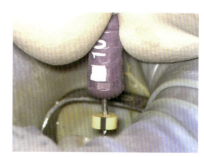

図⓲　冠部歯髄除去

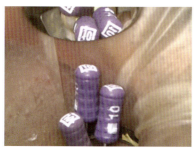

図⓳　髄腔開拡後、作業長決定

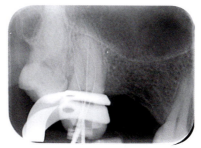

図⓴　X 線写真にて作業長確認

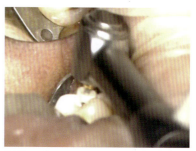

図㉑　グライドパス形成（WaveOne Gold Glider）

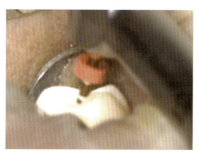

図㉒　Primary ブラッシングアクション

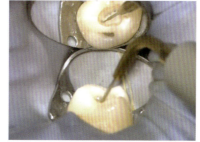

図㉓　根管洗浄。NaOCl、EDTA 超音波によるアコースティックストリーミング効果（スプラソン P-max とイリセーフファイル）

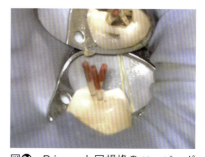

図㉔　Primary と同規格のペーパーポイントにて乾燥

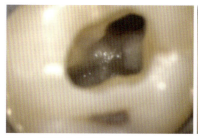 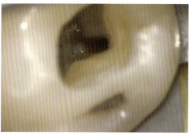 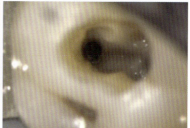

図㉕　根管形成終了

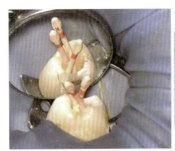
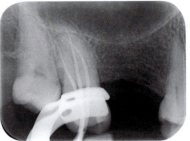

図㉖ Primaryと同規格のガッタパーチャポイントの試適

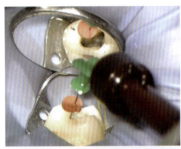
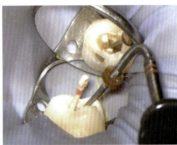

ヒートプラガー（ペントロンジャパン）にて、ガッタパーチャポイントを切断および軟化

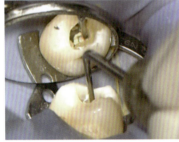
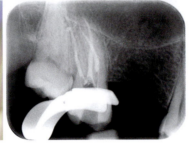
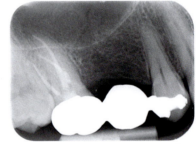

図㉗ シーラー（EndoREZ／ウルトラデント）塗布後、根管充填

図㉘ 補綴終了後3ヵ月。経過は良好である

症例2

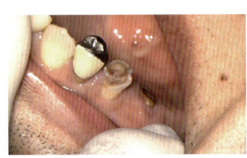
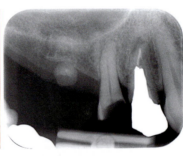

図㉙ 患者：57歳、男性。主訴：右上の自発痛。現症：5┃自発痛、打診痛、咬合痛

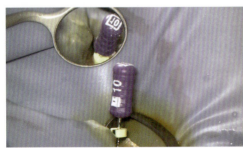
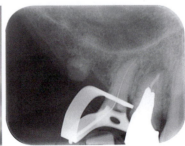

図㉚ 作業長決定、確認

84　第2章　治療用機器

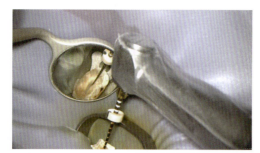

図㉛ WaveOne Gold Glider にてグライドパス形成

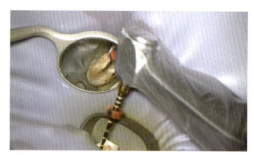

図㉜ Primary にて拡大形成開始

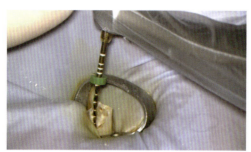

図㉝ Medium にて頬舌的にフレアー形成

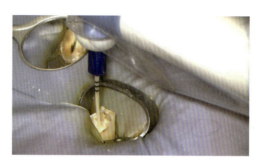

図㉞ エンドアクチベーター（国内未発売・未承認）にて根管洗浄

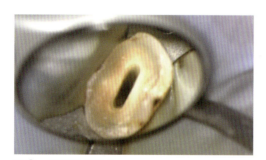

図㉟ 根管形成終了

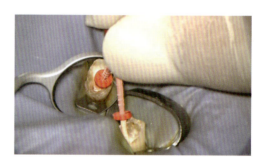

図㊱ シーラー塗布後ガッタコアピンク（デンツプライシロナ）にて根管充填

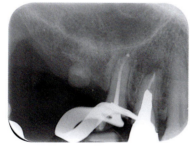

図㊲ オリジナルの根管形態を損なうことなく、根管充填が終了している

【参考文献】

1) 阿部 修：WaveOne Gold の臨床．歯界展望，127（5）：940-956，2016．
2) 坂東 信：グライドパス用 NiTi ロータリーファイルの応用法．歯内療法の三種の神器―すぐに役立つ世界標準のテクニック＆最新トレンド．デンタルダイヤモンド社，東京，2016：108-116．
3) 坂東 信：WaveOne Gold による拡大形成．歯内療法のレベルアップ＆ヒント．デンタルダイヤモンド社，東京，2017：66-69．
4) 坂東 信：シングルファイルシステムの適切な運用を求めて、WaveOne Gold の活用．日本歯科評論，77（8）：96-107，2017．
5) Peters OA, Peters Cl, Schonenberger K, Barbakow F: ProTaper rotary root canal preparation: assessment of torque and force in relation to canal anatomy. Int Endod J. 36（2）：93-99, 2003.

治療用機器

9 幅広い根管形態に対応する2つのシリーズ
レイス、XPエンドシリーズを用いた根管形成

木ノ本喜史 *Yoshifumi KINOMOTO*
大阪府・きのもと歯科／大阪大学大学院歯学研究科臨床教授

「レイス」と「XPエンド」

　歯内療法においてNi-Ti製ファイルが用いられるようになり、30年以上が経過している。毎年新しい製品が上市され、それらの製品の完成度は高くなっている。そのなかの一つに白水貿易が扱う、スイスのFKGの「レイス（RaCe）」と「XPエンド」がある。いずれもロータリーファイルであるが、レイスは0.04や0.06テーパーを基準とした従来型のファイル形状のNi-Ti製ファイルであり、XPエンドはNi-Tiの形状記憶効果を利用したオリジナルの形態をもつファイルである。本項では、この2種のNi-Ti製ファイルについて解説する。

レイスを用いた根管形成（図1）

　レイス（RaCe）は手用ファイルで馴染みのあるISO規格のリーマーと似た形状である（**図2**）。ただし、レイスは捻りが一定ではなく、スパイラル部とストレート部が交互にあるため、根管壁に食い込みにくい。名称はNi-Tiファイルであるが、断面形状はリーマーの三角形であるためしなやかであり、先端は角のとれた丸みのある形態で側方への食い込みを防ぐ。発売開始から時間は経っているが、フレキシブルで食い込みにくく、切削能力も高いという設計が、ファイルの基本的な要件を満たしているため、現在でも臨床において広く使用されている。さらに、サイズやテーパーの種類が豊富なため、術者によるファイルの選択や組み合わせの自由度が高い（**表1**）。

　レイスの基本的な使い方は、根管内で2～3㎜の上下運動を行うペッキングモーションである。ただし、ペッキングは「突く」という意味ではあるが、押し込むと刃が回転しているため、当然根管壁に食い込む。そのため、食い込みのない範囲で上下運動を行う意識をもつことが大切である。そして、4回ほどペッキングを行っても作業長に達しない場合は、そのファイルの仕事は終わったと考え、次のステップ（別のサイズやテーパーのファイル）を行う。同じファイルでペッキングを続けていると、根管壁への食い込みが深くなるた

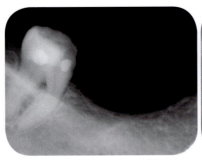 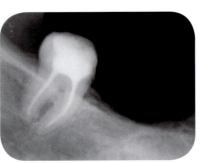

図❶　レイスで根管形成した⑧（78歳・女性）

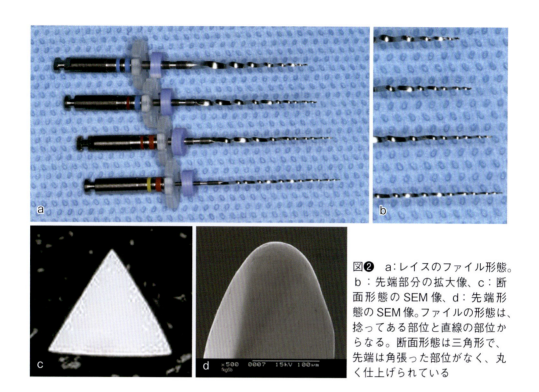

図❷　a：レイスのファイル形態。b：先端部分の拡大像、c：断面形態のSEM像、d：先端形態のSEM像。ファイルの形態は、捻ってある部位と直線の部位からなる。断面形態は三角形で、先端は角張った部位がなく、丸く仕上げられている

表❶　レイスのサイズ、テーパー展開

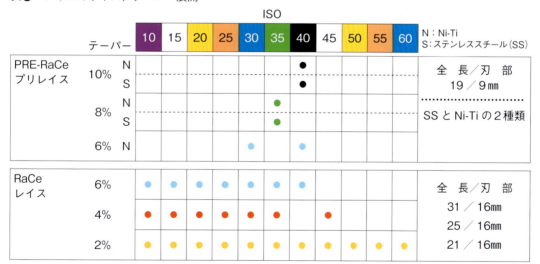

めである。

　製造元のFKGは、レイスの使用プロトコールを指定しておらず、販売されている各国で独自のプロトコールに沿って使用されている。わが国においては、クラウンダウン法とシングルレングス法の2つの使用法が推奨されている（図3）。この2つの使用法の使い分けは、オリジナルの根管の狭窄度に応じる。つまり、根管に始めに挿入するイニシャルファイルにより根管の狭窄や湾曲程度を計測して、使用法を選択する。具体的には、15号のファイルが容易に根尖まで到達する場合はクラウンダウン法で使用し、到達しない場合はシングルレングス法を適用する。

　15号のファイルが容易に根尖まで到達する根管

15号　0.02テーパーのKファイルが根尖まで容易に進む場合
形成法：クラウンダウン法
器　具：イントロセット
15号　0.02テーパーのKファイルが根尖まで容易に進まない場合
形成法：シングルレングス法
器　具：イントロセット ＋ 追加のレイス

図❸　オリジナルの根管の大きさによるレイスの形成法の使い分け

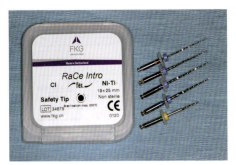

図❹　レイスイントロセット（下から、プリレイス：35号／テーパー 0.08（SS、レイス：30/06、30/04、25/04、25/02）

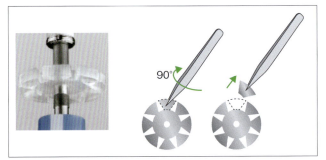

図❺　SMD（Safety Memo Disc）は8枚の花びら状のタグをつけたもので、使用回数の目安となる。使用のたびにピンセットでタグをちぎる

であれば、クラウンダウン法で形成を進める。ファイルの先端部への負荷はそれほど大きくないので、ファイルの破折の危険は少なく、さらに根尖付近にファイルが挿入される回数が最少で済むためトランスポーテーションが生じにくい（Ni-Ti製ファイルであっても、湾曲した根管に何度もファイルを操作するとトランスポーテーションが生じる）。

一方、15号のイニシャルファイルが根尖まで到達しない場合、根尖付近に急な湾曲か狭窄が存在することが予測される。そのような形態の根管にクラウンダウン法で形成を進めると、根尖付近の急な湾曲か狭窄部分にファイルが到達したときに、ファイルの先が食い込み拘束されてしまい、先端3〜5mm程度が破折する結果を招く。これを避けるためには、15号までは手用ファイルで穿通させたのち、同じく15号の0.02テーパーのレイスを使用して根管の形成面を滑沢にし、作業長さを維持したまま拡大号数を上げていくシングルレングス法を用いる。ただし、形成途中では15号の0.06テーパーのレイスを使用して根管口を拡大することも有用であり、クラウンダウン法を併用することを否定するものではない。

クラウンダウン法の組み合わせとして、レイスイントロセットがある（図4）。ただし、このセットでは最大の号数が30号であり、根管の形状や根管充填を想定すると形成号数が細い場合もあるので、適宜追加で35号や40号を使用することも多い。また、テーパーは0.04テーパーで組んであるため、垂直加圧根管充填法を用いる場合は、0.06テーパーのファイルを組み合わせるとよい。シングルレングス法で使用する場合は、レイスイントロセットに単品で数本を加えるとよい。オリジナルの根管径が狭いため、最終の形成号数はそれほど大きくならないので、数本の追加は全体の形成時間にはほとんど影響しない。

また、トルクリバース機能などを有するレイス

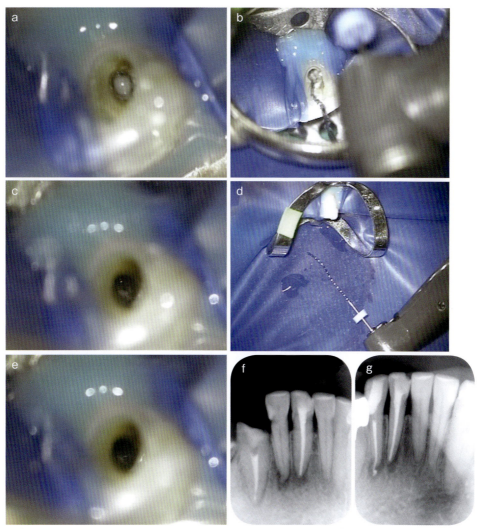

図❻ XPエンドシェーパーとXPエンドフィニッシャを使用した2⏋の根管形成症例（58歳・女性）。a：ラルゴリーマー#1で漏斗状拡大を行ったところ。b：XPエンドシェーパーを挿入中。c：XPエンドシェーパーで形成後。形成時間は1分以下であった。ただし、根管壁には削片が残っている。d：XPエンドフィニッシャの挿入前。e：次亜塩素酸ナトリウム液を使用したXPエンドフィニッシャによる根管清掃後。切削片がきれいになくなっている。f：術前デンタルX線写真。g：仮根管充塡剤を充塡した後のデンタルX線写真。均一なテーパー形成が達成されている

専用エンドモーター「ミニエンド」（白水貿易）では、レイスの推奨回転数は600rpmと他社製品より高めの設定となっている。ただし、トルク制御機構のあるエンドモーターであれば他社製でも使用可能である。

また、8枚の花びら状のタグであるSMD（Safety Memo Disc：白水貿易）を使用することで、ファイルごとに使用回数を把握でき、ファイル破折の予防に役立つ（図5）。

XPエンドシリーズを用いた根管形成（図6）

形状記憶特性を有するNi-Ti金属を使用した根管形成用のXPエンドシェーパーと根管清掃用のXPエンドフィニッシャが発売されている（図7）。形成に関しては、1本のファイルで根管形成を完了しようというワンファイルシステムの流れに沿っており、根管清掃においても、円錐形でないイレギュラーな根管径に対応する柔軟性を備えた

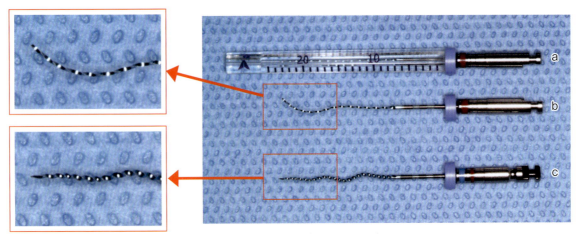

図❼　プラスチックチューブに入った状態とフック形状のXPエンドフィニッシャ（25号、a、b）と、スネーク形状のXPエンドシェーパー（c）。いずれも20℃以下では直線形状になる。XPエンドフィニッシャはプラスチックチューブに入れた状態で提供されるので、使用前に冷却して直線形状のまま引き抜いて使用する。根管内に挿入すると、温度上昇によりそれぞれの形状に変化する

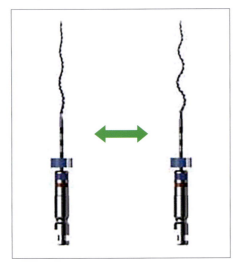

図❽a　XPエンドシェーパーは、20℃以下では直線に近い形状になるが、根管内を想定した35℃以上ではスネーク形状に戻る

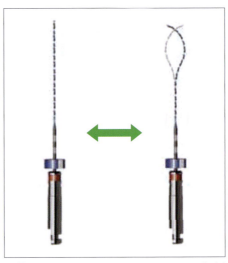

図❽b　XPエンドフィニッシャは、20℃以下では直線形状になるが、根管内を想定した35℃以上ではフック形状に戻る

製品である。

　いずれの器具も従来の直線の槍状形態でなく、温度により形態が変化する構造をしている（図8）。根管内を想定した35℃以上の環境下におけるファイル形態は、XPエンドシェーパーはスネーク形状、XPエンドフィニッシャはフック形状である。一方、20℃以下では、XPエンドシェーパーはソフトシェイプと呼ぶ直線に近い形状であり、XPエンドフィニッシャは直線である。形状が直線で

なければ根管に挿入しにくいため、冷却スプレーなどで冷やすことで20℃以下の形状とし使用するが、慣れれば、スネーク形状やフック形状であっても根管への挿入は可能な場合が多い。

　XPエンドシェーパーは、あらかじめ15号で0.02テーパーのグライドパスを形成した根管に、800rpmの回転で長軸方向にゆっくりと丁寧に、長いストロークで30秒間動かす。ファイル自体のテーパーサイズは、0.01テーパーであるが、高い

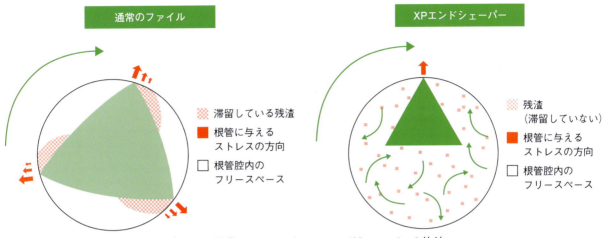

図❾　根管内におけるファイルの大きさの通常のファイルとXPエンドシェーパーの比較

柔軟性をもつスネーク形状のまま根管の中で回転するため、根管内で拡がり、三次元的に根管にフィットする。1本のファイルで根管口あたりは0.08テーパーで、根尖付近は30号0.04テーパーの根管形成が可能とされている。ファイル自体は細いため、根管内のフリーなスペース（根管壁とファイルの隙間）が広くなり、十分な量の洗浄剤が入るメリットもある（図9）。また、フリーなスペースが多いことにより、根管壁へのへばりつきが少なく、根管形成で発生するデブリ（残渣）の除去も容易に行われるため、スミヤー層の発現が抑えられるとされている。

一方、XPエンドフィニッシャは根管清掃に用いられ、回転数800rpm、トルク1Nで、根管内で上下に7～8mmの幅で動かし、1分程度で根管内の清掃を行う。洗浄剤を満たした状態で操作する。ファイル自体のテーパーは0であるが、非常に優れた柔軟性をもつフック状の形態のファイルが回転することにより、根管形態によく適合する。最大直径6mmの範囲を清掃可能である。したがって、断面が楕円形の根管やイスムス、フィンにおいても根管壁の機械的な清掃が可能になる。

また、XPエンドフィニッシャによる根管清掃は、XPエンドシェーパーによる根管形成後に使用が制限されることはなく、他のファイルによる根管形成後の清掃にも使用可能である。たとえば、レイスで根管形成を行うと、根管の断面は円形に形成される。そこにXPエンドシェパーを使用して根管清掃を行えば、イスムスやフィンなども清掃することができる。

まとめ

レイスは形状がISO規格に則り、サイズとテーパー展開範囲が広いという特徴があり、使用する術者の発想によりさまざまな使用方法が選択可能で、幅広い根管形態に対応できる。一方、XPエンドはファイル自体のテーパーはほぼないが、回転によりファイルが波を打つことで根管壁に接して作用する機構であり、根管を傷つけず最小のストレスで根管に作用し、解剖学的形態の維持が可能なファイルである。

以上のように、白水貿易の取り扱いファイルには現在、レイスとXPエンドの2つのシリーズがあり根管形態や状況にあった選択が可能である。Ni-Tiファイルにまだ慣れていない方から専門医まで、それぞれのレベルにあった良好な歯内療法が実現できる製品である。

治療用機器

10 新時代の TWO in ONE ハイスペックモデル
Tri Auto ZX2

三橋 晃 *Akira MITSUHASHI*
神奈川県・鎌倉デンタルクリニック

　2017年2月にドイツで行われた世界最大の展示会IDS（ケルン国際デンタルショー）で衝撃的なデビューを果たしたTri Auto ZX2（モリタ）は、同年4月21日にわが国で発売となった。ついで5月に米国、8月に台湾デンタルショー、2018年に入ってからは4月にシンガポールで行われたIDEM（国際歯科展示会・学会）で紹介され、さらに6月には隣国韓国でローンチし、8月には香港でデビューと、世界的な広がりを見せている。発売後には数ヵ月間も受注に生産が追いつかず、入手困難で魅力的な器械であったが、発売から1年以上が経過し、その使用法や利便性についてようやく整理されてきた。今回、この誌面を借りてendo motor（根管拡大形成エンジン）とapex locator（電気的根管長測定器）を1台に統合した新時代のTWO in ONEハイスペックモデル「Tri Auto ZX2」の魅力を徹底的に解剖したいと思う（図1）。

用語の整理

　各項目を書き進める前に、今回の内容を理解するうえで、とくに重要なポイントとなる用語を整理したい。

1．ネゴシエーション（Negotiation）
　根管探索、穿通の確認、通常手用ファイルで行う穿通までの過程を意味する。推奨ファイルは#06〜10手用Kファイル、C+ファイル（デンツプライシロナ）、Dファインダー（マニー）。

2．穿通（Patency）
　電気的根管長測定器にてAPEXを示す位置のこと。

3．グライドパス（Glide Path）
　手用ファイルでネゴシエーションし、穿通を確認した後ですぐにNi-Ti製ファイルを挿入すると、ファイルに負荷がかかったり、破折やレッジを招くおそれがある。そのため、Ni-Ti製ファイルを挿入する前に#15〜20を目安に根尖部の予備拡大を行うことをいう（後述）。

根管形成のステップ

　一般的に、根管治療は次の順序で行われている。
①診断と術前説明、ラバーダム防湿

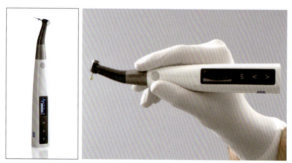

図❶　根管長測定機能つきモーター「Tri Auto ZX2」

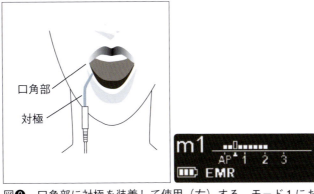

図❷　口角部に対極を装着して使用（左）する。モード1におけるディスプレイ表示（右）

図❸　モード2。CWモードでのディスプレイ表示

図❹　モード3、5、6。OGPモードでのディスプレイ表示、3バージョンを通常症例、難症例で使い分ける

②アクセスキャビティー（根管口の明示）
③ストレートラインアクセス（サービカルデルタ・根管口の整理）
④ネゴシエーション（穿通を試みる）
⑤ルートZXで作業長決定
⑥グライドパス（Ni-Ti製ファイルを通す前に#15のファイルがユルユルに通るように予備拡大する）
⑦Ni-Ti製ファイルで根管形成
⑧次亜塩素酸ナトリウム（2.5～6％）とEDTA（スメアクリン）交互洗浄、超音波併用
⑨水酸化Ca貼薬、緊密な仮封

　これら9ステップ中、太字6項目（③④⑤⑥⑦⑨）をTri Auto ZX2で行うことが可能であり、いわば術者の手指の動きを代替する。

5つの動作モードとセット時のメモリ

1．モード1（図2）

　EMRモード for 根管長測定。図2のように、患者に対極を装着して使用する。付属のファイルホルダーを使用し、手用ファイルで根管長測定を行う。

2．モード2（図3）

　CWモード for ストレートラインアクセス・根管上部拡大。ゲイツドリル、テーパーの大きなNi-Ti製ファイルなどを使用する。正転モードで100～1,000rpmまで回転数を変えることができる。推奨ファイルはGates Glidden Drills、Endowave#35/08（モリタ）、Protaper GOLD SX（デンツプライシロナ）、HyFlex EDM Orifice Opener（東京歯科産業）などが挙げられる。

3．モード3、5、6（図4）

　OGP（Optimum Glide Path）モード for 根管のネゴシエーション、およびグライドパス。#20以下の細いファイルを用い、従来、ハンドファイルで時間を要していたグライドパスの作業をモーター操作で行うことを可能にし、湾曲根管や狭窄根管もスピーディに行うことができる。

4．モード4、7（図5）

　OTR（Optimum Torque Reverse）モード for Ni-Ti製ファイルによる根管の拡大形成。通常の

図❺ モード4、7。OTRモードでのディスプレイ表示　　図❻ モード8でのディスプレイ表示

表❶ メモリの初期設定。ほとんどの根管ではm1～m4の4つのメモリを使用すれば根管形成が可能である

メモリ	初期設定での主な用途	動作モード
m1	根管長測定	EMR
m2	根管上部形成（ストレートラインアクセス）	CW（正回転）
m3	通常の根管のネゴシエーションとグライドパス形成	OGP
m4	通常の根管の根管拡大形成	OTR
m5	難易度の高い根管のネゴシエーションとグライドパス形成	OGP
m6	難易度の高い根管のグライドパス形成	OGP
m7	難易度の高い根管の根管拡大形成	OTR
m8	ファイルロック時の逆回転モードおよび薬剤の填入	CCW（逆回転）

ロータリー正回転で切削回転中にファイルに負荷がかかると、それを察知して自動的に逆回転することで、ファイルの食い込みや破折を防げる。このことにより、Ni-Ti製ファイルの種類にかかわらず、より安全で効率的な根管拡大形成を行うことができる。

5．モード8（図6）

ファイルロック時の逆回転、もしくは水酸化カルシウムなどの根管貼薬剤を根管内に送り込むモードである。

これら5つの動作モードが購入時の初期設定であり、あらかじめ表1に示すようにメモリ1～8で適正に配置されている。

モーターと根管長測定機能の連動
まだあるTri Auto ZX2の搭載機能

1．オートスタート／オートストップ機能

対極を患者の口角に装着したままで口腔内の根管内にファイルを挿入すると、自動的にモーターが回転し始め、根管内より引き抜くと、回転が停止する。根管長測定機能と連動するため、ファイルの先端がどの位置にあるのか、リアルタイムでディスプレイに表示される。

2．アピカルアクション（根尖部の3つのストップ）

あらかじめ設定した根管内の位置（たとえば作業長）にファイル先端が到達した際、次の3通りの動作を行うように設定できる（図7）。

1）オートアピカルストップ
　自動的に停止する。
2）オートアピカルリバース
　自動的に逆回転する。
3）オプティマムアピカルストップ（OAS）
　ファイルが作業長に到達すると、ファイルが回転を停止する前に自動的にわずかに反転（半回転～1回転）し、食い込みを解除してから停止する。ファイルが根尖に食い込んだまま抜けなくなる現象を低減することが可能になった。

これらは、たとえば作業長に設定していた場合、その位置を乗り越えて回転切削をしないので、根尖を突き抜けることを安全に予防できる。

当然、アラーム音とディスプレイでのリアルタイム表示によっても、術者の不安を消し去ってくれる。筆者は、根管形成の目安としてファイルの

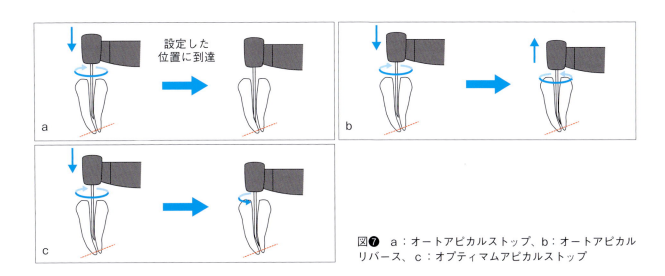

図7 a：オートアピカルストップ、b：オートアピカルリバース、c：オプティマムアピカルストップ

表2 ♯10〜♯60までのファイル先端径の増加の割合

ファイルの号数	♯10	♯15	♯20	♯25	♯30	♯35	♯40	♯45	♯50	♯55	♯60
先端の直径（mm）	0.10	0.15	0.20	0.25	0.30	0.35	0.40	0.45	0.50	0.55	0.60
先端の増加量（mm）		0.05	0.05	0.05	0.05	0.05	0.05	0.05	0.05	0.05	0.05
直径の増加率（％）		50	33.3	25	20	16.7	14.3	12.5	11.1	10	9.1

ストッパーを装着しているが、極端なことをいえば、ファイルのストッパーが不要となる機能なのかもしれない。

♯10から♯15のファイルへ上げる作業

表2に示すように、ISO規格のステンレスファイルは♯10から♯15、♯20、♯30〜60と拡大号数が大きくなるにつれ、先端の直径は0.05mmずつ太くなっていく。そのため、♯50から♯55に移るときの先端直径の増加率は10％であるが、♯10から♯15に移るときの増加率は50％となり、後者の拡大作業は実はとても厳しい。

このようなことに、実際の臨床で遭遇しないだろうか？ ♯10は穿通しても♯15を挿入しようとすると入らず、また♯10に戻すと穿通を確認できるが、どうしても♯15がスムーズに穿通しない。この一連のステップはとてもたいへんで時間がかかり、手指も痛くなるほど手間がかかるが、♯50から♯55、♯55から♯60に移行するのはとても簡単にできる。歯内療法学の成書である『Pathways of the PULP』にも、このファイル直径増加率について述べられている（図8）[1]。

手用ファイルの番手を上げる基準として、次の番手が抵抗なく（ルーズにする）作業長に到達するまで、決して番手を上げてはならないというルールがある。したがって、このファイルの先端直径の問題から♯10から♯15への移行作業は、十分な時間を費やして慎重に行うパートであった。

しかし、Tri Auto ZX2のOGP（Optimum Glide Path）機能を使えば、この面倒なグライドパスを機械的に行うことが可能で、より短時間に効率よく安全な作業を行うことができる。

メカニカルグライドパス（MGP）の時代に

● OGP機能（図9）

Tri Auto ZX2のm3・m5・m6に搭載されてい

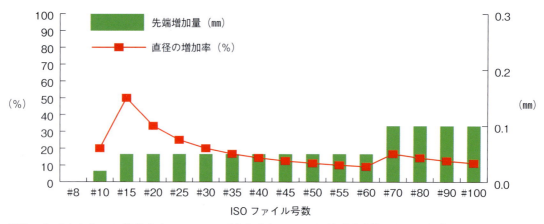

図❽　＃10から＃15に移行する％Increaseが大きくなっている（参考文献[1]）より引用改変）

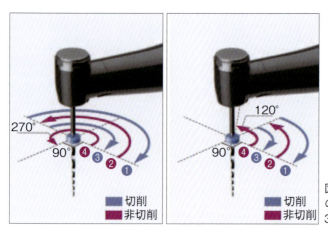

図❾　OGP機能モード3（左）とモード5・6（右）時のファイルの動き。モード5・6は回転数に違い（100rpm・300rpm）がある（モリタ社マニュアルより引用改変）

るOGP機能とは、前述のネゴシエーション後に従来は手用ファイルで時間をかけながら行っていたグライドパスをメカニカルに行うことができる新機能である。術者が根管を探ったり、ファイルを進めていく繊細な手指の動き（ウォッチワインディングモーションとバランストフォーステクニック）をこのモードでは再現している。

OGP用ファイルは、筆者が使用しているものも含め、以下のファイルが推奨される（価格は2018年9月現在）。

1. スーパーファイルMGPキット（モリタ）

＃10/02と＃15/02のステンレスファイル。先端が曲げられるので根管探索時に有効である。

価格：6本組標準価格2,650円（1本：441円）

2. エンドウェーブMGPキット（モリタ）

＃10/02、＃15/02、＃20/02の3本組。モリタのNi-Ti製ファイルEndoWaveのMGP（Mechanical Glide Path：機械的穿通・予備拡大）のための3本組キット。

価格：4,000円（1本：1,333円）

3. HyFlex EDM（東京歯科産業）

＃10/05（相当項目参照／P.62）。

価格：3本組7,150円（1本2,386円）

4. プログライダー（デンツプライシロナ）

価格：3本組6,200円（1本2,066円）

グライドパス用ファイルにはストレスがかかることが想定されるため、原則単回使用が望ましい。

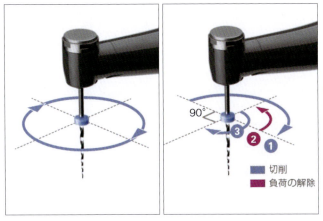

図⓾ OTR機能。負荷がかかっていない間、ファイルは360°連続正回転し根管壁を切削する（左）。ファイルに加わるトルクが設定値以上になると自動的に90°逆回転しファイルの食い込みを解除する。さらに90°反転後、180°正回転し継続してトルクチェックを行うが、設定値以上のトルクがファイルに加わっていれば、再度ファイルはそこから90°反転しファイルの食い込みを解除することを自動で繰り返す（右）（モリタ社マニュアルより引用改変）

より安全な Ni-Ti ファイル形成の時代に

● OTR機能（図10）

Tri Auto ZX2のm4・m7に搭載されているOTR（Optimum Torque Reverse）機能とは、グライドパスをOGPモードで行った後のNi-Tiファイル根管拡大形成モードである。

切削時360°連続回転中のファイルに、（設定した）あるトルク以上の負荷がかかると、自動的に反転し反復運動に切り替わり、ファイルの食い込みや破折・パーフォレーションを防止する機能である。根管拡大形成時のファイルの深度は、リアルタイムにディスプレイに表示され、先端位置を確認することができる。さらに、作業長位置で自動的にストップ・リバースを行うため、根尖からのファイルの突き抜けを防止する。

症例提示

55歳の女性、6|咬合痛を主訴に紹介されて来院。髄床底を探索すると、MB2の根管口を発見できた（図11）。

Tri Auto ZX2を用いた新しい根管治療の流れ

Tri Auto ZX2を用いることで、より効率的でより安全な根管拡大形成をより短い時間で実現できる（表4）。

カスタマイズができ、あらゆる条件にも対応可能

初期設定の動作モードはm1〜m8までのいずれの順番を変えることも、また各動作モードでの回転数、トルク、EMR連動動作のON/OFF、アピカルアクションの動作、オートスタート/ストップのON/OFF、もちろんEMRの点滅バーの位置を自由自在に設定変更することが可能である。また、必要と判断すれば、ファイル先端が根尖に近づくにつれて自動的に回転数を下げる「アピカルスローダウン」、ファイルにかかる負荷が大きくなるにつれ、自動的に回転数を低くする「トルクスローダウン」、ファイルが根尖に近づくにつれ、自動的にトルクリミット値を下げる「アピカルトルクダウン」などの機能を追加することも可能である。さらにOGP/OTRモード時の正回転・

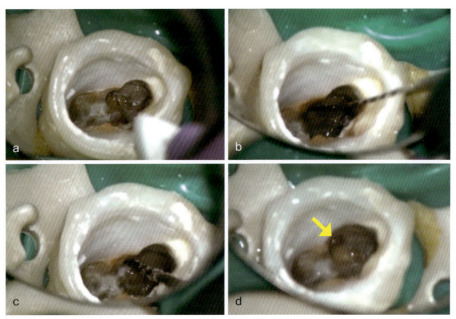

図⓫　a：♯10K手用ファイルでMB2をネゴシエーションし、穿通を確認。b：Tri Auto ZX2のOGP機能を用いてスーパーファイル♯15でグライドパスを形成。c：OTR機能Ni-Tiファイルで根管拡大形成。d：MB2を拡大形成できた（黄矢印）

表❹　Tri Auto ZX2を用いた根管治療の流れ

	アクセスキャビティー	ストレートラインアクセス	手用ファイルによるネゴシエーション	穿通・作業長の設定	OGP機能を使用したグライドパス	OTR機能でNi-Tiファイルの根管形成	根管貼薬
設定メモリ	m2	—	m1	m3・5・6	m4・7	m8
動作モード	CWモード	—	EMRモード	OGPモード	OTRモード	CCWモード

逆回転の角度まで、数パターンのなかから変更できる。このように、術者の頭で考え、手指を動かすあらゆる要求に無限に対応できる。

　一見すると自由度がありすぎて複雑に思える多様な機能であるが、通常の診療では初期設定のm1～m4で80％以上の症例に対応できる。購入してから少しずつカスタマイズしていく楽しみも併せもつTri Auto ZX2。諸先生方の臨床のストレスを軽減し、時間短縮を図れる強力な根管治療のすぐれモノとして、有効活用していただきたい。

【謝辞】
稿を終えるにあたり、Tri Auto ZX2に関して、貴重な資料とご意見をいただきました株式会社モリタ 太田垣 隆氏に心より深謝いたします。

【参考文献】
1) Kenneth Hargreaves, Louis Berman: Cohen's Pathways of the Pulp Expert Consult 10th Edition. CHAPTER 9 Cleaning and Shaping of the Root Canal Systems, Mosby,Maryland,2010: 297.

治療用機器

11 次世代型歯内療法サポートシステム
X-Smart IQ による根管形成

石井信之 *Nobuyuki ISHII*
神奈川歯科大学　口腔統合医療学講座　歯髄生物学分野

X-Smart IQ

　X-Smart IQ（デンツプライシロナ／図1）は、iPad mini（Apple）とコードレス型ハンドピースから構成され、Ni-Ti製ファイルによる根管形成機能を搭載した診療サポートシステムである。本システムは、歯内療法診療システムの次世代プラットフォームとして位置づけられている。専用アプリの開発によって、術者と患者双方が治療対象歯の診断、治療方針の選択、および治療術式の情報を共有し、インフォームド・コンセントの確立と歯内療法をスムーズに進める診療システムが構築される。

　本システムは、3Dエンドシステムとの共有により、診断情報からNi-Ti製ファイルによる根管形成終了までの治療記録を保存することが可能になった。患者に対する治療内容の説明だけでなく、根管形成に使用したNi-Ti製ファイルのトルク値、操作回数、および操作時間をタブレット端末に記録することが可能なコードレス・ハンドピースとして臨床応用された駆動システムである。

　特筆すべきは、ファイルトルクの数値化によって、ファイルの金属疲労が予知可能な点である。治療術式の精度を数値化することで、術者に対する診療技術の習熟度や教育効果としての応用が期待される。

X-Smart IQ を利用した根管形成の教育効果

　当講座では、X-Smart IQ の Ni-Ti 製ファイル

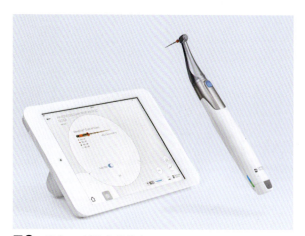

図❶　X-Smart IQ システム

操作記録機能を応用し、根管形成法の学修効果を客観的に評価することを目的として、Ni-Ti製ファイル使用未経験（初心者）の術者5名と使用経験者1名を評価対象にX-Smart IQを用いて根管形成を行い、根管形成法の学修過程をタブレット端末においてファイルのトルク値、操作回数、および操作時間から解析した。実験には、J型根管模型（Dentsply Maillefer Plastic training Block）30本を使用した。各術者は5本の根管模型を順次使用し、形成術式は手用#15Kファイルで根尖まで穿通を確認、作業長を決定後に根管内を精製水で満たし、ProGlider（デンツプライシロナ）によるグライドパス形成後にWaveOne Gold Primary（デンツプライシロナ）ファイルを使用して根管形成を行った。

　X-Smart IQ を使用して ProGlider および WaveOne Gold Primary による根管形成を行っ

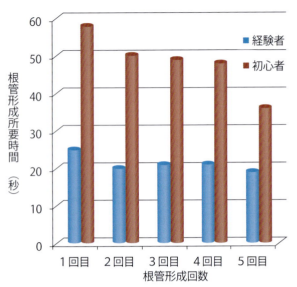

図❷ 経験者と初心者による X-smart IQ & WaveOne Gold による根管形成所要時間の変化（1〜5回）

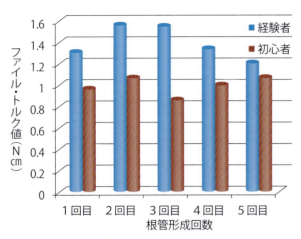

図❸ 経験者と初心者による X-smart IQ & WaveOne Gold による根管形成時のファイルトルク値の変化（1〜5回）

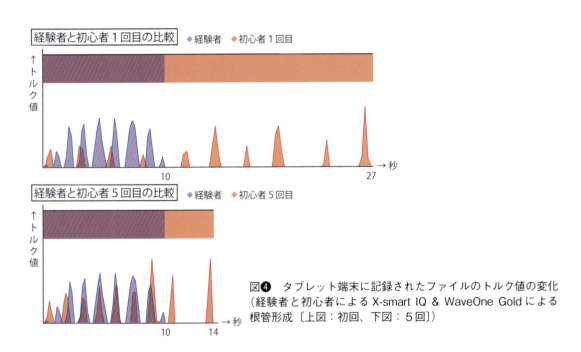

図❹ タブレット端末に記録されたファイルのトルク値の変化（経験者と初心者による X-smart IQ & WaveOne Gold による根管形成〔上図：初回、下図：5回〕）

た結果、根管形成時間は経験者が平均21.2±2.3秒に対し、初心者は平均45.9±7.6秒であった（有意差あり p>0.05／図2）。ファイルの上下動回数は ProGlider によるグライドパス形成時は経験者3.2±0.4回、初心者4.2±1.9回であった（有意差あり p>0.05）。WaveOne Gold 形成時は経験者9.2±1.1回、未経験者14.3±4.6回であった（有意差なし p>0.05）。また、ファイルトルク値は経験者1.4±0.2Ncm、初心者1.00±0.2Ncmで有意差が認められた（p>0.05／図3、4）。ファイルトルク値は経験者では安定し変動が少ないが、初心者は初回が低く、使用回数とともに高くなる傾向が認められた。

以上のように、X-Smart IQ のファイル操作記

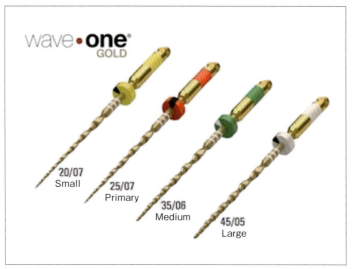

図❺　WaveOne Gold

録機能（トルク値、操作回数、および根管形成時間）によって、根管形成の習熟度とファイル耐久性を客観的に評価することが可能であり、ファイル破折を未然に防ぐ可能性が示された。

X-Smart IQ & WaveOne Gold ファイルによる根管形成

　WaveOne Gold（図5）は、2段階の熱処理工程（M-wireからG-wire）によって結晶構造を変化させ、金属特性を改良した最新のNi-Ti製ファイルである。WaveOne Goldは超弾性特性が向上し、金属疲労耐久性が50％増加、柔軟性が80％増加、および形成時間が19％減少したと報告されている。さらに、金属特性の改良だけでなく、ファイル断面形態を平行四辺形にすることで、短辺側の柔軟性を増加させ、ファイルテーパーが改良されている。結果、根管壁への食い込み減少と刃部負荷が減少し、WaveOne Gold使用時に生じたスクリュー効果の減少とファイル破折防止が期待されている。

　以下に、X-Smart IQとWaveOne Goldを用いた根管形成の流れを解説する。

1. X-smart IQの起動
①iPad miniメインスイッチをONにする

①根管探索
②ストレートラインアクセス
③グライドパス

図❻　根管形成の基本原則：Ni-Ti製ファイルによる根管形成開始前の重要ステップ

②ハンドピースのBluetooth通信をONにし、モーターハンドピースが駆動する
③ハンドピースのシリアル番号を選択して接続確認
④ファイル選択

2. WaveOne Gold根管形成の前準備（図6）
①**根管探索**：手用＃15Kファイルで根尖まで穿通確認と作業長確認

　Ni-Ti製ファイルを安全に使用するためには、手用ファイルによる根管探索が必須である。根管湾曲度、狭窄度、根尖孔径、および根管長などの情報を得ることで、安全な根管形成を可能にし、とくに根尖孔径に適したファイル選択が極めて重要である。

②**ストレートラインアクセス（図7）**：ProTaper SX（デンツプライシロナ）ファイル

　根管口部の象牙質隆起除去は、根管形成におけ

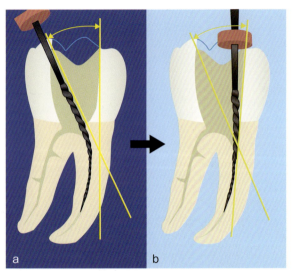

図❼ ストレートライン。象牙質隆起を切削後にストレートラインを確保（a→b）

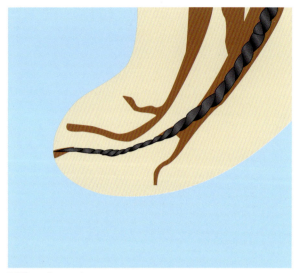

図❽ グライドパス

る最も重要な手技である。オリフィス・シェーパー機能を有する ProTaper SX ファイルは、容易に象牙質隆起を除去し、根尖孔までのファイル挿入を円滑にする。

③グライドパス（図8）：ProGlider or WaveOne Gold Glider ファイル

　グライドパスの確立は、ストレートラインアクセスとともに、Ni-Ti 製ファイルを安全に使用するために最も重要な術式である。根管口から根尖孔までの円滑な誘導路を示し、グライドパス形成専用ファイルの ProGlider または WaveOne Gold Glider を使用してグライドパスを確立する。

3．WaveOne Gold による根管形成

　作業長まで、WaveOne Gold Primary ファイル1本を使用して、X-Smart IQ の WaveOne Gold モードで往復運動（時計回りに30°、反時計回りに150°）を行って、根管形成（3回の上下動操作を1サイクルとして、3サイクルで作業長に到達させる。1サイクル終了ごとに根管洗浄実施）を終了する。

まとめ

　人工知能（AI）の開発が加速し、早ければ2030年に AI が人間に追いつき、追い越す時代（シンギュラリティ）が訪れると予想されている。AI に IT とグローバリゼーションが複雑に絡み合い、その間における社会の動きを推測することは難しいが、確実に医療の世界にも変化が生じると考えられる。

　医療と歯科医療に人間が携わるかぎり、医師と患者の信頼関係を AI が補完できるとは考えられない。しかしながら、AI が医師の診断能力や治療法を補完し、精度の高い医療の確立に貢献する可能性は高い。X-Smart IQ は、シンギュラリティが訪れる社会において、歯内療法領域の正確な診断と確実な治療に向けて、歯科医師の支援システムとして進化する可能性を秘めている。

治療用機器

12 歯内療法における歯科用マイクロスコープ用インスツルメント

吉岡俊彦 *Toshihiko YOSHIOKA*
広島県・吉岡デンタルキュア

近年、多くの先生が歯科用実体顕微鏡（マイクロスコープ／以下、マイクロ）を使うようになってきている。マイクロ下でも、通常の根管治療で使用される器具をそのまま用いることも多いが、マイクロ下での使用を目的とした専用の器具も多く発売されている。また、通常の器具をマイクロ用にアレンジして使うことも増えている。本項ではマイクロ下での非外科的根管治療および外科的根管治療に関する器具とその使用法を紹介する。

非外科的根管治療に用いるインスツルメント

1．直探針（図1）

通常の歯科診療では、曲探針を使用することが多い。一方、マイクロ下での根管治療においては、先端の細い直探針を使用する機会が非常に多く、根管口の探索、ガッタパーチャポイントの除去、根管内感染物質や異物の除去などに用いる。片側に返しが付いている器具を選択すれば有鉤探針のようにアンダーカット部の精査なども可能である。

2．O・Kマイクロエキスカ（図2）

先端に25°、45°、80°のブレードが付いた、マイクロエンド用のエキスカベーター。根管壁に残留している壊死歯髄、軟化象牙質、ガッタパーチャポイントなどを取り除くことができる。ブレードの幅や付いている方向、シャンクの長さなどのバリエーションに富んでいる。

3．GPリムーバースピア（図3、4）

先端に返しの付いた形状の直短針。返しの幅は0.3mm、0.5mm、0.7mmで、0.5mm、0.7mmは返しが2つある。全周に返しが付いているため、角度によって持ち変える必要がない。

4．柄付きのKファイル（図5）

柄が付いている0.04テーパーのファイル。根管探索、根管口拡大、根管壁や根尖部に残留したガッタパーチャポイント除去などに用いる。ファイルの太さは#8、#10、#15がある。

5．手用ファイルを曲げて、専用器具として使用する（図6）

31mmの手用ファイルを曲げて使用する。根管内（イスムス・フィン、根尖部）のガッタパーチャポイントや異物除去に用いる。刃部（16mm）を曲げたのちに、先端部を必要な方向にプレカーブを付与する。

6．細長い超音波チップ（図7）

筆者の臨床では、先端が長く細い超音波チップ

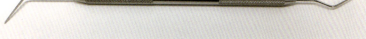

図❶　直探針（DG16/17・Hu-Friedy）

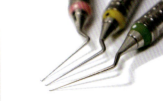

図❷　O・Kマイクロエキスカ（背戸製作所）

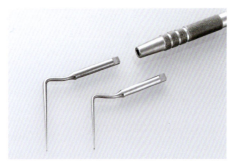

図❸ GPリムーバースピア（モリタ）

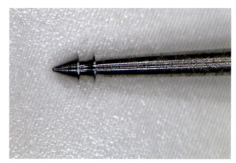

図❹ GPリムーバースピアの先端拡大像

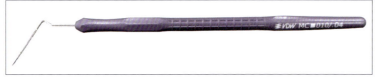

図❺ .04 MC Kファイル（茂久田商会）

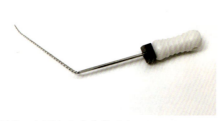

図❻ 必要な角度を付けた、31mmのKファイル（長田電機工業）

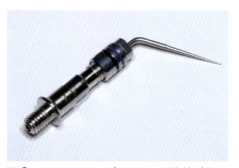

図❼ ST17QチップにSC.4を装着（長田電機工業）

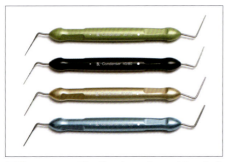

図❽ BLコンデンサー（ペントロンジャパン）

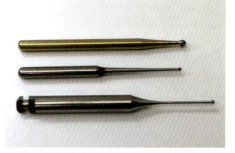

図❾ 上からGW-2RSL（SS WHITE）、B's MIバー Red24（日向和田精密製作所）、MIステンレスバー 28mm #1/2（MANI）

を多用している。根管探索時の象牙質切削、ガッタパーチャポイント除去、根管内破折器具の除去、超音波洗浄など用途はさまざまである。各社の超音波システムによりさまざまなチップが発売されているが、先端付け替え式のもののほうが経済的であり、必要なときに躊躇なく先端部にプレカーブを付与することができる。

7．プラガー（図8）

通常の根管充填の際にも用いられるプラガーで、細いほうがNi-Ti製で、太いほうがSS製となっている。#35/70、#40/80、#50/100、#60/120の4種類ある。Ni-Ti側のプラガーの長さが20mm、25mmの2種類ある。マイクロ下では、加熱ガッタパーチャ変法（CWCT）のダウンパック上部を

Dental Diamond New Books

歯科臨床ビジュアライズ
教科書にはない臨床家の本道

阿部 修 東京都・平和歯科医院

真に進むべき道なき道を歩む
臨床家の手仕事を、迫力の写真で展開！

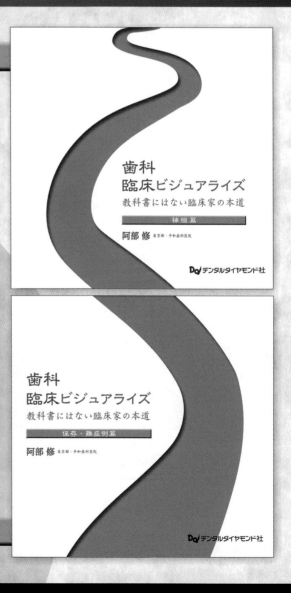

補綴篇

詳しい情報はこちら
A4判変型・144頁・オールカラー
本体7,000円+税

歯内療法に明るいイメージが定着している著者は、あくまでも「総合診療医」という立場から、歯内療法の質を高めるためにできることを探り、検証してきたという。う蝕や歯周病、クラウン・ブリッジ、総義歯、小矯正、口腔外科など、あらゆる治療を日々行っている注目の臨床家・阿部 修の手仕事を、「補綴」、「保存」、「難症例」の切り口で構成し、それぞれの勘どころを「Master Point」としてまとめた。いままでにない迫力のある歯科臨床ピクチャーブック！

詳しい情報はこちら
A4判変型・136頁・オールカラー
本体7,000円+税

保存・難症例篇

デンタルダイヤモンド社

歯科臨床ビジュアライズ 著者出版記念講演会

一般開業医における困難な症例を解決するために
自由診療で行う総合診療の実際

講師
阿部 修 先生
東京都・平和歯科医院
東京歯科大学 非常勤講師

今春、書籍『歯科臨床ビジュアライズ（補綴篇および保存・難症例篇）』において、歯内療法や歯周療法における難症例、さらにインプラントを含む部分床義歯から総義歯難症例に至るまで、いわゆる一般開業医が扱うすべての領域における困難な症例を報告しました。今回の講演会では、書籍で表現できなかった実際の手技の動画や、患者さんとのやりとり等の詳細を解説し、自由診療というスタイルで行っている総合診療の詳細を供覧いたします。恩師である故・国島康夫先生から学んだ、患者さんとの信頼関係を主軸とした開業歯科医の臨床の本質を考えていただく機会となればと考えています。

講演内容

1　保存が難しいとされた症例への対応
- 困難な再根管治療症例／閉塞根管症例の克服
- 重度歯周病＋歯内療法難症例への非外科的対応
- 垂直性歯根破折歯はどこまで保存できるのか
- CBCTの有効活用

2　困難な有床義歯症例への対応
- 歯の喪失を見据えた義歯設計と対応
- インプラントを応用した部分床義歯の長期症例
- 総義歯難症例の克服

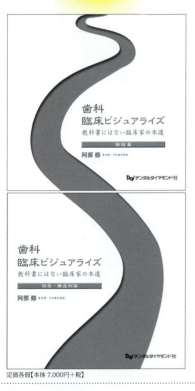

定価各冊【本体7,000円＋税】

日時 2018年 10月 28日 (日) 10:30～16:15

場所 ワテラスコモンホール
東京都千代田区神田淡路町 2-101 (JR御茶ノ水駅より徒歩3分)

受講料
歯科医師（勤務医含む） 12,960円（税込）
歯科技工士・歯科衛生士 8,640円（税込）
※受講料には昼食代を含みます。

定員 60名

お申込み方法

▶受講料を銀行か郵便局でお振込みされる場合
下部の申込書に必要事項をご記入のうえFAXでお申込みください。追ってお振込みのご案内を送付いたします。
※振込手数料はご負担をお願いいたします。

▶受講料をクレジットカードで決済される場合
デンタルダイヤモンド社ホームページのネットショッピングにてお申込みが可能です。
※カード決済は振込手数料がかかりません。
https://www.dental-diamond.co.jp/

当日は阿部先生のサイン会を開催する予定です。
当日弊社ブースで書籍をお買い求めいただくか、
すでにご購入された方はぜひご持参ください。

●お問い合わせはこちらまで

デンタルダイヤモンド社
〒113-0033 東京都文京区本郷 3-2-15 新興ビル
TEL.03-6801-5810（代） / FAX.03-6801-5009

歯科臨床ビジュアライズ 著者出版記念講演会 受講申込書

FAX ▶ 03-6801-5009

※ご記入いただいた個人情報は「個人情報保護法」に基づき厳格に取扱いさせていただきます。

お名前　　　　　　　　　　　□歯科医師　□歯科技工士　□歯科衛生士

ご住所　〒

ご勤務先名　　　　　　　　　TEL

E-mail　　　　　　　　　　　FAX

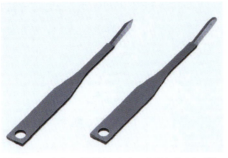

図⓾ マイクロ剝離子 CK1、CK2（ヨシダ）

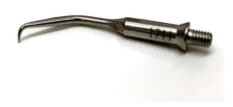

図⓫ レトロチップ ST37L-90（長田電機工業）

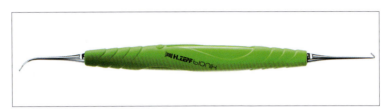

図⓬ マイクロエンドプラガー♯4（マイクロテック）

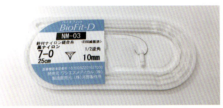

図⓭ BioFit-D（ワシエスメディカル）。7-0 針付きナイロン縫合糸

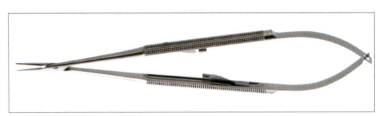

図⓮ カストロビージョ型持針器（茂久田商会）

整えたり、MTA の充塡などに用いる。

8．ロングシャンクの回転切削器具（図9）

- カーバイドバー
  長いポストの除去を安全に行うことができる
- ダイヤモンドバー
  小さなう蝕の除去を正確に行うことができる
- スチールバー
  根管内のう蝕の除去や、根管壁に歯根破折が疑われる際に一層象牙質切削を行い、破折線の確認を行う。

外科的根管治療に用いるインスツルメント

1．剝離子（図10）

刃部が小さく、マイクロ下でコントロールがしやすくなっている。刃部が柄と一体のものもある。角度や先端の形状が異なるいくつかの種類がある。

2．レトロチップ（図11）

逆根管形成用の超音波チップ。手術部位によって形状が異なるものを使用する。長さ、太さ、ダイヤモンドコーティングの有無など、さまざまなものがある。

3．逆根充用プラガー（図12）

逆根管充塡用のプラガー。太さ、長さ、角度の異なる製品がある。

4．細い針糸（図13）

6-0、7-0程度の細い糸を使用し、瘢痕が残りにくい縫合を行うことが可能である。

5．マイクロ持針器（図14）

細い針糸を使用する場合には、専用の持針器が必要となる。繊細な操作ができる先端が細いカストロビージョ型をお勧めしたい。

治療用機器

13 三次元的な根管治療を可能にした日本発のインスツルメント
O・Kマイクロエキスカ

岡口守雄 *Morio OKAGUCHI*
東京都・岡口歯科クリニック

O・Kマイクロエキスカの開発

「世界基準の歯内療法」というフレーズを耳にするようになって久しい。筆者が開発に携わったO・Kマイクロエキスカ（背戸製作所）は、わが国では歯内療法専門医はもとより、多くのGPの先生方にも使用していただき、歯内療法には必須の器具となっている。しかし、欧米においては一部の先生方が使用し始めているが、まだ世界基準の器具にはなっていない。世界基準の歯内療法には、いわゆる「歯内療法三種の神器」と呼ばれる、コーンビームCT・マイクロスコープ・Ni-Ti製ファイル（ないしはMTAセメント）が用いられている。三種の神器を用いることで治療の精度や効率は格段の進歩を遂げた。

では、世界基準の歯内療法と三種の神器という武器を手に入れたわれわれは、根管系という三次元空間における病原菌との戦いに、終止符を打つことができたであろうか。答えは否である。

細菌感染のない抜髄根管であれば、電気的に作業長を決定し、Ni-Ti製ファイルで拡大形成を行う術式により、良好な予後を得られるようになってきた。しかし、わが国では再根管治療の比率が高い。再根管治療を根管内からトライした後の結果は芳しくなく、難治症例と判断されて外科的歯内療法に移行せざるを得ないケースが少なからず存在する。

筆者は、わが国の歯科医療にマイクロスコープが導入された黎明期に、アメリカの著名なエンドドンティストの元でマイクロエンドを学ぶ機会に恵まれた。しかし、その先生はマイクロスコープを覗いているにもかかわらず、根管内を見るのではなく、上下動するファイルと指先を見ながら根管拡大しており、その姿に失望した。マイクロスコープの力を100％引き出すためには、拡大視野下で感染源を確認しながら、根管を拡大清掃すべきであると考え、筆者はマイクロスコープ下専用の治療器具であるO・Kマイクロエキスカを開発した。

O・Kマイクロエキスカは、平たくいえば、根管清掃のための"耳かき"である。根管内のアンダーカットや根尖孔周囲といった、通常の根管清掃器具ではアクセスが困難な箇所に届き、壊死組織や感染源をマイクロスコープ下で直接根管内を見ながら的確に除去できる手用インスツルメントである。

かねてより、筆者の持論は「感染源を除去すれば、根尖性歯周炎は治癒可能」であり、シンプルでパワフルなこの原則を守ることによって、外科的歯内療法の適応となるような難治性の根尖性歯周炎さえも、治癒せしめることを数多く経験してきた。そのために不可欠な器具がO・Kマイクロエキスカである。本項ではO・Kマイクロエキスカの特徴と、活用した症例を紹介する。

感染源の除去

根尖性歯周炎の原因は、いうまでもなく細菌である。細菌は、感染した根管のありとあらゆる場

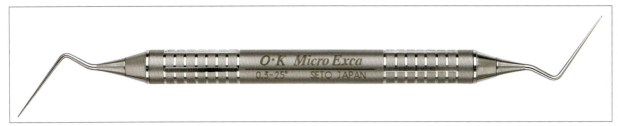

図❶　O・Kマイクロエキスカ

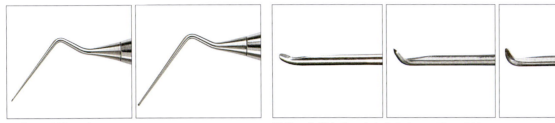

図❷　先端幅。左から0.3mm、0.5mm

図❸　先端角度。左から25°、45°、80°

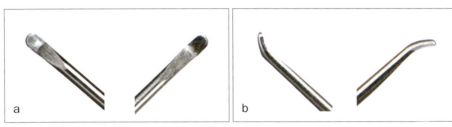

図❹　刃部方向。aが左右、bが上下

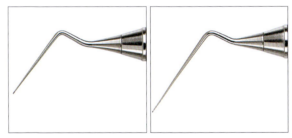

図❺　先端の長さ。左から21mm、26mm（L）。両者とも先端幅0.3mm

所に生息する。肉眼では見逃しやすく、マイクロスコープによって観察しやすくなるイスムスやフィン、マイクロスコープを覗くだけではわからない、根管壁の微小なアンダーカット、根尖孔周囲に残存するガッタパーチャポイントなどにも存在する。

　難治性根尖性歯周炎は徹底的に清掃したつもりであっても、どこかに感染源が残存していれば症状は消退しない。回転式のNi-Ti製ファイルや手用ファイルで拡大し、化学的な清掃に頼るしかなかった従来の歯内療法では、高い成功率は望めない。しかし、O・Kマイクロエキスカを使用し、従来除去できなかった感染源を明視野下で除去することができれば、難治性根尖性歯周炎の成功率は飛躍的に高まると思われる。

形状・特徴・注意事項

1．形状と特徴

　O・Kマイクロエキスカは、極小の刃部を有する根管清掃用のエキスカベータである（図1）。先端部の幅・角度・方向・シャンク長により、16種類ある。先端幅は0.3mm、0.5mmの2種類（図2）、角度は25°、45°、80°の3種類（図3）、また刃部の方向は左右、上下（UL）があり（図4）、4方向に対応している。長さは21mm、26mm（L）の2種類である（図5）。それぞれ用途や歯種に応じて使い分ける。

　先端幅0.3mmのものは根尖近くの感染源除去に、0.5mmは根管上部の感染源除去に用いる。刃部角25°のものは細い根管や、根管壁に張りついた

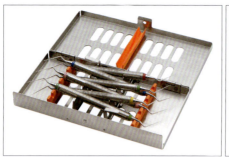 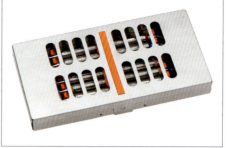

図❻ Easy Access Case。コンパクトな専用ケースの中に6本収納でき、取り出しやすい工夫がされている

ガッタパーチャポイントを剝がすように使用し、80°は耳かきのように根管内の感染源を掻き出すように使用する。なお、45°はどちらでも使用できる。シャンクの長さは、通常21mmを使用し、犬歯などの長い根管においては26mm（L）を用いる。マイクロスコープの対物レンズと口腔内の作業部位との狭い空間で快適に使用できるように、コンパクトな形状とした。

マイクロスコープの拡大視野下では、光源の光が届く範囲はよく見えるが、見えてもインスツルメントが届かなければ治療はできない。さらに、根管壁に存在するアンダーカット部は、マイクロスコープでも見えない。そのため、O・Kマイクロエキスカを用いて、見えるところは目で確認しながら、見えないところは指先で触知しながら、視覚と触覚を総動員して根管を清掃していく。その形状により、通常の清掃器具では到達し得ない「痒い所」に、確実に刃部先端が届き、感染源を除去し、ひいては難治性の根尖性歯周炎を治癒に導く。

2. 注意事項

1）操作

O・Kマイクロエキスカは、根尖までアクセスできるように、先端が非常に細くなっており、無理な力を加えると変形してしまう。細い根管に挿入すると抜けなくなったり、根尖孔周囲の感染歯質の掻爬で根尖孔に引っかかったりすることがある。このようなときはO・Kマイクロエキスカに手を添えて、力を抜いてフリーにすると、ロックが外れて刃部を変形させることなく取り出せる。扁平な根管では、刃部挿入時と同じ向きにして引き抜くと、スムーズに出し入れができる。

2）洗浄・滅菌・保管

O・Kマイクロエキスカは先端が細いため、落とすと刃部が変形したりシャンクが曲がってしまう。洗浄時は床や流しに落とさないように気をつける。また、他のインスツルメントとまとめて滅菌すると、変形の原因になるので、1本ずつ滅菌パックに入れてオートクレーブにかけることを勧める。専用の保管ケースとしてEasy Access Case（背戸製作所／**図6**）が発売されており、洗浄後の滅菌と保管に便利である。

なお、先端が細く尖っているため、うっかりするとグローブを突き破って指先を傷つけてしまう。その点でも注意して扱っていただきたい。

症例

1．上顎第2小臼歯（図7〜15）

52歳・女性。5⏌の咬合痛を訴えて受診。クラウン除去後、太く長いメタルコアのセンターをカーバイドバーで削り、根管内にアクセスした。ガッタパーチャポイントを超音波で除去していくと、根尖部から多量の排膿があり、根尖孔部には軟化した感染源を多量に認めた。O・Kマイクロエキスカを用いて根尖孔周囲、根尖孔外にある軟化した歯質（感染源）を可及的に除去していくと、根

症例1　上顎第2小臼歯

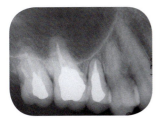

図❼　2010.10.13。初診時のデンタルX線写真。5|には根尖まで根管充填されている

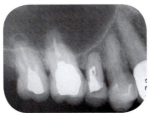

図❽　2011.8.17。メタルコアの中心をカーバイドバーで削り取り、ガッタパーチャポイントを除去し、根管治療を行なった

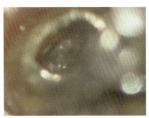

図❾　2011.8.17。超音波でガッタパーチャポイントを除去すると、根尖部から多量に排膿してきた

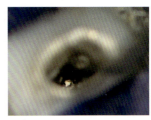

図❿　2011.9.9。O・Kマイクロエキスカで根尖部に残存するガッタパーチャポイントなどの感染源を除去する

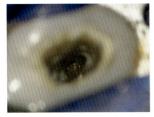

図⓫　2011.10.24。根尖部の感染源の除去後。出血もなく、きれいな歯肉が見える

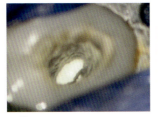

図⓬　2011.10.31。MTAにて根管充填を行った。MTAを用いることで根尖部が大きく開いている症例でも緊密に充填できる

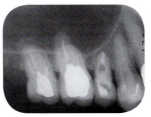

図⓭　2011.10.31。根尖部の感染源を除去した後、MTAにて根管充填を行った

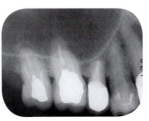

図⓮　2012.2.23。グラスファイバーで支台築造後、セラミッククラウンにて補綴修復を行った

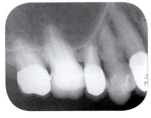

図⓯　2018.6.28。6年8ヵ月経過時のデンタルX線写真。透過像は消失し経過は良好である。7 6|も、根管治療の後に補綴修復を行った

尖孔は大きく拡大された。感染源を除去後、根尖周囲組織の肉芽は出血もなく安定してきたため、MTAを用いて根管充填を行った。根尖部に透過像が認められるようなケースではほとんどの場合、根尖孔周囲は感染していると思われる軟化象牙質で占められている。従来の根管治療では、根尖の最狭窄部を保存することが推奨されていたが、O・Kマイクロエキスカで触知すると軟化した感染歯質であることが多い。その感染源を可及的に取り除くことによって、外科的歯内療法に移行せずとも根管内からの治療で治癒が期待できる。

2．下顎第2大臼歯（図16～26）

患者は37歳・女性。7|の咬合痛と歯肉の腫脹を主訴に来院。デンタルX線より根尖部の遠心側に透過像の形成を認めた。患歯は樋状根で、まず根管内のガッタパーチャポイントを除去し、残存するイスムスや根管内の感染源を除去した。その後、穿通を試みたが、根尖孔への穿通は得られなかった。しかし、病変の広がりからマイクロスコープで根管内をよく観察し、遠心方向をO・Kマイクロエキスカで探っていくと、周囲よりも色の濃い軟化した部位があった。その部位を80°のO・Kマイクロエキスカで掻爬していくと、根尖が急激に遠心に湾曲していることがわかった。

この湾曲した根尖孔周囲の感染源を除去したのち、MTAで根管充填を行った。根管治療をする

症例2　下顎第2大臼歯

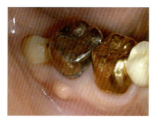
図⓰　2012.9.27。初診時の口腔内写真。7│頬側に大きな歯肉の腫脹を認める

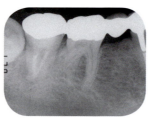
図⓱　2012.9.27。術前のデンタルX線写真。病変は遠心方向へ広がっている

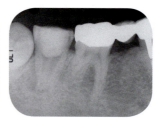
図⓲　2012.10.4。術中のデンタルX線写真。クラウンを除去した後、ガッタパーチャポイントを除去した

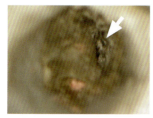
図⓳　ガッタパーチャポイントを除去していくと、遠心に色の濃い軟化した部位があった（矢印部）

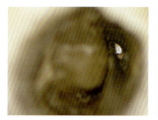
図⓴　遠心の根尖部のガッタパーチャポイントを80°のO・Kマイクロエキスカを用いて除去する

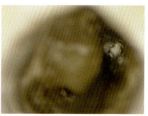
図㉑　O・Kマイクロエキスカで感染源を除去する

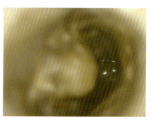
図㉒　感染源の除去後。根管充填前の状態

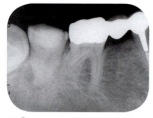
図㉓　2012.10.11。治療開始から3週間。病変は縮小傾向を示す

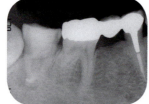
図㉔　2012.10.11。MTAセメントにて根管充填を行った。遠心の湾曲した根尖部にMTAを充填した

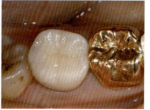
図㉕　2018.2.8。術後5年4ヵ月の口腔内写真。症状はなく、経過は良好である

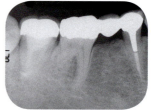
図㉖　2018.2.8。術後5年4ヵ月のデンタルX線写真

際に根尖孔がわからないケースは多い。しかし病変がある場合、根管内と病変を繋ぐ感染の経路があると思われる。このケースでは病変の広がりから推測して遠心をO・Kマイクロエキスカで触知し、根尖孔を見つけて治癒へと導くことができた。

おわりに

現在の世界基準の歯内療法では、根管内経由での治療が奏効しないときに、すみやかに外科処置に移行している。確かに、外科的歯内療法は歯を保存するための「最後の一手」であるが、その前にやれることはもっとあるのではないだろうか。O・Kマイクロエキスカを活用してわれわれが行っている臨床は、従来のコンベンショナルな根管治療の限界を突き破り、さらなる可能性を広げる日本発の新たな世界基準になる可能性を秘めている。

本項が皆様の日常臨床の参考になれば幸いである。

治療用機器

14 歯内療法領域における超音波の活用
エビデンスとその適応

伊澤真人 *Masato IZAWA*
日本大学松戸歯学部　歯内療法学講座

辻本恭久 *Yasuhisa TSUJIMOTO*

　歯内療法に超音波を応用し始めたのは、1957年 Richman らの報告[1]からである。その約20年後、Martin ら[2〜4]が K-file やダイヤモンドポイントを用いて根管内の感染象牙質を切削する方法を提唱し実用化に至った。現在は、超音波を用いた根管治療が世界的な主流となり、さまざまなチップが各メーカーより多数発売されている。

　超音波機器の構造は、超音波発生装置とチップからなり、超音波チップは超音波発生装置から発生させた振動を受け、約数10〜数100μmの振幅を1秒間に25,000〜40,000回（25〜40KHz）繰り返し、根管象牙質や洗浄液にエネルギーを与えることで目的を達成する。

　歯内療法での超音波チップの利用は、①根管象牙質の切削、②洗浄液の攪拌、③根管内充填物・異物の除去に大別されるが、いずれの利用方法も超音波チップが生じる微細な振動を利用しているため、根管内という術野が極めて限られた範囲では、非常に有効に作用する。

超音波チップを用いた根管象牙質の切削

　根管の形態は非常に複雑で、主根管以外に、分岐、イスムス・フィンといった従来の回転切削器具では触れることができない部分が多く存在する。Hübscher らの報告[5]によると、ヒト抜去上顎大臼歯を Ni-Ti 製ロータリーファイルを用いて拡大し、拡大前と拡大後をマイクロ CT で比較した結果、近心頬側根で約47%、遠心頬側根で約37%、口蓋根で約39%非接触であった。

　また、樋状根のような癒合根管は、回転切削器具で拡大形成することは非常に困難である。日本人は樋状根を有する割合が高く、鈴木らの報告[6]によると、下顎第2大臼歯全体で45.5%が樋状根に分類されることが示されている。このような形態は、従来の方法では感染源を取り残す可能性が極めて高いため、超音波チップなどにより拡大を補うべきである。

　拡大形成を超音波チップで行う場合、チップの表面性状で切削力は大きく変わる。たとえば、ダイヤモンド粒子をチップ表面に電着しているチップは、通常のステンレスチップと比べて切削効率はよく、大まかな拡大に適している。その反面、ダイヤモンド粒子を電着している分だけチップ径は太くなる傾向にあり、根尖部の細かな部分の切削には向かない。チップの径や性状は、根管内の形態と切削したい量や部位で決定されるべきであるため、マイクロスコープ下での拡大形成が望ましい。

　マイクロスコープ下で選択的に切削を行うと結果的に根管の余剰切削を防ぐことができ、根管治療後の破折抵抗向上に繋がるものと考えられる。また、連続で超音波振動を与えると熱を発生し、場合によってはやけどなどの事故に繋がることが示されているため、長時間連続使用は避け水洗によって冷却操作も忘れないことが重要である。

　Izawa らの報告[7〜9]によると、チップの表面性状・出力、水の有無などの切削条件の変化よって根管壁に生じるスミヤー層の量が異なることが示

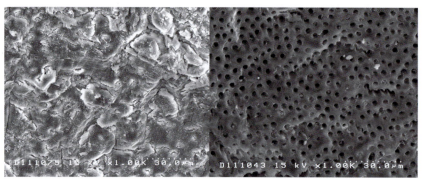

図❶ 根管壁SEM像。左：超音波チップによる根管壁拡大後。右：筆者が行っている根管洗浄実施後

されている。彼らの報告によると、超音波チップの切削により生じたスミヤー層は、条件によってはファイルで生成されたスミヤー層より除去しづらいことが示されている。そのため、最終洗浄の際、筆者らは以下の方法で根管洗浄を行っている（図1）。

①拡大終了後、表面性状がスムースなチップを用いて注水下、低出力条件下で根管壁を全周ファイリングするように水洗する。
②15%EDTA溶液を根管内に満たし、2分間超音波チップを根管壁に当てないように攪拌する。
③滅菌精製水で根管内に残ったEDTA溶液を水洗する。
④2.5%NaClO（次亜塩素酸ナトリウム）5mLで根管内を洗浄し、残った洗浄液を超音波チップにより1分間程度攪拌する。（残った有機質の量で洗浄時間を変更）
⑤滅菌精製水で、根管内に残った洗浄液を洗い流す。

洗浄液の攪拌

根管内という限られたスペースに、洗浄液を安定的に供給させることは非常に難しく、根尖部分での洗浄液の交換が行われにくいことは知られている。しばしば用いられるシリンジによるpositive pressureによる洗浄方法では、根尖部に残る気泡により洗浄液の交換が行われないVapor Lockという現象が生じる。このような部分は、洗浄液が行き渡らないため、効果的な感染源の除去が行われていない可能性が高い。そこで、超音波チップによって洗浄液を攪拌し、根尖部まで行き渡らせる方法、いわゆるPUI（passive ultrasonic irrigation）法が検討され、その有効性が報告[10,11]されてきた。

洗浄液を満たした状態で根管内にチップを挿入し、超音波を発生させると、アコースティックストリーミング現象が発生することが知られている。アコースティックストリーミング現象とは、水流と根管壁にshera stressが発生することで、洗浄効果が向上するとされている。また、同時にキャビテーション効果によって真空の気泡が生じ、気泡が破裂する衝撃波によって洗浄効果を増し、複雑な根管形態のなかで洗浄液の攪拌、活性化が生じていると現在でも考えられている。

さらに、洗浄液は超音波振動によって温度上昇を起こす。洗浄液には通常、EDTAや次亜塩素酸ナトリウムなどが使用され、温度上昇はこれら洗浄液の反応速度を上昇させる。次亜塩素酸ナトリウムなどの洗浄液を45～60℃まで温度上昇させることで、低い濃度でも効果を上昇させる方法が紹介されている。しかし、超音波チップで攪拌すると、根尖側から歯周組織へ洗浄液が溢出した場合、重大な事故にも繋がりかねないため、注意する必要がある。

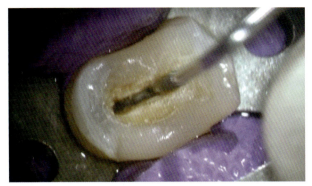 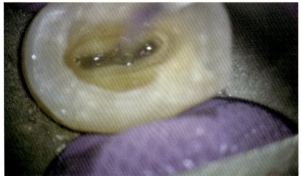

図❷　マイクロスコープ通像。左：超音波チップによる根管の切削。右：PUI法による洗浄

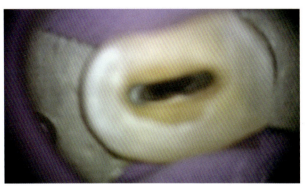

図❸　マイクロスコープ通像。根管洗浄後（根管内）

　超音波チップでの洗浄液の攪拌の欠点は、液の流れのコントロールが難しいことが挙げられる。根尖が大きく開いた症例、上顎洞に根尖が交通している症例など、液の溢出が考えられる状態での使用は避けるべきかもしれない。しかし、根尖の状態が閉じている症例、安全に使用できることが確認できる症例では、臨床の場面でも、根尖内部から内容物が効果的に浮き上がってくる場面に遭遇する（図2、3）。

根管内充塡物・異物の除去

　根管内に存在する感染源は、感染象牙質や壊死した歯髄組織だけではなく、感染根管に存在するガッタパーチャなどの充塡材・破折したファイル片、不良築造体なども同様である。これらを安全に取り除かなければ、パーフォレーションや歯根破折などの二次的な偶発症が生じる危険があり、場合によっては、治療が原因で抜歯に至ることもある。この際も、超音波チップの活用が非常に有用となる。

　充塡後、長期間経過したガッタパーチャポイントは、硬く、ファイルやゲーツグリデンドリルでは咬み込まず、除去しにくいことがある。また、根管壁にへばりついたり、イスムスやフィンに入り込むなどしたガッタパーチャポイントは、器具の到達が困難で除去が難しい。このようなガッタパーチャポイントに対しては、超音波チップを使用することで除去が容易になる。超音波チップは、チップの振動によって、物体との間に摩擦熱を生じさせる。この熱によって、ガッタパーチャポイントを軟化させ、根管壁から剝がすことができる。また、イスムスやフィンなどに入り込んだガッタ

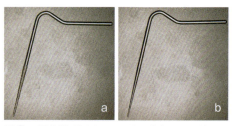

図❹　超音波ダイヤファイル（a）、エンドファイル（b）（MANI）。用途：拡大形成、破折器具除去・根管洗浄

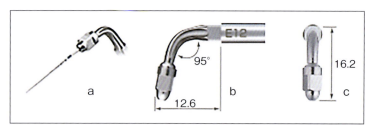

図❺　Uファイル33mm（a）。ファイルコネクターE12（b、c）（ナカニシ）。用途：根管洗浄

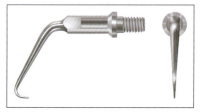

図❻　レトロチップR1（モリタ）。用途：逆根管治療時の根管切削

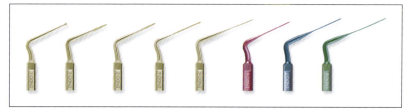

図❼　プロウルトラ　ジルコニウムニトライドコート（デンツプライシロナ）。用途：ポスト除去、根管拡大、破折ファイル除去など

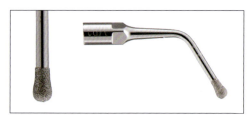

図❽　ピエゾンマスターMB3（松風）。用途：骨穿孔

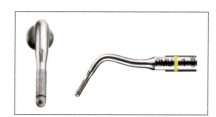

図❾　パーフェクトマージンチップウルトラPMU1（白水貿易）。用途：支台歯形成、マージン修正

　パーチャポイントは、選択的にチップを用いて切削拡大することで、過剰切削することなく除去可能である。

　金属製のポスト、レジン築造体においても、接着界面にチップを当てることで接着材を物理的に破壊して緩ませ、除去することが可能である。さらに、マイクロスコープを用いることで、接着界面を効果的に観察することができ、短時間で除去できる。

　従来、根管内に存在するポストは、タービンや5倍速コントラを用いて除去されてきた。しかし、ヘッドが邪魔になりバー先端が観察しづらいため、根管壁が薄いいわゆるデンジャーゾーンにおいて、ストリッピングパーフォレーションを起こすこともしばしばあった。保存目的で、根管治療を行ったものの、偶発症でパーフォレーションを起こし、その結果、抜歯に至った例もある。

　破折したファイル片の除去にも同様の理由から超音波チップが有効である。ファイルの断片が確認できれば、ファイルと根管壁の間を狙い、逆回転させるよう振動を与えることで除去することができる。この際もやはりマイクロスコープ観察下での処置が必須であろう。超音波チップとマイクロスコープの併用下でのファイル除去確率は、文

献によってさまざまであるが、おおむね80〜95%である[12, 13]。

このように現在の歯内療法において、超音波チップの使用は必要不可欠なものとなりつつある。チップによっては、太さや長さ、表面性状・材質など異なるチップが多彩なバリエーションで存在しているので、場面に応じてチップを選択すべきである。

この他、逆根管充填窩洞形成用の超音波チップや支台歯形成・窩洞形成用に開発された超音波チップ、安全に骨削除可能なピエゾサージェリー用超音波チップなど、多くの製品が登場している（図4〜9）。これらのチップは、従来のタービンや5倍速コントラでは届きにくかった微細な部位を安全に切削できるという、超音波独自の特徴が活かされている。しかし、超音波機器の汎用性は非常に高いものではあるが、発熱の面や製品ごとに適正な超音波の出力強度があるなど、超音波機器の十分な理解と正しい知識が必要になることは忘れてはならない。

間違った知識から不慮の事故を起こさないために、超音波機器の正しい使用法を十分熟知したうえで日常臨床にあたっていただきたい。

【参考文献】

1) Richman RJ: The use of ultrasonics in root canal therapy and root resection. Med Dent J, 12: 12-18, 1957.
2) Martin H: Ultrasonic disinfection of the root canal. Oral Surg Oral Med Oral Pathol, 42: 92-99, 1976.
3) Martin H, Cunningham WT, Norris JP, Cotton WR: Ultrasonic versus hand filing of dentin: a quantitative study. Oral Surg Oral Med Oral Pathol, 49: 79-81, 1980.
4) Martin H, Cunningham WT, Norris JP: A quantitative comparison of the ability of diamond and K-type files to remove dentin. Oral Surg Oral Med Oral Pathol, 50: 566-856, 1980.
5) Hübscher W, Barbakow F, Peters OA: Root-canal preparation with FlexMaster: canal shapes analysed by micro-computed tomography. Int Endod J. 36 (11): 740-7, 2003.
6) Suzuki M, Tsujimoto Y, Kondo S: Morphological Variations of the Root Canal System in C-shaped Rootsof the Mandibular Second Molar in a Japanese Population. Int J Oral-Med Sci. 13 (3): 81-88, 2015.
7) Izawa M, Baba T, Tsujimoto Y: Formation of smear layer and smear plugs varies when using ultrasonic tips under various conditions. Int J Microdent, 4: 34-40, 2013.
8) Izawa M, Baba T, Tsujimoto Y: Using a smooth surface ultrasonic tip with water can be reduced the smear layer. Int J Microdent, 4: 42-47, 2013.
9) Izawa M, Tsujimoto Y, Matsushima K: Effective EDTA concentration for removing smear layer and smear plugs after using ultrasonic tips in microendodontic therapy. Int J Microdent, 4: 114-120, 2013.
10) Curtis TO, Sedgley CM: Comparison of a continuous ultrasonic irrigation device and conventional needle irrigation in the removal of root canal debris. J Endod, 38 (9): 1261-1264, 2012.
11) Gutarts R, Nusstein J, Reader A, Beck M: In vivo debridement efficacy of ultrasonic irrigation following hand-rotary instrumentation in human mandibular molars. J Endod, 31 (3): 166-170, 2005.
12) Nevares G, Cunha RS, Zuolo ML, Bueno CE: Success rates for removing or bypassing fractured instruments: a prospective clinical study. J Endod, 38 (4): 442-444, 2012.
13) Fu M, Zhang Z, Hou B: Removal of broken files from root canals by using ultrasonic techniques combined with dental microscope: a retrospective analysis of treatment outcome. J Endod, 37 (5): 619-622, 2011.

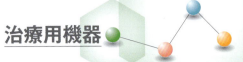

15 ラテックスアレルギー患者への対応
ノンラテックス ラバーダムシート

吉岡隆知 *Takatomo YOSHIOKA*
東京都・吉岡デンタルオフィス

　何らかのアレルギーを訴える患者は増えているといわれる。その一つにラテックスアレルギーがある。そのような患者にはラテックスグローブやラバーダムシートの使用は禁忌である。

ラテックスアレルギー

　日本ラテックスアレルギー研究会[1]によると、ラテックスアレルギーとは天然ゴム製品に接触することによって起こる蕁麻疹、アナフィラキシーショック、ぜんそく発作などの即時型アレルギー反応をいう。バナナ、アボカド、キウイフルーツなどの特定の食物に含まれるタンパク質と交叉抗原性を示すこともある。ラテックスアレルギーの頻度は、欧米に比べるとわが国では少ないといわれている。
　天然ゴム製品との接触で起こるアレルギーに、接触性皮膚炎がある。これは天然ゴム製品の製造過程で添加される化学薬品に感作されることで起こる湿疹で、遅発型アレルギー反応である。厳密には、この反応はラテックスアレルギーではない。
　ラバーダムで使用するラバーダムシートでも、ラテックスアレルギーや接触性皮膚炎を生ずる可能性はあるが、報告はほとんどない。しかし、日常臨床では「アレルギーがあるのでラテックス製品は使わないでほしい」という申し出を受けることはよくある。ラバーダムに伴うそのようなトラブルには、ラテックスそのものが原因の場合と、ラバー製品に付着しているパウダーが原因の場合がある。パウダーにはコーンスターチ、タルクなどが用いられている。

　コーンスターチはトウモロコシから作られたデンプンで、食品用、化粧用、製薬用、工業用などの用途がある。タルクとは滑石ともいい、水酸化マグネシウムとケイ酸塩からなる。食品添加剤、黒板用チョーク、ベビーパウダーなどの化粧品、医薬品などに使用されている。タルクは有害物質ではないが、アトピー性皮膚炎などでは使用を避けたほうがよいとされている。
　パウダーは天然ゴムタンパクのアレルゲンのキャリアとなり、まれにアレルギーを誘発する可能性がある。肉芽腫や術後癒着の形成リスクを高めるおそれもある。非天然ゴム製品に付いているパウダーもやはり肉芽腫や術後癒着の形成リスクを高めるとされている。
　このような理由から、すでにヨーロッパの一部の国やアメリカでは、パウダー付き手袋の流通を差し止める規制が実施されており、わが国でも厚生労働省が対策に乗り出している。ただし、パウダーが特異的にアレルギーを誘発したかどうかは不明である。ラテックスアレルギーや接触性皮膚炎の心配がある場合、ノンラテックスの商品の利用が推奨される。ノンラテックスはラテックスアレルギーには安全であるが、一般的に加硫促進剤などの化学物質がラテックスゴムよりも高い濃度で含まれており、肌への接触により、まれに遅延型（Ⅳ型）アレルギーを引き起こすことがある。

ノンラテックスの製品

　ラバーダムシートに関する前述のようなトラブ

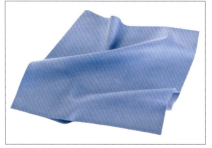
図❶ ダーマダム ミディアム ノンラテックス

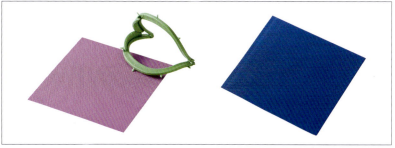
図❷ フレキシダムとフレキシダム用フレーム（左）、色違いのブルー（右）

ルの可能性を踏まえ、診察室にはノンラテックスの製品を備えておきたい。ノンラテックスの製品は高コストが難点であるが、安全には替えられない。取扱業者ごとに紹介する。

1．ウルトラデントジャパンの製品

図1はダーマダム ミディアム ノンラテックスである。素材はポリイソプレンゴムで、パウダーが付いている。ラバーダムと同様に使用可能である。

2．茂久田商会の製品

図2はフレキシダム（ロエコ）である。シリコーン製で、非常によく伸びるのが特徴である。シリコーンダムはラバーダムとは使用感が異なるが、ラバーダムより使いやすいと感じるかもしれない。即時重合レジンのモノマーで簡単に溶けてしまうので、シリコーンダムと歯の隙間を埋めようとするときには、即時重合レジンを使ってはならない。

3．デンテックの製品

図3はKSKノンラテックスデンタルダム、図4はKSKノンラテックスデンタルダム パウダーフリーである。ポリイソプレンゴムが原料で、加工用の加硫促進剤や、顔料、香料などを含んでいる。

前者にはパウダーとしてタルクが付いていて、滑りがよく、使いやすい。パウダーはもともと製造上の理由で付いており、パウダーフリー製品は

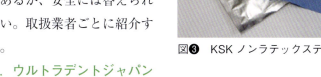
図❸ KSKノンラテックスデンタルダム　　図❹ KSKノンラテックスデンタルダム パウダーフリー

製造工程で使用したパウダーを洗い流す必要があるため、コストが上がってしまう。デンタルダムはゴム手袋に比較すれば接触時間は短いが、浮遊するパウダーにもリスクがあるので、医療従事者や患者の健康リスクをなるべく減らしたほうがよい。パウダーフリーは健康リスク対策を強化した製品である。

デンテックの製品の特徴としてアルミのラミジップに入っていることが挙げられる。ゴム製品は必ず経年劣化があるため、使用期限がある。そこで、劣化をなるべく防ぐ観点から、製造後すぐにアルミ袋にシール封入し、開封後もチャックを閉じて保管できるようになっている。

●

ラバーダムはグローブほどではないが、使用に際してリスクがある。適切なノンラテックス製品を使用して、より安全な治療システムを構築してほしい。もちろん、これらの製品を日常使用しても何ら差し支えない。

【参考文献】
1）日本ラテックスアレルギー研究会HP：http://latex.kenkyuukai.jp/special/index.asp?id=1270（2018年8月15日閲覧）

治療用機器

16 Er: YAG レーザーを応用した根管洗浄

渡辺 聡 Satoshi WATANABE
東京医科歯科大学大学院医歯学総合研究科
口腔機能再構築学講座　歯髄生物学分野

興地隆史 Takashi OKIJI

LAI とは

　根管洗浄は歯内療法の成功のための重要なステップの一つであり、根管内感染源を物理的・化学的に清掃する手段として適用される。根管の無菌化は、機械的切削（根管形成）のみではしばしば困難であり、その達成には抗菌作用を有する薬液で根尖まで根管洗浄を行うことが必須となる[1]。近年、歯科用レーザーを用いた根管洗浄（laser-activated irrigation：LAI）の有効性が報告されている[2〜5, 8〜10]。LAI はキャビテーションとともに根管内に高速の水流、衝撃波を発生させるといわれており[2]、Er: YAG レーザーを用いた LAI では、超音波洗浄法やシリンジ洗浄法よりも根管内の根尖部削片の除去効率が同程度[3]あるいは有意に高かった[4]と報告されている。また、LAI はチップ先端から離れた位置まで洗浄効果を示すため[5]、側枝など複雑な形態を有する症例に有用な可能性がある。

症例

患者：64歳、女性。上顎前歯の歯茎から膿が出ることを主訴に来院。
現病歴：数週間前に症状が再発したため、当院に紹介された。
現症：当院初診時に|1 唇側歯肉に瘻孔が認められ、ここにガッタパーチャポイントを挿入し、口内法X線写真を撮影したところ、歯根近心側の根尖側1/3付近に存在する透過像にポイントの先が向かっていた。歯周ポケットは全周2〜3mmで、パルパーによる温度診に陰性であった。歯髄壊死および慢性根尖性歯周炎と診断した（図1）。
治療：マイクロスコープ下で、補綴装置を除去後、通法に従い、35号 .06テーパーまで根管形成を行ったのち、最終洗浄として3〜6％次亜塩素酸水溶液（NaClO：歯科用アンチホルミン／日本歯科薬品）および14.3％EDTA溶液（モルホニン歯科用液、昭和薬品化工）中でLAIを行った。すなわち、Er: YAG レーザー装置（Erwin AdvErL／モリタ）およびR200T チップ（モリタ）を用い、根管内に洗浄液を満たしたのち、チップ先端の位置を作業長 −15mmとした状態で、30mJ、10ppsの条件で20秒間、それぞれの洗浄液につき3回ずつ照射を行った（図2、3）。

　その後、通法に従いガッタパーチャポイントとシーラー（AH Plus／デンツプライシロナ）を用いて、Continuous Wave 法にて根管充填を行った。術後のX線写真では、シーラー様不透過物が歯根近心側の病変内へ溢出している像を認めた（図4a）。
治療術後経過：術中および術後疼痛などは認めず、2ヵ月後に病変の縮小傾向を認めたため（図4b）、補綴処置に移行した。1年5ヵ月後に透過像がおおむね消失していることを確認した（図4c）。

LAI の有効性と溢出への配慮

　臨床において側枝の清掃状態の評価は不可能であるものの、側枝内の壊死組織が清掃されるほど

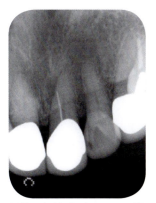
図❶ 初診時デンタルX線写真。瘻孔に挿入されたガッタパーチャポイントは、歯根近心側の透過像に向かっている

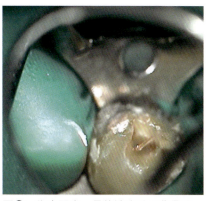
図❷ 術中写真。最終洗浄時に作業長－15mmの位置でEr: YAGレーザーを用いてLAIを行った

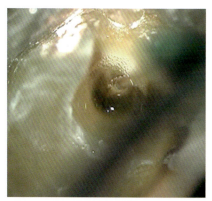
図❸ LAIの術中写真。洗浄液中に無数の気泡を生じている

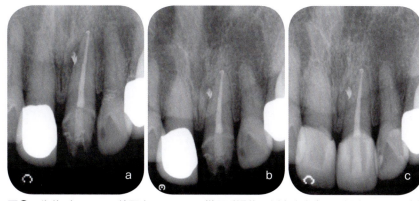
図❹ 術後デンタルX線写真。シーラー様不透過物の側方病変内への溢出を認めた(a)。2ヵ月後に病変の縮小傾向を認め(b)、1年5ヵ月後では透過像はおおむね消失していた(c)

　根管充塡材、シーラーによる充塡はしやすくなると考えられる。本症例では側枝の存在が想定される歯に対してLAIを行い、歯根側方の病変内にシーラーが溢出したものの、良好な治癒を認めた。

　側枝への充塡の有無と病変の治癒の相関性に関しては、筆者らが渉猟したかぎりでは報告されていないが、この種の症例へのLAIの有効性を間接的に示唆する症例と考えることは可能であろう。LAIの側枝内清掃効果については、超音波洗浄法より優れることを示唆する結果をわれわれは報告している[5]。すなわち、根尖から6mmの位置に側枝が付与された模擬根管に対して根尖から12mmの位置にチップを設置し、低出力（30mJ）にて蒸留水中でLAIを行ったところ、超音波洗浄法よりも側枝の水酸化カルシウム製剤の除去効果が有意に高いことを確認している[5]。これは、LAIでは低出力かつ根管上部にチップ先端を設置した条件でも、離れた位置の清掃効果が従来法よりも期待できるという示唆でもある。

　一方、今回提示した症例では想定より多量のシーラーが病変部に溢出する結果となった。シーラーの溢出自体が治療成績に与える影響は大きくないとされるものの[6]、本症例が間接的に示唆する"いまひとつ"の事項として、LAIでは洗浄液の歯周組織への溢出が想定以上に容易に生じる可能性があり、これに配慮すべきであろう。とくに、NaClOが根尖孔外へ溢出した場合、根尖歯周組織が化学的に傷害され、疼痛や腫脹が惹起さ

れるため[7]、これを未然に防ぐための対策が求められる。

　LAIで根尖孔外への洗浄液の溢出が生じたという in vitro の報告[8]がある一方で、300症例を対象として造影剤溶液中でLAIを30mJ、35 ppsで60秒間行った際の同溶液の溢出をX線写真で評価した臨床研究では、溢出例は皆無であったと報告されている[9]。われわれの過去の報告では、チップ先端の設置位置が根尖から離れるほど、また照射出力が小さいほど根尖孔外への圧力は減少し、根尖孔から－5mm、－10mmの設置位置では根尖孔外にかかる圧力はシリンジ洗浄法と同程度であることが示されている[10]。

　以上のことから、安全性の確保の観点からは、臨床応用に際しては低出力かつ根管上部にチップ先端を設置してLAIを行うことが推奨される。慎重を期して蒸留水中でLAIを行い、機械的な清掃効果のみを期待することも、とくに術者の経験が少ない場合は堅実な対応といえるであろう。

　LAIの臨床応用にあたり、現状のエビデンスを十分に把握したうえで、術者の正しい知識と適切な習練が必要不可欠であることはいうまでもない。再現性のある照射条件のもと、大規模な母集団に対して長期経過観察を行ったランダム化比較試験の数が増えることで、推奨されるLAIの適応症や照射条件が今後より明確になるだろう。

【参考文献】

1) Zehnder M: Root canal irrigants. J Endod, 32: 389-398, 2006.
2) Blanken JW, Verdaasdonk RM: Cavitation as a working mechanism of the Er,Cr:YSGG Laser in endodontics: a visualization study. J Oral Laser Appl, 7: 97-106, 2007.
3) De Moor RJ, Meire M, Goharkhay K, et al.: Efficacy of ultrasonic versus laser-activated irrigation to remove artificially placed dentin debris plugs. J Endod, 36: 1580-1583, 2010.
4) De Groot SD, Verhaagen B, Versluis M, et al.: Laser-activated irrigation within root canals: cleaning efficacy and flow visualization. Int Endod J, 42: 1077-1083, 2009.
5) Yao K, Ide A, Satake K, Ichikawa M, Watanabe S, Anjo T, Ebihara A, Kobayashi C, Suda H: Er:YAG laser-activated irrigation for lateral canals. 14th WFLD, World Congress, Paris, Abstracts book of the OIWC & WFLD CONGRESSES 109. 2014.
6) Ricucci D, Rocas IN, Alves FR, et al: Apically extruded sealers: fate and influence on treatment outcome. J Endod, 42: 243-249, 2016.
7) Sermeño R, Silva L, Herrera H, et al.: Tissue damage after sodium hypochlorite extrusion during root canal treatment. Oral Surg Oral Med Oral Pathol Oral Radiol Endod, 108: e46-e49, 2009.
8) George R, Walsh LJ: Apical extrusion of root canal irrigants when using Er:YAG and Er,Cr:YSGG lasers with optical fibers: an in vitro dye study. J Endod, 34: 706-708, 2008.
9) Peeters H, Mooduto L: Radiographic examination of apical extrusion of root canal irrigants during cavitation induced by Er,Cr:YSGG laser irradiation: an in vivo study. Clin Oral Invest, 17: 2105-2112, 2013.
10) Yao K, Satake K, Watanabe S, Ebihara A, Kobayashi C, Okiji T: Effect of laser energy and tip insertion depth on the pressure generated outside the apical foramen during Er:YAG laser-activated root canal irrigation. Photomed Laser Surg, 35: 682-687, 2017.

第3章

治療用薬剤

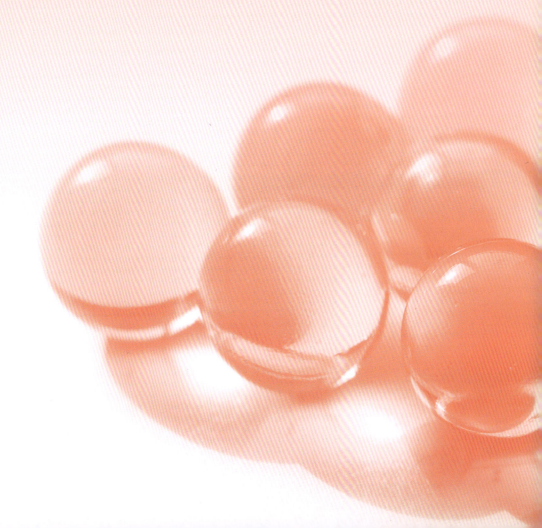

治療用薬剤

1 歴史的研究にみる 各種水酸化カルシウム系剤(材)品の ヒト歯髄反応

古澤成博 *Masahiro FURUSAWA*
東京歯科大学　歯内療法学講座

はじめに

　近年、水酸化カルシウムに代わる材品としてMTAが着目され、覆髄材として厚労省から認可されて以来、臨床で広く応用されつつある。欧米においても、組織反応が水酸化カルシウムに比較して良好であるとの文献も散見され、いまや飛ぶ鳥落とす勢いで水酸化カルシウムを駆逐するかのように、種々改良されたMTA製材が臨床に提供されている。

　しかしながら、MTAが優れた材品であることは誰もが認めるところではあるものの、はたして水酸化カルシウムは過去の遺物になってしまうのであろうか。長年、水酸化カルシウム研究の一端を担ってきた当講座としては、両者の共存、適材適所の応用がたいへん重要であると感じている。過去の研究を振り返ることによって、水酸化カルシウムの重要性を再認識するとともに、新しい材料への正しい評価が行えるものと信じている。

　本項では、当講座で過去に行われたヒト歯髄に対する臨床病理学的研究結果を中心に、各種水酸化カルシウム製剤の特徴を改めて述べてみようと思う。

　水酸化カルシウムは、1930年代にHermann.B.Wが生物学材料としての応用を推奨したのが歯科治療とのかかわりの始まりとされ、わが国では早くから歯科用薬剤として注目されて以来、現在まで覆髄剤や生活歯髄切断糊剤、根管充填剤として広く応用されてきた。周知のように、本剤の殺菌作用の主体は強アルカリ（pH 12.4）によるものと考えられており、生体への為害作用が少なく作用の持続時間が長いことや、殺菌作用のみならず創傷治癒促進効果、細菌内毒素（LPS）の減弱効果を有することなどが挙げられている。

　当講座でも本剤にいち早く着目し、昭和17(1942)年に花澤 鼎らが生活歯髄切断法に応用したのを嚆矢とし、枚挙に暇がないほどの研究が行われてきた。その結果、一口に「水酸化カルシウム」といっても、その剤形や応用状況によってヒト歯髄に対する組織反応が異なることが判明した。当時のヒト歯髄を対象とした臨床病理学的研究は、動物を用いた研究とは異なり、臨床応用に際しての決定打としての価値ある研究として一定の評価を得ていた。

　現在では倫理的な観点から、ヒト歯髄を応用した研究など実施不可能であるといっても過言ではなく、実験病理学的研究でさえも、イヌやサルなどの大型動物を用いた研究は容易に実施できる環境にあるとは言い難い。このような時代であるからこそ、過去のヒト歯髄を用いた臨床病理学的研究が、さらに輝きを増した価値あるものとなり、圧倒的な説得力をもって現代のわれわれに迫ってくるものと考えている。

　貴重な研究を行った先人と、その研究のために自身の歯を提供し、協力された数多くの患者さんに対して衷心より多大な敬意を表しつつ、改めて過去の研究を紐解いて、水酸化カルシウムの特徴を浮き彫りにしてみたいと思う。

水酸化カルシウム製剤開発の歴史的推移

　前述のように、花澤らが行った研究は、1930年代にHermann.B.Wが行った研究、すなわち本剤に生物学的効果があるとの報告からヒントを得て実施されたものである。このとき、実際に花澤らが行った生活歯髄切断法の症例は、たったの2症例であり、その症例数（n数）からは試行的に行ったに過ぎないことがうかがえる。しかしながら、2例ともに新生硬組織が観察されたことから、この後の研究に拍車がかかったことは間違いない。

　本研究が行われた後年、当講座の水酸化カルシウム研究の大家となった関根永滋が研究に加わっている。関根は、水酸化カルシウムに種々の配合剤を加え、臨床的に有用な剤品としての改良を重ねて、1960年代初頭には水酸化カルシウム製剤カルビタール®（ネオ製薬）を完成させた[1,2]。その後、種々の剤形の水酸化カルシウム製剤が開発され、水酸化カルシウム単味やカルビタール®と比較するために、何人もの研究者によって、同様にヒト歯髄を用いた臨床病理学的研究が行われた。これにより、各種水酸化カルシウムのヒト歯髄における組織反応の違いが明確となったのである。結局、当初から優秀な成績を誇ったカルビタール®は、その優れた処方から生き残り、現在でも多面的に応用されるに至っている。

各種水酸化カルシウムのヒト生活歯髄に対する組織反応

　日常臨床で、直接覆髄法や生活歯髄切断法を実施する場合、一般に水酸化カルシウム製剤を応用することが多いものと思われる。また、湾曲根管などの抜髄処置が困難な症例において、あえて高位の生活歯髄切断法を実施する場合もあれば、通法の抜髄処置後に根尖部に新生硬組織形成を期待して水酸化カルシウム製剤を応用する場合もあるであろう。このような場合、当然のことながら歯髄がどのような組織反応を示すのかを知ったうえで応用しなくてはならない。ただ、単に水酸化カルシウムという名の付くものを応用すればよいというものではなく、ヒト歯髄に対する影響について十分熟知したうえで応用する必要があることはいうまでもない。ここでは、歴史的研究結果から、現在でも十分通用する製剤を含めた各種水酸化カルシウムのヒト歯髄反応について、改めてまとめて紹介しておきたい。

1．水酸化カルシウム単味

　水酸化カルシウム単味をヒト歯髄に応用した研究結果をみると、製剤ではないため、歯髄創傷面に確実に貼付することが難しいことがよくわかる。図1～4に代表例を示すこの研究[3]では、症例総数50例中、臨床的不快症状を発現せず無症状に経過したものは31例（62％）で、病理組織成績では象牙質橋（Dentin Bridge）の形成が認められたものが40例であったものの、完全に露髄面を閉鎖していない不完全型が34例（85％）を占めていたと述べている。

　すなわち、歯髄創傷面へ均一に貼付されていない症例が多く、硬組織形成が不完全であったと考えられる。ただし、現在のように、処置の際にマイクロスコープを使用して正確に応用することができれば、あるいは均一に貼付できる可能性があったとも思われる。なお、現在でも水酸化カルシウム単味は歯科用薬品として一般に市販されていないために、試薬を使用しなくてはならず、患者さんの同意が必要となることから、これを応用する際にはその点にも十分な配慮が必要である。

2．硬化型水酸化カルシウム製材

　水酸化カルシウムを含有する硬化型の材品は、その操作性の簡便さ、安定性、あるいはその後の処置システムとの関連性から、臨床で比較的安易に応用されている。本製材の特徴は、材品の設計上水酸化カルシウムが具備する生物学的特徴を生かしつつセメント状にすることで、臨床応用上の利点を得ることにある。しかしながら、硬化型製

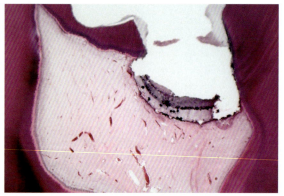
図❶ 32歳・女性。水酸化カルシウム単味応用群14日間経過例。歯髄には充血、円形細胞浸潤、および一層の壊死層を認めるも、わずかながら象牙質橋の形成が観察される（東歯大・宇井、淺井、古澤原図）

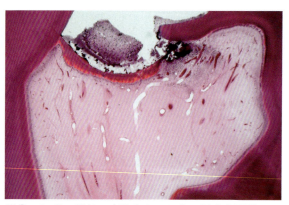
図❷ 21歳・男性。水酸化カルシウム単味応用群48日間経過例。歯髄には充血、円形細胞浸潤を認めるも、象牙質橋の形成が認められ、歯髄は瘢痕化している（東歯大・宇井、淺井、古澤原図）

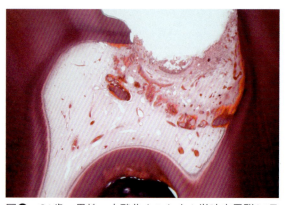
図❸ 21歳・男性。水酸化カルシウム単味応用群64日間経過例。埋入した被験材周囲に新生硬組織形成を認めるが、均一ではない状態が観察される（東歯大・宇井、淺井、古澤原図）

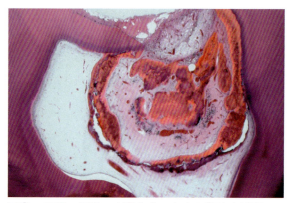
図❹ 22歳・男性。水酸化カルシウム単味応用群322日間経過例。埋入した被験材周囲に強度の新生硬組織形成を認めるが、材品が均一ではなく、周囲には円形細胞浸潤が観察される（東歯大・宇井、淺井、古澤原図）

材とすることで材品表層からの水酸化カルシウムの溶出が減弱され、主成分として配合されている水酸化カルシウム自体の作用が十分発揮されない可能性が指摘されてきた。

Dycal応用の研究[4]においても、同様の結果が得られている。たとえば、前述の水酸化カルシウム単味を直接的にヒト露出創傷歯髄に応用した場合、これと組織界面との間に壊死層が形成される特徴的な所見が知られているが、硬化型材品の場合には壊死層は形成されず、新生硬組織の形成もほとんど認められない傾向を示していた。図5〜8に示すDycal応用例では、症例総数15例中、臨床成績が良好であったものが13例（87％）で、病理組織学的に象牙質橋の形成を認めたものは12例（80％）であったが、その形成状態は髄腔壁より添加した象牙質が徐々に材品上に拡延して、ごく一層形成された状態であったと述べられている。

また、本研究では観察期間が100日に満たない症例であるが、他の硬化型水酸化カルシウム製材応用論文における長期間経過例を見ても同様の傾向を示していた。すなわち、硬化型水酸化カルシウム製材で直接覆髄を行った場合には、壊死層は

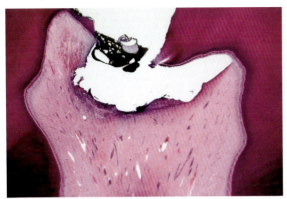

図❺ 19歳・女性。Dycal応用群13日間経過例。被験材に接して充血、円形細胞浸潤を認めるが、新生硬組織形成は観察されない（東歯大・渡邊、淺井、古澤原図）

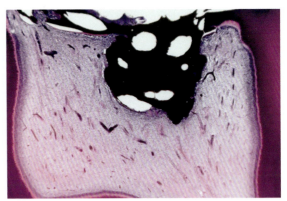

図❻ 24歳・女性。Dycal応用群35日間経過例。被験材の一部に接してわずかに新生硬組織の形成が観察され、以下の歯髄は瘢痕化している（東歯大・渡邊　淺井　古澤原図）

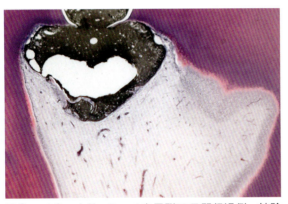

図❼ 19歳・女性。Dycal応用群58日間経過例。被験材の一部に接してわずかに新生硬組織の形成が観察され、以下の歯髄は瘢痕化している（東歯大・渡邊、淺井、古澤原図）

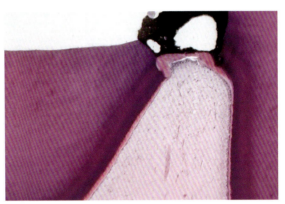

図❽ 20歳・女性。Dycal応用群63日間経過例。被験材に接してわずかに新生硬組織の形成が観察され、象牙質橋を形成している（東歯大・渡邊、淺井、古澤原図）

形成されず、新生硬組織も厚径が菲薄なものが形成され、水酸化カルシウムの薬効を期待するには効果が微弱であるものと思われる。

3．プレミックスシリンジタイプ

　水酸化カルシウムは白い粉末であり、このままでは歯に応用することが困難であることから、いままで種々の形態の製剤（材）が開発されてきた。なかでもビタペックス®（ネオ製薬工業）に代表されるプレミックスシリンジタイプは、応用の際の簡便さから現在でも根強い人気を誇っている。しかしながら、本材は硬化型の製材と同様にプレミックスタイプとすることで、水酸化カルシウムの効果がマスキングされ、本来の薬理学的効果が発揮されないとされてきた。そこで当講座でもVitapex®について、ヒト歯髄創傷部面に応用した臨床病理学的研究を行っている[5]。

　図9〜12の代表例に示すように、病理組織学的に硬化型材品と同様に壊死層の形成は認められず、成分中のシリコーンオイルによるものと思われる空胞形成が、すべての症例に認められた。のちの研究で、空胞形成を引き起こすシリコーンオイル自体には歯髄に為害性がないことが判明して

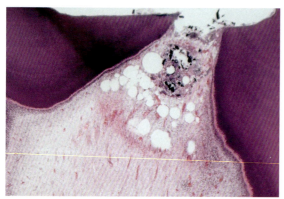

図❾ 18歳・男性。ビタペックス応用群17日間経過例。歯髄には充血、出血、円形細胞浸潤が観察される。埋入した被験材周囲に顕著な空胞形成を認める（東歯大・河野、淺井、古澤原図）

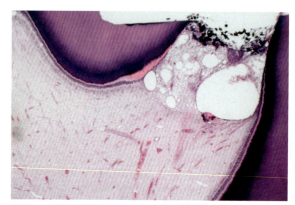

図❿ 25歳・男性。ビタペックス応用群42日間経過例。被験材に接して一部ごくわずかながら新生硬組織を認めるが、空胞形成が観察される（東歯大・河野、淺井、古澤原図）

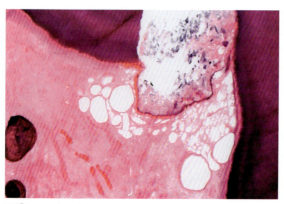

図⓫ 40歳・女性。ビタペックス応用群90日間経過例。被験材に接して一層の象牙質橋の形成を認めるが、以下の歯髄には多数の空胞形成を伴う肉芽組織の形成が観察される（東歯大・河野、淺井、古澤原図）

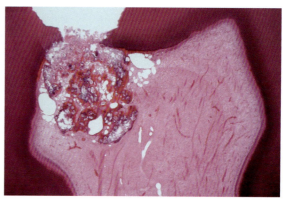

図⓬ 21歳・女性。ビタペックス応用群335日間経過例。露髄部直下に埋入した被験材を核とした顕著な新生硬組織の形成と、髄腔壁に添加した象牙質とが癒合して象牙質橋を形成しているが、以下の歯髄には空胞形成が残存している（東歯大・河野、淺井、古澤原図）

いるものの、組織学的にこのような変化が惹起されることがわかっている以上、これを歯髄や根尖部周囲組織に積極的に応用することには、若干の抵抗があることは否めない。

　本研究では症例総数20例中、臨床成績が良好であったものが15例（75％）で、病理組織学的に象牙質橋の形成を認めたものは12例（60％）であった。ただし、石灰化機転の開始時期が遅く、象牙質橋の形成状態は、髄腔壁より添加した象牙質が徐々に材品上に拡延して一層形成された状態であり、硬化型水酸化カルシウム製材よりは厚径はあるものの、十分な硬組織形成による治癒形態とは言い難いものである。

4. 水酸化カルシウム・ヨードホルム糊剤カルビタール®（ネオ製薬工業）

　水酸化カルシウムを79％含有するカルビタール®は、当講座で1960年代に開発されて以来、処方が何回か改良されて[6]現在まで応用され続けている製剤である。ここで改めて本剤の開発までの経緯について、簡単に述べておく。

　関根および渡辺 豊（1943年）[6]は、ヒト生活歯髄10例に対して水酸化カルシウム単味で生活歯髄

切断法を実施した結果、3例の歯髄に化膿性崩壊および根尖病変を認めた。このことから、水酸化カルシウム単味では制腐作用の欠如による細菌感染が惹起されたものと結論した。その後、関根ら（1953年）、西條（1957年）[7]が、水酸化カルシウムの有する歯髄に対する治癒促進作用はそのままに、組織為害性を有さず本剤の弱点である制腐性を補う目的で、微量で効果的な抗菌性物質を配合した剤品の開発を企図した。

5％スルファチアゾールやグアノフラシンなど、5種を配合した水酸化カルシウム糊剤をヒト歯髄に応用して検索を行った結果、99例中87例が良好な成績を収め、さらに不良例でさえ歯髄の化膿性崩壊が皆無であったことから、水酸化カルシウム単味に比較して、より確実な制腐性および治癒効果が発揮することを確認した。その後、町田（1960年）[8]は、本剤の輸送性、粘稠度の増加を図る目的で、30％プロピレングリコールなどを配合して検索し、好結果を得た。

こうした研究を礎として関根（1960年）は、X線造影性と制腐性の増強を目的として、20％のヨードホルムを配合し、さらに歯髄創傷に由来する不快症状の防止を目的として、麻酔薬T-カインを加えてカルビタール®を処方した。その後、淺井康宏の下、覆髄や生活歯髄切断、抜髄まで、本剤および数多くのヒト生活歯髄を用いた臨床病理学的研究が重ねられ、さらに処方に改良が加えられて[9]、その優れた薬理学的効果が立証されて現在に至っている。

ここで紹介する研究[10]においても、臨床的に無症状に経過したものが88％、病理組織学的に良好であった症例は96％で、比較検討を行った硬化型水酸化カルシウム製材よりも優れた成績を示していた。図13〜18に示すように、歯髄に為害作用を示すことなく、比較的短期間経過例から壊死層直下に厚径のある象牙質橋の形成を認めていた。本製剤は、当講座で行った各種水酸化カルシウム製剤のなかでは、最も優れた成績を示しており、覆髄、生活歯髄切断、根管充填、さらに髄床底部穿孔[11]という新生硬組織形成が期待される処置はもちろんのこと、難治性根尖性歯周炎における感染根管治療の貼薬剤から糊剤根管充填としても使用されるなど、歯内療法処置のほとんどに応用可能な製剤として、現在でも臨床において多面的に応用されている。

以上のことから、各種水酸化カルシウム系剤（材）品をヒト歯髄に直接的に応用した結果、それぞれの剤（材）品のタイプによって組織反応が異なることが判明した。その結果、ヒト歯髄に対して為害性を示さず、安定した新生硬組織形成（象牙質橋）を招来させる水酸化カルシウム製剤（材）はカルビタール®が最も優れていると結論付けており、筆者は現在でも本剤を臨床に頻用している。

MTAについて

最近着目されているMTAの臨床病理学的研究については、現在では倫理的な背景から容易に行うことはできないが、ヒト歯髄に対して応用した場合の組織反応は、筆者はカルビタール®に類似した結果が得られるものと推察している。また、MTAの利点は組織反応に優れるが硬化することであり、ペースト状の水酸化カルシウム製剤が応用不可能な症例や、応用後にマイクロリーケージのおそれのある症例などの場合には、MTAを積極的に活用するなど、症例による使い分けが必要であると痛感している。

ただし、場合によってはMTAを応用後、次回来院時に治療を行う際に安易に超音波機器を用いると、せっかく応用したMTAが簡単に除去されてしまうことも経験しており、MTAが硬化するからといって、接着性レジンセメントのような状態にはならないので過信しないほうがよい。

なお、欧米の各種MTA研究では比較対象として水酸化カルシウム製剤（材）が用いられている

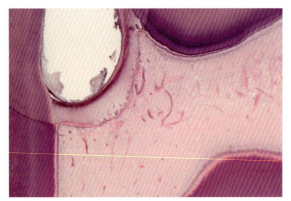

図⓭　24歳・男性。カルビタール応用群15日間経過例。露髄部表層は壊死に陥るも、直下の歯髄には一層の象牙質橋の形成を認める（東歯大・近藤、淺井、古澤原図）

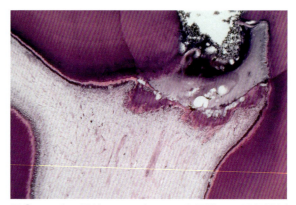

図⓮　22歳・男性。カルビタール応用群29日間経過例。露髄部表層は壊死に陥るも、直下の歯髄には完全象牙質橋の形成を認める（東歯大・近藤、淺井、古澤原図）

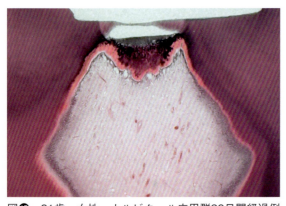

図⓯　31歳・女性。カルビタール応用群30日間経過例。露髄部表層には壊死層が認められるものの、直下の歯髄には完全象牙質橋の形成が観察され、髄腔壁の添加した象牙質と連続している（東歯大・近藤、淺井、古澤原図）

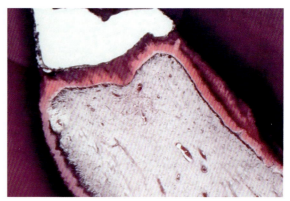

図⓰　11歳・女児。カルビタール応用群85日間経過例。露髄部は完全象牙質橋で閉鎖されている（東歯大・近藤、淺井、古澤原図）

が、それがどのタイプのものを使用しているのかを見極めてほしい。新生硬組織の形成が微弱な水酸化カルシウム製材と比較して、単にMTAが優れたものであると判断するのは早計である。この点は注意されたい。

おわりに

近年、欧米を中心にMTAが脚光を浴びて水酸化カルシウムが過去の遺物のような存在になりつつあるようである。確かにMTAは優れた材品であることは論を俟たないものの、現時点でのわが国の歯科保険診療においては、まだまだ中心に据えるには時期尚早であるともいえる。そのようななか、本項では改めて水酸化カルシウムに焦点を当て、現在でも十分通用するものだけをピックアップして、嘗て当講座で行ったヒト歯髄を対象とした臨床病理学的研究結果を供覧した。古い標本ではあるが、現代を生きるわれわれ歯科医師に訴えかけるに十分な内容をもっていると考えている。今後、水酸化カルシウムを臨床で使用する際の参考にしていただければ幸いである。

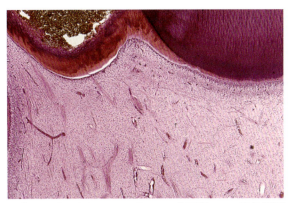
図❶ 22歳・女性。カルビタール応用群101日間経過例。露髄部は完全象牙質橋で閉鎖され、以下の歯髄は健康な状態にある（東歯大・近藤、淺井、古澤原図）

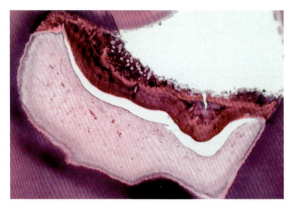
図❶ 26歳・男性。カルビタール応用群241日間経過例。露髄部には完全象牙質橋の形成を認め、以下の歯髄は健康な状態にある（東歯大・近藤、淺井、古澤原図）

【謝辞】
本論文のために病理組織標本のデジタルデータ化に多大なご協力をいただいた、当講座非常勤講師 渡邊宇一氏と皆川雅彦氏に対し深謝する次第である。

【参考文献】

1) 関根永滋，西條征男，石川達也，今西孝博，淺井康宏，成田むつ：カルビタールを以ってする生活歯髄切断法に関する臨床病理学的研究．歯科学報，63：463-473，1963．
2) 北川宗信：改良カルビタールを以ってする麻酔抜髄即時根管充填法に関する臨床病理学的研究．歯科学報，69：88-135，1963．
3) 宇井洋夫：生活歯髄切断用薬剤に関する臨床病理学的研究：歯科学報，85：1-41，1985．
4) 渡邊宇一：硬化型水酸化カルシウム製材に関する研究．日歯保誌，35（3）：738-784，1992．
5) 河野誠之：高分子化合物含有根管充填材（剤）に関する研究．歯科学報，83（12）：1529-1571．
6) 関根永滋，渡邊 豊：水酸化「カルシウム」を以ってせる生活歯髄切断法の臨牀病理学的研究補遺．歯科学報，48：184-203，1943．
7) 西條征男：種々なる抗菌性物質加水酸化カルシウム糊剤を以てする生活歯髄切断法に関する臨床病理学的研究．歯科学報，57：357-363，399-403，479-485，525-531，1957．
8) 町田幸雄：抜髄法並びに根管中間位歯髄切断法に関する臨床病理学的研究．日歯保誌，3：126-189，1960．
9) 淺井康宏，伊藤彰人，近藤祥弘，石川達也，成田むつ，松井恭平，町田幸雄，薬師寺 仁，衣松勒生：カルビタール（改良処方）による歯髄創傷の治癒効果に関する臨床病理学的検討．日歯保存誌，24：271-281，1981．
10) 近藤祥弘：硬化型水酸化カルシウム製剤の歯髄創傷の保護（治癒）効果に関する臨床病理学的研究．歯科学報，81：1755-1817，1981．
11) 森永一喜：髄床底穿孔の処置に関する実験病理学的研究．歯科学報，85（4）：439-449，1985．

治療用薬剤

2 リバスクラリゼーション (Regenerative Endodontics) における水酸化カルシウム製剤の応用

淺井知宏 *Tomohiro ASAI*
東京歯科大学　歯内療法学講座

古澤成博 *Masahiro FURUSAWA*

　従来、根未完成歯が歯髄壊死に陥った場合、アペキシフィケーションを行ってきた。この場合は硬組織形成を伴う歯根の成長（長さ・厚さの増加）が起こらないため、根管壁は薄く、短いままで歯根破折や脱落のリスクがあるとされる[1]。しかしながら、リバスクラリゼーション（Regenerative Endodontics）は、根管内の化学的洗浄および根管貼薬による消毒を行い、意図的に根管内の出血を促し、根管を封鎖することによって、硬組織形成を招来させて歯根の成長を促す新しい治療法である。2001年に Iwaya らが初めてリバスクラリゼーションの症例を発表し[2]、現在でも多くの症例報告[3〜10]がなされ、根未完成歯に対する治療法のひとつとして確立している[11, 12]。

治療の手順とポイント

　治療手順は AAE（アメリカ歯内療法学会）において臨床考察がなされており、リバスクラリゼーションを行ううえで、ひとつの基準となっている（図1）[12]。

　この手順では、水酸化カルシウム製剤または3Mix による根管貼薬が推奨されているが、後者はわが国では歯科適用外の薬剤の応用による目的外使用となるため推奨されていない。したがって、国内での第一選択薬としては水酸化カルシウム製剤である。処置後の経過観察では、12〜24ヵ月の期間を設け、症状の消失・歯根の成長（厚さおよび長さ）の確認および歯髄の生活反応を確認することを勧めている。

臨床症例

　10歳1ヵ月の女児。D̄根尖部歯肉の腫脹を主訴に来院。自発痛はなく、根尖部圧痛および打診痛を認めた。歯肉溝は全周2mm。X線写真では根未

図❶　AAE によるリバスクラリゼーション（Regenerative Endodontics）の一般的な治療手順

初診時
診査・診断、患者および保護者への説明・同意
↓
リドカイン塩酸塩・アドレナリン注射液にて浸潤麻酔奏効
↓
ラバーダム防湿・髄室開拡
↓
1.5% NaOCl と EDTA 根管洗浄
↓
ペーパーポイントによる乾燥
↓
水酸化カルシウム製剤または3Mix の貼薬
↓
グラスアイオノマーセメントにて仮封

2回目のアポイント時（初診時の1〜4週間後）
自他覚症状の改善確認
↓
メピバカイン塩酸塩注射液にて浸潤麻酔奏効
↓
ラバーダム防湿、仮封材・貼薬剤除去、17% EDTA 根管洗浄
↓
ペーパーポイントによる乾燥
↓
K-file を用いて根尖部から出血を促し、血餅を誘導
↓
MTAセメントによる封鎖
↓
グラスアイオノマーセメントによる仮封
↓
歯冠修復治療・経過観察

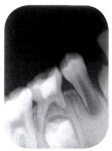
図❷ 初診時のX線写真

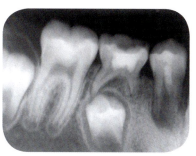
図❸ 水酸化カルシウム製剤（カルビタール®）貼薬直後のX線写真

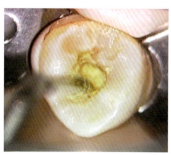
図❹ 水酸化カルシウム製剤（カルビタール®）貼薬時の口腔内写真

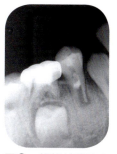
図❺ 根管封鎖時のX線写真

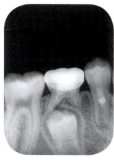
図❻ 術後8ヵ月のX線写真

完成歯で、根尖部に透過像を認めた（図2）。慢性化膿性根尖性歯周炎と診断し、患者の年齢・根未完成歯であることを考慮して、水酸化カルシウム製剤カルビタール®（ネオ製薬工業）を用いたリバスクラリゼーションを行った（図3～5）。術後8ヵ月のX線写真では、あきらかな歯根の成長を認めた（図6）。

現状と今後の課題

現在、病理組織学的な研究では、歯根の成長は象牙質ではなくセメント質様組織によるものであると報告されている[14～16]。

また、リバスクラリゼーションの成功の鍵を握るのは、根管内および根尖部における幹細胞・成長因子・足場の存在が重要であることが示されている。今後、リバスクラリゼーションの研究が、歯根完成永久歯の感染根管治療に対しての歯髄再生治療の実現に向けて大きな足がかりなることが期待されている。

【参考文献】

1) 下野正基, 高田隆：歯科治療に伴う治癒の病理. 医歯薬出版, 東京, 104-128, 2008.
2) Iwaya S, Ikawa M, Kubota M: Revascularization of an immature permanent tooth with apical periodontitis and sinus tract. Dent Traumatol, 17: 185-187, 2001.
3) Chueh LH, Hoy C, Kuo TC, et al.: Regenarative endodontic treatment for necrotic Immature Permanent teeth. J Endodo, 35: 160-164, 2009
4) Chueh LH, Huang GT: Immature Teeth with periradicular periodontitis or abscess undergoing apexogenesis: a paradigm shift. J Endod, 32: 1205-1213, 2006.
5) Petrino JA: Revascularization of necrotic pulp of immature teeth with apical periodontitis. Northwest Dent, 86: 33-35, 2007.
6) Thibodeau B, Trope M: Pulp revasclarization of a necrotic infected immature permanent tooth : case report and review of the literature. Pediatr Dent, 29: 47-50, 2007.
7) Cotti E, Mereu M, Lusso: Regenerative Treatment of an immature, traumatized tooth with apical periodontitis: report of case. J Endod, 34: 611-616, 2008
8) Jung TY, Lee SJ, Hargreaves KM: Bioxogically based treatment of immature permanent teeth with pulpal necrosis: a case series. J Endod, 34: 876-887, 2007.
9) Shah N, Logani A, BhaskerU, et al.: Efficacy of revascularization toinduce apexification/apexogenesis in infected, nonvital,immature teeth:a pilot clinical study. J Endod,34: 919-925, 2008.
10) Tsukiboshi M, Ricucci D, Siqueria JF: Mandibular Premolars with immature roots and apical perioditis lesions treated with pulpotomy: Report of 3 cases. J Endod, 43: 65-74, 2017.
11) Diogenes A, Simon S, Law AS: Regenerative endodontics. KM Hargreaves, LH Berman（eds）Cohen's Pathways of Plup, 11TH ed. 447-473, Elsevier, St Louis, 2016.
12) AAE Posistion Statement. Scope of endodontics: regenerative endodontics. https://www.aae.org/specialty/wp-content/uploads/sites/2/2017/06/scopeofendo_regendo.pdf
13) AAE Clinical consideration for a Regenerative Rrocedure. https://www.aae.org/specialty/wp-content/uploads/sites/2/2017/06/currentregenerativeendodonticconsiderations.pdf#search=%27AAE+regenarative+procedure%27
14) Shimizu E, Ricucci D, Albert J, Alobaid AS, Gibbs JL, Huang GT, Lin LM: Clinical,radiographic, and histological observation of a human immature permanent teeth with chronic apical abscess after revitalization treatment. J Endod, 39: 1078-1083, 2013.
15) Martin G, Ricucci D, Gibbs JL, Lin LM: Histological findings of revasclarized/revitalized immature permanent molar with apical periodontitis using platelet -rich plasma. J Endod, 39: 138-144, 2013.
16) Lei L, Chen Y, Zhou R, Huang X, Cai Z: Histologic and immunohistochemical findings of a human immature permanent tooth with apical periodontitis after regenerative endodontic treatment. J Endod, 41: 1172-1179, 2015.

治療用薬剤

3 覆髄材としてのMineral trioxide aggregate（MTA）の現況

興地隆史 *Takashi OKIJI*
東京医科歯科大学大学院医歯学総合研究科　口腔機能再構築学講座　歯髄生物学分野

覆髄材としてのMTAの特性を概観する

　Mineral trioxide aggregate（以下、MTA）は、米国Loma Linda大学で1990年代初頭に開発された歯内療法用材料で、1998年の初発製品（ProRoot MTA／Dentsply Tulsa Dental）発売後、直接覆髄、穿孔封鎖、逆根管充填などのさまざまな用途で急速に世界的に普及した。

　ProRoot MTA（デンツプライシロナ）は直接覆髄材のゴールドスタンダードに位置付けられているといっても過言でない。これは、新生硬組織（デンティンブリッジ）の形成を伴う治癒が高率に生じるとの組織学的研究や、従来の水酸化カルシウム製剤を上回る良好な予後成績を示すとの臨床研究（表1）が根拠となっている[1, 2]。

　本項では、ProRoot MTAおよび関連製品の直接覆髄への応用を取り上げ、術式のポイントを述べるとともに、読者諸氏の製品選択の一助として各製品の特性を整理して概説したい。

1．組成と硬化反応

　ProRoot MTAの主成分はポルトランドセメント（土木建築用セメント）で、これに不純物の除

表❶　ProRoot MTAを用いた直接覆髄の予後成績：水酸化カルシウム製剤との比較

文献	研究デザイン	症例（年齢）	観察期間	材料（症例数）	成績
Mente (2010)[4]	後ろ向き	う蝕（8～78歳）	12～80ヵ月 中央値27ヵ月	ProRoot MTA（69） Hypocal（53）	成功率 78% 60%（有意差あり）
Cho ら (2013)[5]	後ろ向き	う蝕	9日～3.7年 中央値11.1ヵ月	ProRoot MTA（63） Dycal（75）	生存率（3年後） 67.4% 52.5%（有意差あり）
Hilton ら (2013)[6]	多施設RCT*	う蝕、外傷、偶発露髄	0.2～33.5ヵ月 中央値12.1ヵ月	ProRoot MTA（183） Life（175）	失敗率（24ヵ月後） 19.7% 31.5%（有意差あり）
Mente ら (2014)[7]	後ろ向き	う蝕	24～123ヵ月 中央値42ヵ月	ProRoot MTA（170） Hypocal（59）	生存率（10年後） 80.5% 59.0%（有意差あり）
Kundzina ら (2016)[8]	多施設RCT*	う蝕（臼歯）（18～55歳）	1週、12、24、36ヵ月	ProRoot MTA（33） Dycal（37）	生存率（3年後） 84.6% 51.5%（有意差あり）
Çalişkan ら (2017)[9]	後ろ向き	う蝕	24～72ヵ月 平均37.3ヵ月	ProRoot MTA（85） Ca(OH)$_2$（67）	生存率（3年後） 71% 59%（有意差なし）

*RCT：ランダム化比較試験

去や粉末の細粒化などを施し、歯科用に改変した材料と考えることができる。すなわち、ProRoot MTAの組成の中心は、ポルトランドセメント由来のケイ酸三カルシウム（$3CaO・SiO_2$）、ケイ酸二カルシウム（$2CaO・SiO_2$）であり、水との反応（水和反応）で硬化するが、この際に水酸化カルシウムが難溶性のケイ酸カルシウム水和物とともに生成する。また、酸化ビスマスが造影剤として添加されている[1]。

ProRoot MTAは、当初は灰色の製品（いわゆるgrey MTA）であったが、のちに審美性向上のため、鉄酸化物が除かれた黄白色の製品（いわゆるwhite MTA）が開発された。わが国では後者が「歯科用覆髄材料」としての薬事承認のもと2007年より市販されている。

2. 生体機能性

「生体機能性」は、ProRoot MTAの特性を理解するためのキーワードである。この性質は、硬化体中の水酸化カルシウム結晶の緩徐な溶解によるCa^{2+}やOH^-の持続的放出により発現する[1]。

ProRoot MTA硬化体をリン酸緩衝液などの擬似体液に浸漬すると、放出されたCa^{2+}がリン酸イオンと反応し、表面にアパタイト様のリン酸カルシウム塩の結晶が析出する[3]。これは、表面が生体親和性の析出物で覆われることを意味しており、ProRoot MTAが強アルカリ性を示すにもかかわらず、良好な生体親和性を示す理由を説明する現象である。歯質との界面ではギャップの析出物による閉鎖が生じ、封鎖性の向上に寄与すると思われる。

また、OH^-の放出により、硬化体の周囲は強アルカリ性（練和直後でpH12程度）となる。このため水酸化カルシウムと同様、直接覆髄後の歯髄創傷治癒に有利な環境が形成されると思われる。ProRoot MTAは抗菌性を示すが、これも強アルカリ性をメカニズムとしている。

3. 製品改良の動向

ProRoot MTAは完成された材料とはいえない。とくに、硬化に約3時間を要する性質は、製品改良の主要な標的となっている。また、本製品の操作性は独特で、粘稠度の少ないパサパサした練和物の取り扱いはコツを要するものといえる。術後に変色する可能性も指摘されている。

そこで2010年ごろより、ProRoot MTAの改良を謳った新製品が続々と開発されている。近年ではこれらの製品を総称する用語として「生体機能性歯内療法用セメント（bioactive endodontic cement；BEC）」が提唱されているが[2]、これは、各製品が組成上のバリエーションを超えた共通の性質として生体機能性を備えることによる。

以下、本稿では便宜的に、粉液タイプの製品を総称する用語として「MTA」を用いることとする。

ProRoot MTAによる直接覆髄の臨床成績

表1に、直接覆髄におけるProRoot MTAと水酸化カルシウム製剤の予後成績の比較を行った臨床研究の概略を示す。これらの報告は、自発痛、持続時間の長い誘発痛、打診痛などがみられないことから臨床的健康歯髄もしくは可逆性歯髄炎と診断され、術中の止血が可能であった症例を対象としている[4〜9]。

研究方法や経過観察期間などは各研究で異なるが、ProRoot MTAが水酸化カルシウム製剤より成績が有意に高いとの報告が多く、有意差がないとする報告においても、ProRoot MTAのほうが良好な成績を示す傾向がみられる。

MTAによる直接覆髄の適応症と術式

1. 適応症

上記のように、臨床的健康歯髄もしくは可逆性歯髄炎と診断され、露髄部からの止血が可能な症例が、良好な適応症と考えられる。露髄部の大きさは、おおむね直径2mm以内が基準となる。予後成

績に対する影響因子として、即日修復（翌日以降より有意に良好）[7]、患者の年齢（40歳未満で有意に良好）[5]、咬合面の露髄（軸面より有意に良好）[5]などが報告されており、症例選択の参考となる。

一方、不可逆性歯髄炎と診断された症例で良好な経過が得られたとする少数の報告もみられるが、MTAが直接覆髄の適応症の拡大をもたらすとの見解は十分には証明されていない。

2. 練和

MTAの練和は製造者指定の混水比（ProRoot MTAでは0.33）で行うことが原則であるが、混水比を若干変化させて操作性の向上を図ることはやむを得ないと思われる。ところが、混水比が過小な場合は練和物の粘稠性が乏しく、水分の不足から硬化反応が十分進行しないことも懸念される。また、混水比を増加させると流動性が増加して操作可能時間も延長するが、窩洞に圧接しづらいことが経験されるとともに、硬化体の多孔化や溶解性の上昇により性能を損なう可能性もある。

一方、さまざまな混水比（0.28-0.40）で練和したwhite ProRoot MTAでヒト健康歯髄に直接覆髄を行い組織学的に解析した研究では、組織反応はいずれも同等であったことが報告されている[10]。すなわち、20%程度の混水比の変化は許容範囲内であることが示唆される。

3. 窩洞への輸送と填塞

MTAは水分のマイナスの影響を受けづらく、むしろ硬化に水分を要する材料であるため、窩洞内を完全に乾燥させる必要はないと筆者は考えている。筆者は止血後滅菌水で窩洞を洗浄したのち、滅菌小綿球でブロットドライを行う程度の乾燥状態とすることが多い。

MTAの流動性はわずかな混水比の差で大きく変化する傾向があり、しかも練和後比較的短時間で低下する。直接覆髄では、逆根管充填や根管壁穿孔封鎖などと比較してアプローチが容易な症例が多いと思われるものの、適切な輸送用器具（小口径のアマルガムキャリア様器具や、いわゆるMTAブロックなど）で手際よく填塞することが肝要である（図1）[11]。アプローチが容易な症例では、裏層器やヘラ型充填器なども使用可能である。輸送後は滅菌小綿球などを用い、歯髄に不用意に圧をかけることのないよう整形する。

MTAの厚さについては、逆根管充填では封鎖性確保のため4mm程度必要とされるが、直接覆髄でこの厚さの確保は不可能である。筆者は1.5mm以上を目安としているが、これは積層する裏層材・修復材の封鎖性にも期待したうえでの数値である。

また、ProRoot MTAなど硬化時間の長い製品では、水分不足による硬化不良を避けるため、水を含んだ綿球を凝結体に接触させて仮封し、次回に硬化を確認後修復すること（いわゆる「2回法」）が推奨されている。ところが、2回法と即日修復で直接覆髄後の臨床所見、組織所見とも有意差が見られないとの報告があり[12]、綿球のスペースを確保しづらい症例などでは2回法にこだわるまでもないように思われる。速硬性の製品（エンドセムMTA：ペントロンジャパンなど）では、2回法の意義は少ない。

製品選択のヒント

現在、わが国でも、「生体機能性歯内療法用セメント」に属する複数の製品が市販されている（表2）。これらはProRoot MTAの組成を改変し、硬化時間、操作性などの改善を図ったもので、さまざまな「優位性」が謳われているが、当然ながらすべてに優れた製品は存在しない。本項では、読者諸氏の製品選択の一助として、「どのような性質を材料に求めるか」という視点から、各製品の特徴を概観する。

1. 硬化時間が短い

粉液タイプの各製品とも、程度の差はあれProRoot MTAより硬化が速いことが謳われているが、そのメカニズムは製品により異なっている。

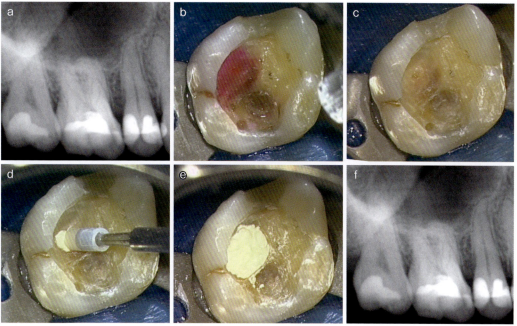

図❶ ProRoot MTA による直接覆髄（45歳・女性、6̲）。a：術前。b：感染象牙質除去中に露髄。c：顕微鏡下で感染象牙質除去後、次亜塩素酸ナトリウム液で清掃し、止血を確認。d：MTA 充填用インスツルメント（MTA エンドキャリア）で ProRoot MTA を輸送。e：ヘラ型充填器で ProRoot MTA を積層し、滅菌小綿球で整形。その後、水を含んだ綿球を封入して、水硬性セメントとグラスアイオノマーセメントで二重仮封。次回にコンポジットレジン修復を行った。f：9ヵ月後（参考文献[11]より引用改変）

たとえば、MTA プラス（茂久田商会）では粉末が細粒化されていること、TMR-MTA セメント（ヤマキン）では球状シリカフィラーを含むことが、硬化時間短縮の主たるメカニズムとされる。エンドセム MTA はポゾラン（可溶性シリカを含むセメント混和材）の添加により速硬性が付与されており、硬化時間は製造者によれば4分である。

一方、セラカル LC（モリムラ）はレジン添加型の製品で、注入後ただちに光照射して硬化させる。硬化体ではレジンマトリックス中に未反応のケイ酸カルシウムが分布しており、水酸化カルシウムはほとんど形成されないようであるが、Ca^{2+} 放出能は確認されている[13]。

2．操作性がよい

MTA プラスや MTA アンジェラス HP（ヨシダ）では、液材への可塑剤の添加により、練和物の粘稠度が高められている。TMR-MTA セメントでは、球状シリカフィラー添加による操作性向上が謳われている。

粉液タイプ以外の製品は、材型が操作性に直結している。すなわち、セラカル LC はフロアブルレジンを扱う感覚で操作できる。また、エンドセム MTA premixed（ペントロンジャパン）と Well Pulp ST（ペントロンジャパン）は、当初根管シーラーとして開発されたシリンジタイプ（ワンペースト）の製品で、高い流動性を示す。

3．審美性が良好で変色しない

ホワイトタイプの製品は、グレータイプよりも審美性の面で有利であるが、前者でも術後に変色が生じることがある。その一因として酸化ビスマスの変色が知られているため[14]、造影剤の変更（ビスマスフリー化）が行われた製品がみられる。すなわち、バイオ MTA セメント（モリタ）、TMR-MTA セメントおよび Well Pulp ST では酸化ジ

表❷ 覆髄材として用いられる、各種生体機能性歯内療法用セメントの組成と特徴

国内製品名（国内販売元）		材型	組成	特徴**
ProRoot MTA（デンツプライシロナ）		粉	PC*（白色）、石膏、酸化ビスマス	初発製品、硬化時間5時間以内、最もエビデンスが豊富
		液	水	
MTAアンジェラスホワイト（ヨシダ）		粉	PC（白色）、酸化ビスマス	作業時間5分、硬化時間15分
		液	水	
MTAアンジェラスHP（ヨシダ）		粉	PC（白色）、タングステン酸カルシウム	ビスマスフリー、初期硬化15分、可塑剤添加で粘稠性付与
		液	水、可塑剤	
エンドセムMTA（ペントロンジャパン）		粉	PC（グレー）、ポゾラン、石膏、酸化ビスマス	ポゾラン添加により速硬性、硬化時間4分
		液	水（使用者が準備）	
NEX MTAセメント（ジーシー）		粉	PC（グレー）、石膏、酸化ビスマス	ProRoot MTA（グレー）に近い組成、硬化時間90分
		液	水（使用者が準備）	
バイオMTAセメント（モリタ）		粉	炭酸カルシウム、シリカ、アルミナ、カルシウムジルコニア複合体	化学合成で製造、ビスマスフリー、初期硬化150秒、最終硬化140分
		液	水	
MTAプラス（茂久田商会）	グレー	粉	PC（グレー）、石膏、酸化ビスマス	細粒化で硬化時間短縮（55分：ホワイト）、ビスマスフリー（ホワイト）、水溶性ポリマー添加で粘稠性付与
	ホワイト	粉	PC（白色）、石膏、酸化タンタル	
	ジェル	液	水、水溶性ポリマー	
TMR-MTAセメント（ヤマキン）		粉	PC（白色）、酸化ジルコニウム、球状シリカ	球状シリカ添加で操作性向上、ビスマスフリー、初期硬化15～30分
		液	水（使用者が準備）	
エンドセムMTA premixed（ペントロンジャパン）		ペースト	PC（グレー）、ポゾラン、酸化ビスマス、酸化ジルコニウム、増粘剤、有機溶剤	周囲の水分との反応で硬化、高流動性、硬化時間12分
Well Pulp ST（ペントロンジャパン）		ペースト	カルシウムシリケート、酸化ジルコニウム、フィラー、増粘剤	周囲の水分との反応で硬化、化学合成で製造、ビスマスフリー、高流動性、硬化時間25分
セラカルLC（モリムラ）		ペースト	PC（グレー）、Bis-GMA、ストロンチウムガラス、カンファーキノン、ジルコン酸バリウム、他	光硬化性

*PC：ポルトランドセメント。**硬化時間は製造者による

ルコニウム、MTAプラスホワイトでは酸化タンタル、MTAアンジェラスHPではタングステン酸カルシウムが採用され、変色しづらいことが謳われている。

4．不純物を含まない

MTAの主成分であるポルトランドセメントは、石灰石などの天然鉱物を原料として製造されるため、重金属などの夾雑物が混入する可能性が皆無とはいえない。バイオMTAセメントおよびWell Pulp STは化学合成で製造されており、夾雑物混入の可能性が排除されている。

MTAの今後の展開

本項ではMTAの直接覆髄材としての特徴を概説した。初発製品であるProRoot MTAは、いわば「生体機能性歯内療法用セメント」のゴールド

スタンダードであり、豊富なエビデンスとともに評価がおおむね確定している。一方、続々と開発・市販されつつある新規材料、とくに開発後の年月の浅い製品については、今後のさらなる評価が待たれる。

いずれにしても、製品開発の機運はいまだ活発であり、当分は視線を外すことができない。

【参考文献】

1) 興地隆史：直接覆髄材としての Mineral Trioxide Aggregate の理化学的・生物学的特性．口病誌, 82: 88-93, 2015.
2) Parirokh M, Torabinejad M, Dummer PMH: Mineral trioxide aggregate and other bioactive endodontic cements: an updated overview – part I: vital pulp therapy. Int Endod J, 51: 177-205, 2018.
3) Han L, Kodama S, Okiji T: Evaluation of calcium-releasing and apatite-forming abilities of fast-setting calcium silicate-based endodontic materials. Int Endod J, 48: 124-130, 2015.
4) Mente J et al.: Mineral trioxide aggregate or calcium hydroxide direct pulp capping, an analysis of the clinical treatment outcome. J Endod, 36: 806-813, 2010.
5) Cho S, et al.: Prognostic factors for clinical outcomes according to time after direct pulp capping. J Endod, 39: 327-331, 2013.
6) Hilton TJ, Ferracane JL, Mancl L: Comparison of CaOH with MTA for direct pulp capping: a PBRN randomized clinical trial. J Dent Res, 92: 16-22, 2013.
7) Mente J, et al.: Treatment outcome of mineral trioxide aggregate or calcium hydroxide direct pulp capping: long-term results. J Endod, 40: 1746-1751, 2014.
8) Kundzina R, et al.: Capping carious exposures in adults: a randomized controlled trial investigating mineral trioxide aggregate versus calcium hydroxide. Int Endod J, 49: 1-9, 2016.
9) Çalişkan MK, Güneri P. Prognostic factors in direct pulp capping with mineral trioxide aggregate or calcium hydroxide: 2- to 6-year follow-up. Clin Oral Investig, 21: 357-367, 2017.
10) Shahravan A, et al.: A histological study of pulp reaction to various water/powder ratios of white mineral trioxide aggregate as pulp-capping material in human teeth: a double-blinded, randomized controlled trial. Int Endod J, 44: 1029-1033, 2011.
11) 吉羽邦彦, 興地隆史：MTA の臨床① 直接覆髄法への応用．デンタルダイヤモンド, 40（9）: 39-44, 2015.
12) Banava S, et al.: Histological evaluation of single and double-visit direct pulp capping with different materials on sound human premolars, a randomized controlled clinical trial. Iran Endod J, 10: 82-88, 2015.
13) Camilleri J: Hydration characteristics of Biodentine and Theracal used as pulp capping materials. Dent Mater, 30: 709-715, 2014.
14) Camilleri J: Color stability of white mineral trioxide aggregate in contact with hypochlorite solution. J Endod, 40: 436-440, 2014.

治療用薬剤

4 次亜塩素酸ナトリウム水溶液を用いた根管洗浄の基本

和達礼子 *Reiko WADACHI*
東京都・マンダリンデンタルオフィス

注目される根管洗浄

　根管形成器具の開発により、根管形成に要する時間は減少し、実体顕微鏡により、根管内の清掃状態を確認できるようになった。しかしながら、根管形態は単なる円柱や円錐ではなく、根管壁すべてに根管形成器具や実体顕微鏡の光が到達するわけではない[1]。そのため、根管洗浄剤による清掃は不可欠であり、その重要性は近年改めて注目されている。

　歯内治療に大きな変革をもたらしたトピックスとしては、実体顕微鏡、ニッケルチタン（NiTi）製根管形成器具、歯科用コーンビームCT（CBCT）、歯髄再生療法が挙げられるが、欧米の主要な歯内治療学雑誌であるInternational Endodontic JournalおよびJournal of Endodonticsに掲載された論文を検索すると、表題に「根管洗浄」を含むものは、それらよりも増加していることがわかる（図1）。

　本項では、次亜塩素酸ナトリウム水溶液（NaClO）による根管洗浄について述べる。根管洗浄は、すでに日々の臨床で行っていることであるので、これを学び発展させることは、新規の機器の導入や技術の習得に多大な時間や費用を要するものではない。本項が、先生方の明日からの臨床のバージョンアップに役立つことを願っている。

根管洗浄のスタンダードはNaClO

1．交互洗浄よりNaClO単独で

　現在、世界的に根管洗浄はNaClOのみの使用が主流である[2]。NaClOは、極めて強力な殺菌力のみならず、他の洗浄剤にはない有機質溶解作用ならびに漂白作用を有するという点で優れている。ところが、わが国の臨床ではNaClOと過酸化水素水（H_2O_2）による、いわゆる交互洗浄が行われることが多い[3]。交互洗浄の際には、NaClOとH_2O_2が反応し、酸素が発生する（図2）。この発泡により、削片が浮き上がることを期待して行われているが、実際は期待されるほどの効果はない（図3）[4]。削片を除去するには、後述の超音波振動装置を併用した方法がより効果的である[5]。さらに、過酸化水素水で中和されることにより、NaClOの作用が減弱してしまうという点でも、NaClO単独での使用が望ましい。

2．NaClOの性質を知る

　NaClOの強力な殺菌作用ならびに有機質溶解作用を効果的に発揮させるためには、NaClOの性質を知らなければならない。NaClOの作用は、鮮度、濃度、流速、温度、量に影響を受ける[6,7]（図4）。しかしながら、単純にすべての条件を変えればよいというものではない。NaClOの効果を高める要素は、周囲組織への溢出あるいは組織傷害の危険性を増す要素でもあるので、注意が必要である。

　また、品質管理も重要である。NaClOは不安定な物質であり、室温でも分解しやすい。高濃度なものほど不安定で分解が早いとされている。歯科治療に適応を有する製品は、いずれも冷暗所保存と明記され、小型の容器で販売されている。冷

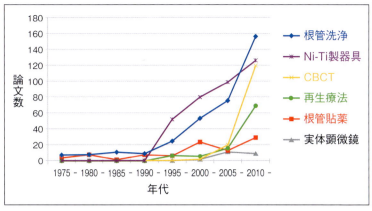

図❶ 欧米の主要歯内療法学雑誌における論文表題の推移。International Endodontic Journal および Journal of Endodontics に掲載された論文を検索すると、表題に根管洗浄を含む論文が増加していることがわかる

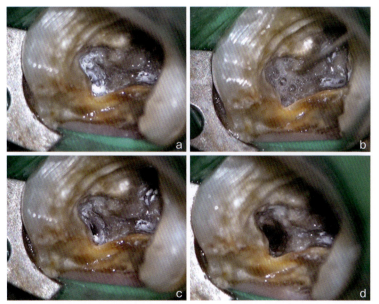

図❷ NaClO の化学反応。交互洗浄の際には、H_2O_2 と反応し酸素が発生する

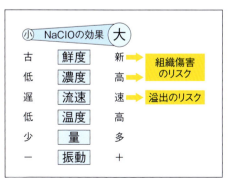

図❸ NaClO および H_2O_2 による交互洗浄効果。a：洗浄前、b：NaClO および H_2O_2 による交互洗浄中、c：交互洗浄後、d：超音波振動装置使用後。根管壁に残存している水酸化カルシウム剤は、NaClO と H_2O_2 による交互洗浄後では除去されていない

図❹ NaClO の効果を左右する因子。NaClO の効果を高める要素は、周囲組織への溢出あるいは組織傷害の危険性を増す要素でもあるので、注意が必要である

4 次亜塩素酸ナトリウム水溶液を用いた根管洗浄の基本 139

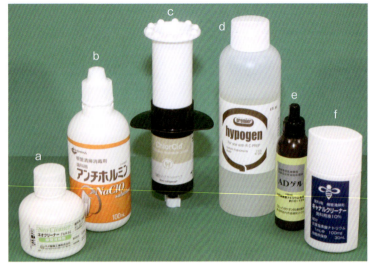

図❺ 国内で販売されている歯科用NaClO。a：ネオクリーナー「セキネ」（ネオ製薬工業）、b：アンチホルミン（日本歯科薬品）、c：クロルシッドJ（ウルトラデントジャパン）、d：ハイポーゲン（白水貿易）、e：ADゲル（クラレノリタケデンタル）、f：キャナルクリーナー歯科用液10％（ビーブランドメディコーデンタル）。歯科治療に適応を有する製品は、いずれも冷暗所保存と明記され小型の容器で販売されている。e、fはペースト状であり、洗浄液ではない

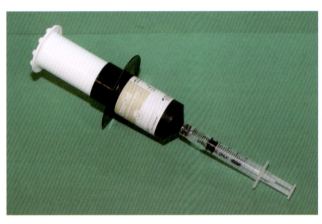

図❻ クロルシッドJ。通常は別容器に移してからシリンジに採取するが、クロルシッドJは容器からダイレクトに採取できるという点で便利である

表❶ 国内で販売されている歯科用NaClOの概要

剤型	濃度	名称	製造元	濃度(%)	容量(mL)	価格(円)
液体	高	ネオクリーナー「セキネ」	ネオ製薬工業	10	30	1,400
液体	中	アンチホルミン	日本歯科薬品	3〜6	100	2,800
液体	低	クロルシッドJ	ウルトラデントジャパン	3	30	1,600
液体	低	ハイポーゲン	白水貿易	2.5	120	2,400
ペースト		ADゲル	クラレノリタケデンタル	10〜15	10	1,700
ペースト		キャナルクリーナー歯科用液10%	ビーブランドメディコーデンタル	10	30	1,680

蔵庫内に保管し、使用前に必要量を室温に戻し、用いることが推奨される。

3．NaClO製品

図5、6および表1に、国内で販売されている歯科治療に適応を有するNaClO製品を示す。洗浄液としては、大きく分けて高濃度（10％）、中濃度（3〜5％前後）、低濃度（2.5〜3％）の3種類がある。

低濃度のものは、インシデントが発生した際の被害が拡大する心配が少ない。しかしながら、NaClOは有機質と反応すると急速に効力が低下するため、薬効の維持のためには絶えず新しい液を注入する必要がある。"かけ流し"的に使用することで、削片や汚物を根管内から物理的に排除することにも効果的である。

高濃度のものは、容量が小さく、量を出すには

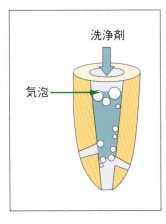

図❼ vapor lock効果。根管洗浄中には、根管内に気泡が生じ洗浄効果を妨げる。これをvapor lock効果という

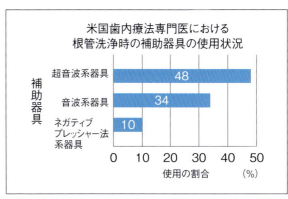

図❽ 根管洗浄時の補助器具の使用状況。米国の歯内療法専門医を対象としたアンケート調査では、超音波振動装置をはじめとする補助器具を用いていることが示されている（参考文献[8]を引用改変）

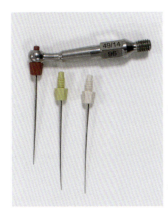

図❾ 根管洗浄用超音波チップの例 ソニフレックス エンドクリーンニードル（カボデンタルシステムズジャパン）。根管壁を切削しないように、刃が付与されていない。

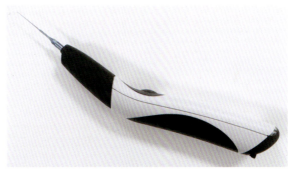

図❿ エンドウルトラ（Vista Dental）。根管洗浄液に振動を与えるためのコンパクトな専用機器

不向きな容器に入っている。そのため、少量を根管内に貯留し"溜めすぎ"的な使用に適している。また、ある程度根管形成が終了し、根管内に液を貯留するスペースが必要であることから、根管充塡直前に用いるのに適している。根管形成中は、組織障害性の低い他の液体を十分に使用し、debrisの物理的な排除を図る。この使用方法であれば、高濃度だが"かけ流し"と異なり周囲に溢出する心配が少ないことから、インシデント発生は少ないことが期待される。最近の流れとしては、低〜中濃度を十分に用いる方法が主流であり、高濃度の製品は1種類のみとなった。

蛇足だが、家庭用に販売されている台所用漂白剤は、容量が大きいため開栓直後の薬効が最後まで維持されているか疑わしい。さらに、界面活性剤が添加されているため泡立ちやすく、仮に根管洗浄剤として使用したら、実体顕微鏡下での観察には向かないだろう。

どのように洗浄剤を到達させるか

1. vapor lock効果

根管洗浄中には、根管内に気泡が生じ洗浄効果を妨げる（図7）。これをvapor lock効果という。気泡を破壊し、つねに新鮮な洗浄液に接するようにするためには、洗浄液を動かすことが有効である。洗浄液の振動法としては、超音波振動が効果的である[8,9]。米国の歯内療法専門医は、超音波あるいは音波振動装置を用いている[10]（図8）

振動は超音波ファイルでもよいが、根管壁を切削する可能性が高いことから、根管洗浄用の超音波チップを購入するのが比較的安価で簡便である（図9）。コンパクトな専用機器もある（図10）。

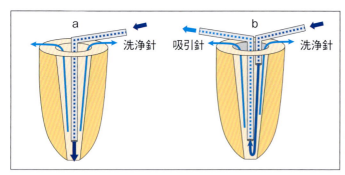

図⓫ Negative pressure irrigation（NPI）の原理。a：Positive pressure irrigation（PPI）、b：Negative pressure irrigation（NPI）。NPIでは、洗浄液は吸引針に引かれて根尖まで届き、根尖孔から溢出することなく根管内を還流する

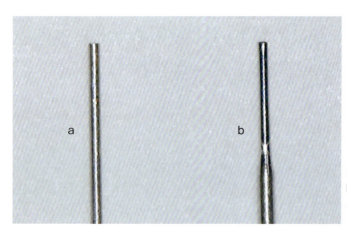

図⓬ iNPニードル（みくに工業）。a：通常の洗浄針、b：iNPニードル。iNPニードルは、内径が大きく削片が詰まりにくい。また、先端が細い階段状で挿入しやすい

2. Negative pressure irrigation（NPI）

通常のシリンジを用いた根管洗浄法は、能動的（Passive）に手指で圧をかけて根管内に洗浄剤を注入することから、Positive pressure irrigation（以下、PPI）といわれる。PPIでは、根尖まで洗浄剤を到達させようとすると、根尖孔から溢出するリスクが高まる（図11a）。

一方、Negative pressure irrigation（以下、NPI）は、PPIとは逆に吸引力を利用した洗浄方法である（図11b）。洗浄針を根管口部に留め、吸引針は根尖近くまで挿入する。これにより、洗浄液は吸引針に引かれて根尖まで到達し、根尖孔から溢出することなく根管内を還流する。NPIの代表的な製品としては、EndoVac™（Kerr）、EndoVac pure™（Kerr）があるが、わが国では販売されていない。

Fukumotoは、NPIと同じ原理をEndoVac™よりも1年早く、Intracanal aspiration technique（IAT、根管内吸引法）と命名し、発表している[11]。

この方法は、吸引針として23ゲージほどのニードルをユニットの排唾管に接続するため、特別な機器を購入することなく実施できるという点で優れている。とくに、根尖孔が大きい症例で有用である。一方で、狭い根管では根尖近くまで吸引針が挿入できない、削片が多いと吸引針が詰まりやすいという欠点がある。これについては、厚みを薄くすることで、外径の割に内径が大きくかつ先端が細い階段状の形状で挿入しやすくした、iNPニードル（みくに工業）を使用するとよい（図12）。

インシデントを防ぐ使用法

1. いたずらに怖がらない

授業や講演の際に、NaClOによるインシデントの写真を見ることがある。なかでも、根管洗浄の際に根管外に溢出したNaClOが歯周組織を傷害して、顔面が変色し著しく腫脹した画像はインパクト大である[12]。「効果は高いが、一方でリスクもあるので気をつけて使うこと」という演者の

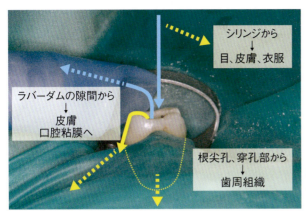

図⓭ NaClOのインシデント。シリンジからバキュームまでの間で、飛散あるいは漏洩しインシデントが生じる可能性がある

メッセージよりも、自分も当事者になるかもしれないという恐怖心のほうが強く感じられ、使用をためらう先生もいるだろう。実際、筆者が大学病院に勤務する歯科医師に対しアンケートを行ったところ、「NaClOによるインシデントを経験した知人から、その話を聞いたことがある人」は、NaClOを使用しない率が高かった。

しかし、いたずらに恐れる必要はない。筆者は10年以上大学病院のリスクマネジメント委員会に所属し、院内で発生したインシデントを知る立場にいたが、NaClOの使用頻度が最も高い歯内療法専門外来では、他の診療科に比してNaClOによるインシデントの発生数は低く、かつ重篤なインシデントは発生していなかった。このことは、使用法を遵守すれば安全に使用できることを意味している。

2．安全な使用法

理想的な根管洗浄、すなわち有効で安全な根管洗浄では、洗浄剤が根尖孔まで到達した後、歯冠側に方向転換しバキュームに吸引される。この間にさまざまなインシデントが発生するポイントがある（図13）。以下、インシデントの種類別に、安全な使用法と有用な物品について述べる。

1）根尖歯周組織の損傷
①根尖方向への圧力の軽減

根尖歯周組織の損傷は、洗浄液が根尖孔方向へ向かう圧が高く、根尖孔外に溢出することにより発生する。これを予防するためには、圧がかかり過ぎないようにすればよい。対策としては、第一に、洗浄針の位置に留意し弱圧で行う。第二には、歯冠方向に洗浄液が戻れるように、洗浄針と根管壁の間にスペースがあればよい。根尖孔の号数あるいはテーパーが大きくなると、根尖方向への圧が下がることが示されている[13]。狭窄根管の形成途中のように十分なスペースがない場合は、根管壁に洗浄針が食い込まないように洗浄針を上下させながら洗浄を行う。根尖孔に向かい、圧力がかからないように、側面に穴が開いている洗浄針もある。

②術前の画像によるリスク判定

NaClOを使用するにあたり、術前のデンタルX線写真によるリスク判定が重要である。穿孔は器具が挿入しやすい部位に生じ、かつ骨が欠損しているため、洗浄針が穿孔部から出て洗浄液が多量に溢出しやすい。とくに、局所麻酔下で予見されていない穿孔を有する歯を処置すると、気づかぬうちに洗浄針が穿孔から出て多量の溢出を生じ、重篤な傷害が生じやすい。

下顎管や上顎洞などの構造物との距離の確認も忘れてはならない。下顎管と根尖が交通していれば、直接NaClOが傷害する危険性がある。上顎洞のように広い空間が存在すると、多量に液が溢出するおそれがある。こうしたリスクは、術前に把握されていれば回避ができる。おおよその作業長がわかった段階で、洗浄針をその長さで曲げておくとよい。手技上の注意では不足な場合は、生

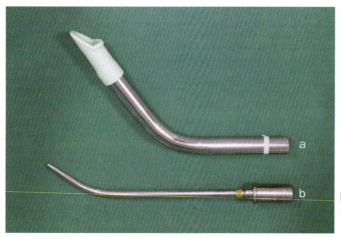

図⑭ a：通常のバキューム、b：先端が細いバキューム。先端が細いバキュームのほうが歯に近づいて吸引できるため、漏洩が生じにくい

理食塩水などの為害性が少ない洗浄液を用いる。
③起きてしまったら
　ただちに NaClO の使用を止める。過酸化水素水で洗浄し中和を図るという意見もあるが、気腫のリスクもあるので、生理食塩水のほうが適切である。速やかに通法どおり仮封を行い、事態を説明する。痛みが強い場合は、局所麻酔で痛みを緩和してから丁寧に説明する。鎮痛薬と合わせて、二次的な感染症の予防として抗菌薬を投与する。

2）顔面、口腔粘膜の損傷
①ラバーダム装着
　NaClO の使用には、ラバーダム装着は必須である。しかし、ラバーダムに対する過信が漏洩を招くことがあるため、装着すればよいというものではない。隣在歯との間にはデンタルフロスを通し、ラバーダムシートをしっかりと挿入する。とくに、叢生の場合は間隙が生じやすい。また、NaClO がラバーダムと皮膚の間に入り込むと、密着し、体温で温められることから、被害が拡大しやすい。たとえわずかであっても、顔面に不可逆の損傷を残すことは、患者には重篤な被害といえる。早期に対応すれば可逆な範囲でとどまることから、あらかじめ患者に「ヒリヒリしたり、嫌な味に気づいたりしたらすぐに教えてください」と指示を与えておくことも重要である。

②先端が細いバキューム
　ラバーダムシートは完全防水というわけではない。ひとたび洗浄剤がラバーダムシート上に溢れれば、口腔内や顔面に漏洩する可能性がある。通常のバキュームは、先端径が患歯よりも大きいため、患歯に密着できず洗浄液を吸引しきれないことがある。一方、外科処置の際に使用するような先端が細いバキュームは、髄室内に挿入することも可能である（図14b）。ただし、髄室内にバキューム先端を挿入可能で、かつ歯冠の壁が高い場合は、バキュームを髄室から抜く際に楔子の力が働き、歯冠破折を招きかねないので挿入方向に注意する。

③シリンジからの飛散
　洗浄針から顔面に直接 NaClO が滴下することもある。洗浄針が削片などで詰まった状態で使用すると、シリンジを押す圧で洗浄針が脱落し、NaClO が飛散する。対策としては、洗浄針が脱落しないロックタイプのシリンジを使用する（図15）。また、トレーにシリンジを置いていると、洗浄針の先端に NaClO の滴が付着していることがある。このままシリンジを患歯まで運ぶと、途中で滴が顔面の皮膚、眼球、衣服などに垂れてしまう。対応策は、シリンジを手に取るときには、毎回洗浄針の先端を確認し、滴を落としてから運ぶ癖をつける。

3）眼球の損傷
　NaClO が飛散あるいは滴下し目に入った場合は、ただちに水で眼球を洗浄する。眼球は被害が深刻なので、上述の対策だけでなく、アイガード

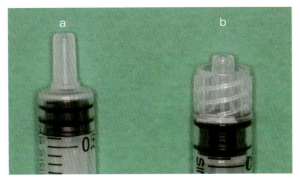

図⓯　a：通常のシリンジ、b：ロック式のシリンジ。洗浄針が詰まり圧がかかっても脱落しないため、NaClOの飛散を防ぐことができる

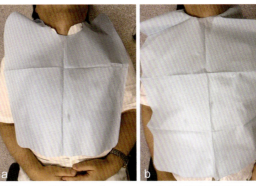

図⓰　a：通常のエプロン、b：筆者が根管治療時に使用しているエプロン。NaClOは衣服に飛散するものと考え、根管治療時は必ず通常よりも大きなエプロンを使用している

を装着させるとより安全である。

4）衣服の損傷

　衣服にNaClOが付着すると、脱色される。上述のインシデントのなかでは、人体に影響がなく最も軽微であるが、意外と侮れない。なぜならば、定番の量販品でもない限り、まったく同じ衣服を弁償することは困難だからである。つねにNaClOはかかるものと想定し、エプロンで襟元やとくに右肩、右腕を覆うようにする。筆者は、根管治療時は通常よりも大きなエプロンを使用している（図16）。大きなエプロンが歯科用品で見当たらない場合は介護用品で探すとよい。また、治療開始前、事前にハイネックや高価な衣服はご遠慮いただくように伝えている。

【参考文献】

1) Wu MK, van der Sluis LW, Wesselink PR: The capability of two hand instrumentation techniques to remove the inner layer of dentine in oval canals. Int Endod J, 35: 218-24, 2003.
2) Dutner J, Mines P, Anderson A: Irrigation trends among American Association of Endodontists members: a web-based survey. J Endod, 38: 37-40, 2012.
3) 山内由美, 石井信之, 小澤寿子, 他：歯学教育機関における歯内療法に使用する器具・材料・薬剤の調査. 日歯保存誌, 53：525-533, 2010.
4) Baumgartner JC, Ibay AC: The chemical reactions of irrigants used for root canal debridement. J Endod, 13(2): 47-15, 1987.
5) van der Sluis LW, Versluis M, Wu MK, Wesselink PR: Passive ultrasonic irrigation of the root canal: a review of the literature. Int Endod J, 40(6): 415-426, 2007.
6) Zehnder M: Root canal irrigant. J Endod, 32: 389-398, 2006.
7) Abou-Rass M, Piccinino MV: The effectiveness of four clinical irrigation methods on the removal of root canal debris. Oral Surg Oral Med Oral Pathol, 54(3): 323-328, 1982.
8) Spoleti P, Siragusa M, Spoleti MJ: Bacteriological evaluation of passive ultrasonic activation. J Endod, 29: 12-14, 2003.
9) Gutarts R, Nusstein J, Reader A, Beck M: In vivo debridement efficacy of ultrasonic irrigation following hand rotary instrumentation in human mandibular molars. J Endod, 31: 166-170, 2005.
10) American Association of Endodontists: AAE position statement, Scope of Endodontics: Regenerative endodondtics, https://www.aae.org/uploadedfiles/clinical_resources/guidelines_and_position_statements/scopeofendo_regendo.pdf, 2013.
11) Fukumoto Y, Kikuchi I, Yoshioka T, Kobayashi C, Suda H: An ex vivo evaluation of a new root canal irrigation technique with intracanal aspiration, Int Endod J, 39(2), 93-99, 2006.
12) Bowden JR, Ethunandan M, Brennan PA: Life-threatening airway obstruction secondary to hypochlorite extrusion during root canal treatment. Oral Surg Oral Med Oral Pathol Oral Radiol Endod, 101: 402-404, 2006.
13) Boutsioukis C, Gogos C, Verhaagen B, et al.: The effect of apical preparation size on irrigant flow in root canals evaluated using an unsteady Computational Fluid Dynamics model. Int Endod J, 874-881, 2010.

治療用薬剤

5 多彩な根管清掃剤EDTAの効果的な臨床応用術

武市 収 *Osamu TAKEICHI*
日本大学歯学部　歯科保存学第Ⅱ講座

根管治療におけるdebridementの重要性

　根管治療の目的は、抜髄法においては歯痛の除去と根尖周囲組織への炎症の波及を防止することであり、感染根管治療においては根尖歯周組織に生じた炎症の原因を除去して治癒に導くことである。根尖性歯周炎は物理的・化学的刺激が原因で生じるものもあるが、多くは細菌感染によって生じる。加えて、感染根管では高度に細菌が感染しており、象牙細管周囲の軟化も観察されることが多い。そのため、感染根管治療においては感染細菌はもとより、壊死歯髄、感染象牙質や根管滲出液など、根尖性歯周炎を引き起こす原因物質の除去を徹底的に行う、いわゆるdebridementが根管治療の成否にかかっているといっても過言ではない。抜髄根管も同様で、感染根管に比較して感染の度合いは低いものの、debridementは根管充填後の再発を防止するうえで重要なステップである。

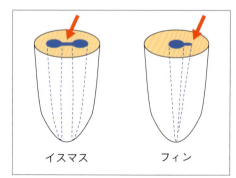

図❶　イスマス（2つの根管を結ぶ狭小なスペース）とフィン（根管から細長くひれ状に狭窄した部分）

debridementのターゲットとは？

1. 複雑な根管系に隠された感染細菌の存在

　根管形態は非常に複雑であり、石灰化、根管の狭窄、彎曲、側枝・分岐の他、イスマスやフィン（図1）などの特殊な形態を有している。また、単根に対して根管は一つとは限らず複数根管を有することもあり、Vertucci[1]は根管数と形態をもとに8つに分類しているほどである。すなわち、根管形態は非常に多様であり、リーマーやファイルを使用した機械切削だけでは、確実なdebridementが行われるわけではない。

　確実なdebridementを行うには、機械的根管拡大に続いて確実な根管洗浄や根管消毒を行う必要がある。根管洗浄に使用されるのは、滅菌精製水、生理食塩水、3％過酸化水素水や1～10％次亜塩素酸ナトリウム（NaOCl）溶液などである。これは、基本的な根管洗浄に求められるものが、根管内容物や根管拡大形成時に生じる象牙質削片などを機械的に除去することにあるからである。しかし、根管治療においては目視できない細菌がターゲットであり、複雑な根管系に隠された感染細菌を排除しないかぎり、本当の意味での治癒は期待できない。そのため、単なる機械的な根管洗浄だけではなく、徹底的な根管清掃を行わなければならない。

2. 根管内に形成されたスミヤー層

1）根管内スミヤー層とは
　根管治療を行う際、一般的に根管リーマーや

ファイルなどを用いた機械的根管拡大が実施される。機械的根管拡大を行うと、無機質である根管象牙質の切削片と有機質であるコラーゲンが混在した、スミヤー層が形成される。1975年、McComb ら[2]は、根管治療後の根管壁を走査型電子顕微鏡で観察し、スミヤー層の存在を初めてあきらかにした。根管象牙質表面に形成されたスミヤー層の厚みは1～2μmで、象牙細管内には2～40μm程度侵入している[3]。

2）スミヤー層は善か悪か？

スミヤー層が象牙細管内に入り込むことで象牙細管が封鎖され、いわゆるスミヤープラグが形成される。Pashly ら[4]は、スミヤープラグが象牙細管内への細菌の侵入を防ぐ効果があると報告している。しかし、スミヤープラグが存在することで、逆に象牙細管内への根管貼薬剤の浸透を妨げるのも事実であり、根管シーラーとくにレジン系シーラーの根管壁への接着を阻害する[5]ため、緊密な根管充填を困難にする要因にもなる。緊密な根管充填が行えない場合、生じたスペースを通じて感染細菌が歯冠部から根尖方向に進み、いわゆる coronal leakage を生じるため、再発を招くことにもなりかねない[6]。

また、スミヤー層には根管内に感染した細菌も混入しているため、スミヤー層を残したまま根管充填した場合、再発の原因となるなど、さまざまな問題を抱えることになる。したがって、根管拡大形成後は適切な根管清掃を行うことにより、スミヤー層を確実に除去することが、根管治療を成功へと導くカギとなる。

スミヤー層の除去に有効とされるのは、有機質溶解作用を有する NaOCl 溶液と無機質溶解作用を有する ethylene diamine tetraacetic acid（以下、EDTA）を併用し、徹底的に根管清掃を行うことである[7]。本項では、とくにこの EDTA の特徴と根管治療に応用する際のポイントについて解説する。

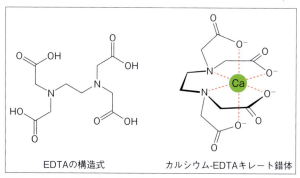

図❷ EDTA 構造式とカルシウムとのキレート結合錯体

EDTA の特徴と作用

1. キレート作用

EDTA は日本薬局方ではエデト酸ナトリウムと表記される。4つのカルボン酸と2つの3級アミンを有するキレート剤であり、1～4価の金属イオンとキレート結合する（図2）。とくにカルシウムとの結合が強く、象牙質に EDTA 製剤を作用させた場合は、ハイドロキシアパタイトに含まれるカルシウムイオンと結合し、象牙質の軟化すなわち脱灰を生じる。この EDTA とカルシウムの結合力については、通常の濃度の EDTA を用いた場合、カルシウムの10.6％と結合するとされる[8]。10％EDTA は象牙質のヌープ硬さを42から7まで低下させ[9]、EDTA を5分間作用させると20～30μm の深さまで脱灰する[10]。この脱灰の拡がり方は EDTA の作用時間とともに増加し、15分でピークに達する[11]ため、これが根管治療時に EDTA を使用する際の時間の目安となる。

2. 抗菌作用

1）根管治療における水酸化カルシウム療法と、低感受性菌の存在

ホルマリン製剤の生体為害性が指摘されるようになったため[12]、現在では根管貼薬剤として水酸化カルシウム製剤が多く使用されるようになってきた。水酸化カルシウムのpHは12.4であり、高アルカリ性を示すことから、高い抗菌作用を発揮

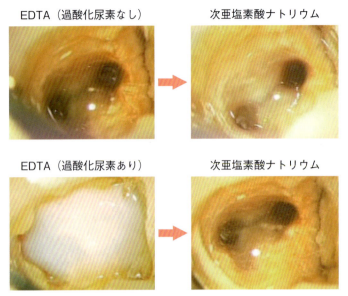

図❸ EDTA製剤の違いと次亜塩素酸ナトリウムとの混合による発泡の有無

する。また、硬組織形成を誘導することから、長期に根管内に貼薬することで根尖孔の封鎖を促すなど、優れた根管貼薬剤であることは間違いない。しかし、根管内には*Enterococcus faecalis*や*Candida albicans*などの水酸化カルシウムに感受性が低い微生物が存在する。そのため、根管内に水酸化カルシウム製剤を頻繁に使用した場合、多くの細菌は死滅するが水酸化カルシウム耐性の*E. faecalis*や*C. albicans*などの微生物が残存してしまい、難治性根尖性歯周炎の様相を呈することになる。そういった観点からすると、水酸化カルシウム製剤を用いた根管貼薬だけに頼る根管治療は完璧な手法とは言い難い。

2）根管内に感染した難治性根尖性歯周炎関連細菌への対応

*E. faecalis*はvancomycinやある種の抗菌薬に耐性を示す[13]。また、*C. albicans*は抗真菌薬が有効であるが歯科治療において処方することはできず、これらの薬剤を根管内に応用するLocal Drug Deliveryも推奨されていない。すなわち、難治性根尖性歯周炎に対するこれらの薬物療法は、歯科臨床で応用可能な方法とはいえない。

このような微生物の存在は、歯科医師にとって非常に厄介な存在であるが、17％EDTAは*E. faecalis*などの細菌に対して優れた抗菌効果を有している[14]。また、*C. albicans*などの真菌に対しても、EDTAは次亜塩素酸ナトリウム（2.5％および5％）に比較して高い殺菌効果を示す[15]ことが確認されている。そのため、EDTAを用いた根管清掃は、難治性根尖性歯周炎の原因菌の除去を可能にし、日常の根管治療に応用するのも簡便な、非常に効果のある優れた方法である。

3．発泡作用

1）EDTAとNaOClを用いた根管清掃時の発泡

EDTA製剤はNaOCl溶液との混合により発泡する。といっても、EDTA自体と反応して発泡するわけではなく、製品に添加されている過酸化尿素が発泡の要因である（**図3**）。Stewart[16]は、過酸化尿素とNaOClの反応により発泡を生じることから、EDTAに過酸化尿素を添加したEDTA製剤（RCプレップ）を考案した。通常、過酸化尿素の1/3程度の濃度の過酸化水素が分解

表❶　現在発売されている EDTA 製品（アルファベット順）

商品	濃度	性状	容器の形状	過酸化尿素	製造会社【販売会社】
カナルプロ® EDTA 17%	17%	液状	ボトル	含有せず	Coltene【東京歯科産業】
EDTA アクアジェル	17%	ジェル状	シリンジ	含有せず	Pentron【ペントロンジャパン】
17%EDTA リキッド	17%	液状	ボトル	含有せず	Pentron【ペントロンジャパン】
ファイルケア® EDTA	15%	ペースト状	シリンジ	含有	Zipperer【茂久田商会】
ファイリーズ® J	19%	ペースト状	シリンジ	含有せず（発泡はする）	Ultradent Products
グライド®	15%	ペースト状	シリンジ	含有	Dentsply Caulk【デンツプライシロナ】
モルホニン®	15%	液状	ボトル	含有せず	昭和薬品化工
RC プレップ®	15%	ペースト状	ポンプまたはシリンジ	含有	Premier【白水貿易】
スメアクリーン	3%	液状	ボトル	含有せず	日本歯科薬品
ウルトラデント® EDTA18%	18%	液状	シリンジ	含有せず	Ultradent Products

されて生じる。発泡の大きさに若干の違いがあるとされるが、NaOClと3％過酸化水素水を用いた交互洗浄により生成される発泡と同様、機械的な洗浄効果が発揮される。

2）過酸化物によるレジンの接着阻害

　過酸化物はレジンの接着や硬化を低下させることが指摘されており[17]、レジン系シーラーの接着や硬化に影響を与えることが懸念される。そのため、過酸化尿素が含有されていない製品も販売されていることから、使用している根管シーラーによって尿素含有、または非含有のEDTAを選択することになるだろう（**表1**）。ただし、根管清掃後は滅菌精製水などで根管洗浄し、根管内から根管清掃剤を除去してから根管充塡することが望ましく、その点からいえば、尿素の影響を過剰に心配する必要はないのかもしれない。

3）為害作用

　生体に対するEDTAの為害作用は報告されていない。しかし、根管外に押し出すことによって一過性の疼痛を生じたり、押し出した量によっては歯根面や歯槽骨に悪影響を及ぼすと思われる。そのため、極力根管内でのみ使用し、根管外に漏れ出ないよう細心の注意を払うべきであろう。

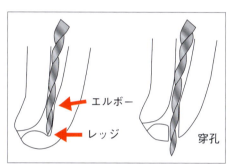

図 ❹　根管拡大時に生じる apical transportation

EDTA の臨床応用術

1. 石灰化根管の根管拡大時における、切削器具の負荷や術者の疲労を軽減させる

　EDTAは、古くから無機質溶解剤として根管治療に応用されており、よく知られた薬剤の一つである。根管治療が難しい石灰化根管にEDTA製剤を使用した場合は、根管象牙質が軟化されるため、根管拡大時の補助的役割を担うことが期待される。ただし、極度に石灰化した彎曲根管に使用した場合、不用意に使用するとレッジやエルボーなどの apical transportation を生じ、ひいては穿孔を招く危険性がある（**図4**）。そのため、術前X線やCBCT画像などを参考に彎曲根管の彎曲方向を精査したのち、彎曲の形態に

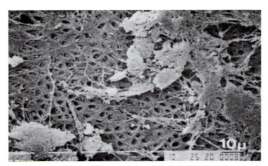

図❺ 根管拡大直後の根管壁の電子顕微鏡像（参考文献[22]より引用）

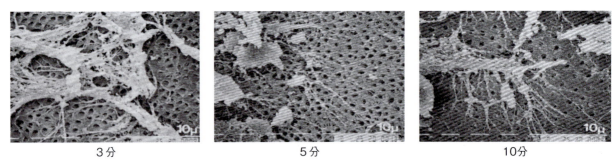

3分　　　　　　　　　5分　　　　　　　　　10分

図❻ 根管拡大後、15%EDTAを作用させた際の根管壁の電子顕微鏡像（参考文献[22]より引用）

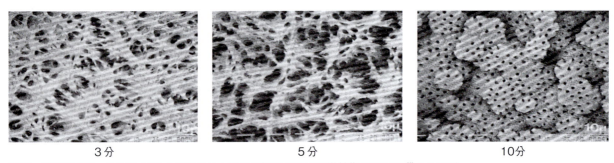

3分　　　　　　　　　5分　　　　　　　　　10分

図❼ 根管拡大後、5％NaOClを作用させた際の根管壁の電子顕微鏡像（参考文献[22]より引用）

合わせてカーブを付与させたファイルを使用し（pre-curved technique）、慎重に根尖まで進めてnegotiationする必要がある。その際、リーミングを主体として行うとレッジを形成しやすいため、あまり回転させることなく根尖方向に進めるとよい。

2. 根管壁に形成されたスミヤー層を除去する

1）スミヤー層の除去法

スミヤー層は、リーマーやファイルなどを用いて機械的根管拡大形成を行った際、必ず形成されるものである（図5）。形成されたスミヤー層は象牙質表面に強固に密着しているため[18]、滅菌蒸留水や過酸化水素水を使用した根管洗浄では除去できない。スミヤー層を効果的に除去するには、15%EDTA、1 mol/l クエン酸、タンニン酸などの脱灰作用を有する薬剤の使用が有効である[19,20]。また、Er: YAG レーザーのスミヤー層除去効果は高く、Nd: YAG レーザーやアルゴンレーザーの照射もある程度有効であるが[21]、これらのレーザーを所有していなくてもEDTAの使用で十分な効果を得ることができる。

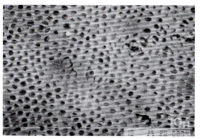 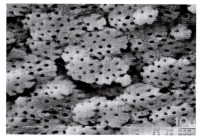

a：NaOClを10分間作用後、EDTAを5分間作用　　b：EDTAを10分間作用後、NaOClを5分間作用

図❽　根管拡大後、15％EDTAと5％NaOClの組み合わせを変化させて作用させた際の根管壁の電子顕微鏡像（参考文献[22]より引用）

表❷　根管洗浄用機器と根管洗浄システム

根管洗浄用機器	販売元	根管洗浄システム
Endo Vac	Sybron Endo	Negative Pressure[25]
超音波振動装置		Passive Ultrasonic Irrigation[26]
Vibringe®	Vibringe B.V.	Sonic Irrigation[27]
Endo Acivator	Dentsply Tulsa Dental	Sonic Irrigation
Rinsendo	Dűrr Dental	Hydrodynamic Activation[28]
GentleWave®	Sonoendo	Multisonic Ultracleaning System[29]
Er: YAG レーザー		Photon Induced Photo Acoustic Streaming[30]

2）EDTAを用いた根管清掃法の実際

EDTAを用いた根管清掃法が有効とされているが、ただ単に根管内に満たせばよいわけではない。当教室の有泉[22]は、EDTAとNaOClのスミヤー層除去効果について詳細に検討を行い、臨床に直結する非常に興味ある知見を報告している。15％EDTA単独で3、5、10分間根管に作用させた場合、根管壁スミヤー層の無機質成分は脱灰されたが有機質成分の著しい残留が確認された（図6）。また、5％NaOClを同様に3、5、10分間根管に作用させても、スミヤー層の除去効果はEDTA作用群と同程度であった（図7）。一方、5％NaOClを10分間作用させたのち、15％EDTAを5分間作用させるとスミヤー層が除去され、クリアーに開口した象牙細管と平坦な象牙質面を得ることができた（図8a）。すなわち、EDTA単独による根管清掃ではスミヤー層を完全に除去できないが、NaOClを作用させたのちにEDTAを作用させると、効果的にスミヤー層を除去することができる。一方、15％EDTAを10分間作用させたのち、5％NaOClを5分間作用させてもスミヤー層は除去されず（図8b）、この両者の使用手順が重要なポイントとなることがあきらかとなった。

3）根管洗浄用機器の併用がもたらす効果

15分かけて根管洗浄することが長いか短いかはそれぞれの考え方によるが、日常の限られた診療時間のなかではかなりの時間を占めることになるのは間違いない。近年、さまざまな根管洗浄用機器が開発され（表2）、根管清掃の効果を高めるための手立てを講じることが可能となってきた。これらの多くは海外製品であり、残念なことに国内販売されていないものが多い。簡単に応用可能な方法としては、negative pressure、超音波振動機器とレーザーの応用であろう。negative pressureを応用する際は、作業長付近まで挿入

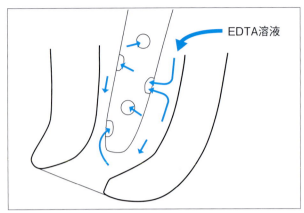

図❾　negative pressure を用いた根管清掃の実際

可能な根管洗浄針を吸引管（バキューム）に装着し、洗浄液を根管口から流し入れながら吸引するとよい（図9）。欠点は、多量の洗浄液が必要となることである。

　超音波振動機器の使用に関しては、超音波振動そのものがEDTAの脱灰効果を増加させることはない[23]。しかし、EDTAを用いた根管清掃に超音波を併用することによってアコースティックストリーミングが生じ、EDTAが根管内で激しく撹拌される。そのため、超音波振動を用いた根管清掃はEDTAを用いたスミヤー層の除去効果を増加させることができ[24]、EDTAの作用時間を短縮することが可能となる。

　根管洗浄用機器の洗浄効果は、応用しているシステムによって異なっており（表2）、それぞれ利点と欠点を有している。しかし、EDTAを根管内に満たして静置させたり、シリンジ洗浄を行うだけでは得られないスミヤー層除去効果を発揮するため、洗浄用機器の応用は重要なポイントとなる。

3．根管壁に残存した水酸化カルシウム製剤を除去する（図10）

1）根管内に残存した水酸化カルシウム製剤

　水酸化カルシウムは白色粉末であり、水に難溶性である。根管内に水酸化カルシウム製剤を貼薬し、効果が得られたのちには水酸化カルシウム製剤を除去する必要がある。しかし、根管壁に付着した水酸化カルシウム製剤は容易に除去されず、残存することが多い。残存した水酸化カルシウム製剤は、根管シーラーの接着や緊密な根管充填を妨害するため、完全に除去しなくてはならない。

2）水酸化カルシウム製剤の除去法

　EDTAはカルシウムと強くキレート結合する。そのため、残存した水酸化カルシウム製剤の除去には、EDTAが効果的である[31]。EDTAを単独で根管内に満たしてもよいが、超音波振動や根管洗浄用機器を併用すると効果が上がるため[32]、これらの機器を併用するとよい（図9）。ただし、超音波機器を使用した根管清掃時に、洗浄針が根管壁に触れることによって根管壁を過度に削ってしまう危険性があることから、根管壁に触れないよう注意深い使用が望まれる。

3）ニッケルチタン（Ni-Ti）製ファイルの根管内破折を軽減させる。

① Ni-Ti製ファイルの変遷

　1993年にLightSpeed™が販売され、Ni-Ti製ファイルが根管治療に応用されるようになってからすでに25年が経過した。Ni-Ti製ファイルは形状記憶性と超弾性を有することから、彎曲根管への応用を可能にしたが、使用法を誤ると根管内器具破折やapical transportationなどの偶発症を引き起こす可能性がある。そのため、これらの偶発

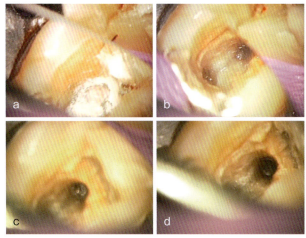

図⑩　根管壁に残留した水酸化カルシウム製剤の除去。a：水酸化カルシウム製剤貼薬、b：水洗後、c：水洗後、超音波洗浄、d：モルホニン使用後、超音波洗浄

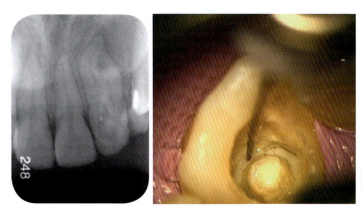

図⑪　2⏌（陥入歯）の根管治療。左：X線写真、右：RCプレップを満たしてHy-Flexを用いた根管拡大を実施

症を解消する目的でNi-Ti製合金の種類、Ni-Ti製ファイルの形状およびNi-Ti製ファイルの使用法などにさまざまなアレンジが加えられてきた。以前に比較すると、Ni-Ti製ファイルの破折抵抗性はかなり向上してきたと思われる。

しかし、Ni-Ti製合金も金属である。負荷がかかることで破折するという点ではいまも変わらない。現在、「最新Ni-Ti製ファイル」と謳われている商品が数多く販売されているが、そのほとんどはシングルユース、すなわち1回で廃棄することが販売会社から推奨されている。それだけ、破折の危険性が高いことが推察される。なお、Hy-Flex（Coltene／東京歯科産業）はマルチプルユース、すなわち複数回使用が可能であるとしている。

② Ni-Ti製ファイルの根管内破折を回避するために

そうはいっても、切削効率が高く、術者の疲労が大きく軽減されるNi-Ti製ファイルを使用しないわけにはいかない。Ni-Ti製ファイルの破折を軽減する方法の一つが、EDTAの使用である。この場合、EDTAの無機質溶解作用としての役割ではなく、むしろ潤滑剤（lubricant）としての役割を期待し、使用されている[33]。すなわち、多少滑りをよくしながら根管拡大することで、Ni-Ti製ファイルへの負担がかからないように配慮し、根管内でのファイル破折を軽減させることが可能となる（図11）。

③拡大形成時に根管壁に生じるクラック（亀裂）の予防法

根管拡大形成時に歯根象牙質、とくに根尖付

近に微細なクラックを生じることが報告されている[34]。これは、Ni-Ti製回転切削器具はもとより、手用Ni-Ti製ファイルやステンレススチール合金製K-ファイルなど、合金の種類やファイルの使用方法にかかわらず生じるとされている。クラックは、象牙質内にとどまった不完全クラックの場合もあれば、根管内と根管外が交通する完全クラックの場合もあり、完全クラックの場合は根尖性歯周炎を誘発する可能性が増加する。しかも、根尖のクラックは発見しづらいうえ、クラックの治療は簡単ではなく、根管治療が長期に及ぶこともある。

EDTAは、無機質溶解性あるいは潤滑剤としての役割を有するため、クラックの誘発を軽減または回避することが期待されるが、残念ながらEDTAを併用してもクラックの発生は回避できないとの報告が多い[35]。クラックの発生を回避するためには、細い根管に対していきなり太いファイルを作業長まで挿入するのではなく、適切なグライドパスを形成したのち、徐々にファイルの号数を上げるとよい。

4．根管内破折器具の除去を補助する

根管内で根管治療用の器具が破折し、根管内に残留させてしまうことがある。根管内に器具を残留させてしまうと、破折器具の位置から根尖最狭窄部までの根管治療が行えず、根尖性歯周炎の治癒を望むことはできない。抜髄においても、根管内に器具を残留させた状態のままでは、その後に根尖性歯周炎を誘発させる可能性がある。それは同時に、患者とのトラブルに発展することにもなりかねない。そのため、破折器具の除去は根管治療における非常に重要なステップである。

破折器具の除去法はさまざまであるが、筆者はおもに超音波機器を応用する方法で破折ファイルを除去している。超音波チップを用いて破折ファイルと根管歯質との間を切削する際、液状タイプのEDTA製剤を根管内に満たして行うとよい[36]。本方法は、超音波チップを用いた際に生じた象牙質切削片とEDTAをキレート結合させることが目的であるが、その他、温度の上昇を抑え、超音波振動により生じるキャビテーション効果や破折ファイルの除去効果を上昇させることも意図している。また、破折器具の除去時には手術用実体顕微鏡（マイクロスコープ）を使用することが多く、ペーストタイプのEDTA製剤を使用するとファイル除去中に破折器具を視認することができないことから、透明な液状EDTA製剤の使用が推奨される。

根管治療になくてはならないEDTA

EDTAは無機質溶解剤であることから、石灰化根管の根管治療における補助的な薬剤として使用されてきた。しかし、EDTAはキレート作用だけではなく、抗菌作用や発泡作用などの有益な作用を有しており、その結果、根管治療におけるさまざまなステップで使用することができる。

目視できない微生物がターゲットとなるため、根管治療の成否は根管内の完全なdebridementにかかっているといっても過言ではない。根管治療を成功へと導くためには、機械的な根管拡大に加えて、効果的なEDTAの使用が重要であり、根管治療には必須の薬剤である。

【参考文献】

1) Vertucci FJ: Root canal anatomy of the human permanent teeth. Oral Surg Oral Med Oral Pathol, 58: 589-599, 1984.
2) McComb D, Smith DC: A preliminary scanning electron microscopic study of root canals after endodontic procedures. J Endod, 7: 238-242, 1975.
3) Mader CL, Baumgärtner JC, Peters DD: Scanning electron microscopic investigation of the smeared layer on root canal walls. J Endod, 10: 477-483, 1984.
4) Pashely DH: Smear layer: Physiological considerations. Operative Dent, Suppl 3: 13-29, 1984.
5) Gettleman BH, Messer HH, ElDeeb ME: Adhesion of sealer cements to dentin with and without the smear layer. J Endod, 17: 15-20, 1991.
6) Çobankara FK, Adanir N, Sema Belli: Evaluation of the influence of smear layer on the apical and coronal sealing

ability of two sealers. J Endod, 30: 406-409, 2004.
7) Bystrom A, Sundqvist G: The antibacterial action of sodium hypochlorite and EDTA in 60 cases of endodontic therapy. Int Endod J, 18: 35-40, 1985.
8) Nicholson R, Stark MM, Nguyen N, Scott H: Autoradiographic tracings utilizing Ca-45-labeled ethylenediaminetetraacetic acid. Oral Surg Oral Med Oral Pathol, 26: 563-566, 1968.
9) Patterson SS: In vivo and in vitro studies of the effect of the disodium slat of ethylenediamine tetra-acetate on human dentine and its endodontic implications. Oral Surg Oral Med Oral Pathol, 16: 83-103, 1963.
10) Goldberg F, Abramovich A: Analysis of the effect of EDTAC on the dentinal walls of the root canal. J Endod, 3: 101-105, 1977.
11) McComb D, Smith DC: A preliminary scanning electron microscopic study of root canals after endodontic procedures. J Endod, 1: 238-242, 1975.
12) Solomons K, Cochrane JW: Formaldehyde toxicity. Part II. Review of acute and chronic effects on health. S Afr Med J, 66: 103-106, 1984.
13) Tripodi MF, Rambaldi A, Utili R, Rosario P, Attanasio V, Locatelli A, Adinolfi LE, Andreana A, Florio A, Ruggiero G: Resistance to aminoglycosides and other antibiotics among clinical isolates of Enterococcus spp. New Microbiol, 18: 319-323, 1995.
14) Zhang R, Chen M, Lu Y, Guo X, Qiao F, Wu L: Antibacterial and residual antimicrobial activities against Enterococcus faecalis biofilm: A comparison between EDTA, chlorhexidine, cetrimide, MTAD and QMix. Sci Rep, 5: 12944, 2015.
15) Sen BH, Safavi KE, Spångberg LS: Antifungal effects of sodium hypochlorite and chlorhexidine in root canals. J Endod, 25: 235-238, 1999.
16) Stewart GG: Chelation and flotation in endodontic practice: an update. J Am Dent Assoc, 113: 618-622, 1986.
17) Kum KY, Lim KR, Lee CY, Park KH, Safavi KE, Fouad AF, Spångberg LS: Effects of removing residual peroxide and other oxygen radicals on the shear bond strength and failure modes at resin-tooth interface after tooth bleaching. Am J Dent, 17: 267-270, 2004.
18) Pashley DH, Michelich V, Kehl T: Dentin permeability: effects of smear layer removal. J Prosthet Dent, 46: 531-537, 1981.
19) Di Lenarda R, Cadenaro M, Sbaizero O: Effectiveness of 1 mol L-1 citric acid and 15% EDTA irrigation on smear layer removal. Int Endod J, 33: 46-52, 2000.
20) Bitter NC: A 25% tannic acid solution as a root canal irrigant cleanser: a scanning electron microscope study. Oral Surg Oral Med Oral Pathol, 67: 333-337, 1989.
21) Takeda FH, Harashima T, Kimura Y, Matsumoto K: Comparative study about the removal of smear layer by three types of laser devices. J Clin Laser Med Surg, 16: 117-122, 1998.
22) 有泉 実：根管の拡大・清掃に関する研究 とくに有機質溶解剤と無機質溶解剤の併用効果について．日歯保存誌, 31：863-872, 1988.
23) Ciucchi B, Khettabi M, Holz J: The effectiveness of different endodontic irrigation procedures on the removal of the smear layer: a scanning electron microscopic study. Int Endod J, 22: 21-28, 1989.
24) Curtis TO, Sedgley CM: Comparison of a continuous ultrasonic irrigation device and conventional needle irrigation in the removal of root canal debris. J Endod, 38: 1261-1264, 2012.
25) Nielsen BA, Craig Baumgartner J: Comparison of the EndoVac system to needle irrigation of root canals. J Endod, 33 : 611-615, 2007.
26) Weber CD, McClanahan SB, Miller GA, Diener-West M, Johnson JD: The effect of passive ultrasonic activation of 2% chlorhexidine or 5.25% sodium hypochlorite irrigant on residual antimicrobial activity in root canals. J Endod, 29 : 562-564, 2003.
27) Rödig T, Bozkurt M, Konietschke F, Hülsmann M: Comparison of the Vibringe system with syringe and passive ultrasonic irrigation in removing debris from simulated root canal irregularities. J Endod, 36: 1410-1413, 2010.
28) Hauser V, Braun A, Frentzen M: Penetration depth of a dye marker into dentine using a novel hydrodynamic system (RinsEndo). Int Endod J, 40: 644-652, 2007.
29) Haapasalo M, Wang Z, Shen Y, Curtis A, Patel P, Khakpour M: Tissue dissolution by a novel multisonic ultracleaning system and sodium hypochlorite. J Endod, 40 : 1178-1181, 2014.
30) DiVito E, Lloyd A: ER:YAG laser for 3-dimensional debridement of canal systems: use of photon-induced photoacoustic streaming. Dent Today, 31: 124-127, 2014.
31) Salgado RJ, Moura-Netto C, Yamazaki AK, Cardoso LN, de Moura AA, Prokopowitsch I: Comparison of different irrigants on calcium hydroxide medication removal: microscopic cleanliness evaluation. Oral Surg Oral Med Oral Pathol Oral Radiol Endod, 107: 580-584, 2009.
32) Faria G, Viola KS, Kuga MC, Garcia AJ, Daher VB, De Pasquali Leonardo MF, Tanomaru-Filho M: Effect of rotary instrument associated with different irrigation techniques on removing calcium hydroxide dressing. Microsc Res Tech, 77: 642-646, 2014.
33) Boessler C, Peters OA, Zehnder M: Impact of lubricant parameters on rotary instrument torque and force. J Endod, 33: 280-283, 2007.
34) Kumari MR, Krishnaswamy MM: Comparative Analysis of Crack Propagation in Roots with Hand and Rotary Instrumentation of the Root Canal -An Ex-vivo Study. J Clin Diagn Res, 10: ZC16-19, 2016.
35) Aydin U, Aksoy F, Karataslioglu E, Yildirim C: Effect of ethylenediaminetetraacetic acid gel on the incidence of dentinal cracks caused by three novel nickel-titanium systems. Aust Endod J, 41: 104-110, 2015.
36) Terauchi Y, O'Leary L, Yoshioka T, Suda H: Comparison of the time required to create secondary fracture of separated file fragments by using ultrasonic vibration under various canal conditions. J Endod, 39: 1300-1305, 2013.

治療用薬剤

6 カルシペックスⅡを用いた根管貼薬
根尖外への押し出しに対応し、安心・安全な診療を目指す

前田英史 *Hidefumi MAEDA*

九州大学　大学院歯学研究院　口腔機能修復学講座　歯科保存学研究分野

水酸化カルシウムによる貼薬の歴史

　1920年に、Hermannは、水酸化カルシウムの根管治療への応用について発表し[1]、さらに1930年に、「根管貼薬剤として水酸化カルシウムを一定期間用いることで、根管が殺菌されて根尖孔の封鎖が可能になる」ことを示した[2]。これによって、それまで広く使用されてきた揮発性の薬剤の生体への影響や効果の実情があきらかにされるようになった一方で、水酸化カルシウムの歯内療法への応用が拡大し、現在では世界的に第一選択の根管貼薬剤として用いられるようになっている[3]。

カルシペックスⅡの歴史

　1998年、日本歯科薬品株式会社（以下、日本歯科薬品）より、プレミックスのカルシウム製材として、カルシペックスが発売され（図1）、シリンジタイプで使用法が簡便であるとして、広く普及した。2000年には、造影剤として含まれていた硫酸バリウムを除き、水酸化カルシウムの濃度を高めた、カルシペックスプレーンが発売された（図2）。さらに室温での保存を可能にするため、2004年に、水酸化カルシウムの濃度はそのままで、その基材を改良したカルシペックスⅡ、および造影剤を除いたカルシペックスプレーンⅡが発売され、現在に至っている（図3）。改良を重ねたことにより、カルシペックスでは保存は冷所でなければならなかったが、カルシペックスⅡでは常温保存が可能となった。

水酸化カルシウムのさまざまな作用

　水酸化カルシウムの一般的な効果として、殺菌作用、滲出液抑制作用、硬組織形成誘導、有機質溶解作用、歯根吸収抑制作用、血管収縮作用が挙げられる（表1）[4]。

1．殺菌作用

　とくに期待されるのが殺菌効果で、これは水酸化物イオンによってもたらされる強アルカリ環境（pH 約12.5〜12.8）によるとされるが、これを達成するためには水酸化カルシウムが湿潤な状態で根管壁に密着することが重要である。乾燥した状態では、水酸化物イオンの十分な効果を得ることができない。

　一方、水酸化カルシウムの殺菌作用は、*in vitro* では有効だが、*in vitro* では比較的低いといわれている。これは象牙質による緩衝作用や、壊死組織の残渣および炎症性滲出液によって、効果が妨げられてしまうためであると考えられている[5, 6]。また、根管に感染したすべての菌に対して殺菌効果があるというわけではない。*E. faecalis* や *C. albicans* などは、細胞外に酸を放出するプロトン

表❶　水酸化カルシウム貼薬の効果
（参考文献[4]より引用改変）

殺菌効果	++〜−
滲出液の抑制	+
硬組織形成	+
有機質溶解	+
歯根吸収抑制	+〜−
血管収縮	+

++：非常に期待できる
＋：期待できる
−：期待できない

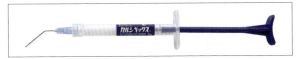

図❶　カルシペックス

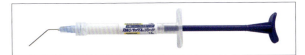

図❷　カルシペックスプレーン

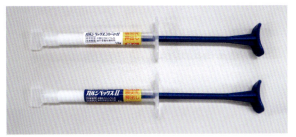

図❸　カルシペックスプレーンⅡ（上）およびカルシペックスⅡ（下）

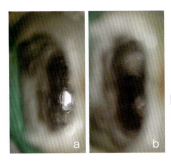

図❹　⑤根尖付近に残留したカルシペックスⅡ（a）と洗浄液とKファイルによる除去後（b）

ポンプを有しているため、水酸化カルシウムの効果を減じてしまうと考えられている[7]。

2．滲出液抑制作用

水酸化カルシウムには、根尖孔外からの滲出液に対する抑制効果をみることができる。これは、水酸化カルシウムによる、殺菌効果、毛細血管の収縮作用、根尖孔の封鎖性、そしてリポ多糖（LPS）やエンドトキシンの弱毒化など、一連の効果によるものと考えられている[8]。

ただし、滲出液のある根管に水酸化カルシウムを貼薬した際、次回来院時に、滲出液が完全に停止したと誤認してしまう場合がある。これは除去が不完全であるか（図4a）、洗浄の際に滲出液が洗い流されてしまったことなどによると考えられる。したがって、水酸化カルシウム製材を貼薬して臨床症状が消退しても、根管充塡の前に、ドライな綿栓またはペーパーポイントを置いて、次の来院まで待って滲出液が出ていないことを確認するステップを挟むべきと考える。もし次の来院時に滲出液が再度確認されれば、原因がまだ残っていると判断し、治療内容を再考する必要が出てくる[9]。

3．硬組織形成誘導作用

in vitro での研究報告になるが、ヒト骨芽細胞株やヒト歯根膜細胞、また未分化なイヌ歯根膜細胞を用いた実験により、カルシウム刺激によって硬組織の形成が誘導されることが示されている[4]。これらの結果から、水酸化カルシウムのカルシウムイオンが、根尖周囲の未分化な歯根膜細胞に働いて硬組織形成を促し、骨性瘢痕治癒に効果を示すものと推察される。

4．有機質溶解作用

水酸化カルシウムを抜去歯の根管に応用した場合、7日間以上の貼薬によって、根管内に残留した象牙芽細胞や歯髄細胞の9割以上が消失することが報告されている。さらにその効果は、アンチホルミンによる洗浄を併用することで増強されることが示された[10]。このように、水酸化カルシウムは有機質溶解作用をもつことがあきらかにされている。

5．歯根吸収抑制作用

過度な矯正力や外傷によって失活した歯の歯根に外部吸収が生じた場合に、その抑制のために水酸化カルシウムによる根管貼薬が実施される。水酸化カルシウムによる外部吸収抑制効果に関しては、一定の効果は期待できるとされているが、歯髄壊死症例や脱臼歯の保管条件など、歯根膜組織の生存状態に影響する要因があることから、効果の判定には長期的な経過観察が不可欠である[4]。

6．血管収縮作用

根管穿孔部などからの出血によって患部が不明瞭な場合に、水酸化カルシウム製材をその部位に

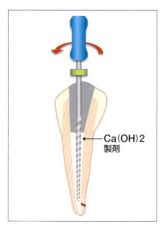

図❺ 水酸化カルシウム製剤の貼薬

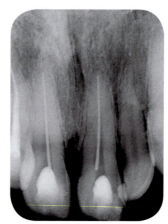

図❻ 1|1 にカルシペックスプレーンⅡ貼薬と同時にガッタパーチャポイントを挿入したデンタルX線画像（愛知学院大学歯学部　歯内治療学講座・中田和彦先生のご厚意による）

塗布して後日確認すると、出血が止まり根管系に侵入した肉芽組織が明瞭になって、除去が容易になることがある。これは動物を用いた実験でも、水酸化カルシウムによって細動脈が収縮することが示されている[11]。詳細なメカニズムは不明であるが、水酸化カルシウムのもつ効果的な作用の一つであると考えられる。

カルシペックスⅡの貼薬方法と貼薬期間

シリンジタイプであることから、ニードルの先を根管内に挿入してゆっくりと充填すればよいが、根尖部への緊密な充填を意識するばかりに、力が入り根尖孔外へ押し出してしまい、重篤な合併症を招く危険性がある。また、根尖に外部吸収が生じた症例や根尖孔が大きく拡大されてしまった症例では、過度な力で充填しなくても、根尖孔外へ漏出しやすい状態となっている。このため、こうした危険を避けるため、歯科用マイクロスコープ下で根尖付近の充填状況を観察しながら充填するか、あるいはハンド用ファイル、またはレンツロを用いて充填することを推奨する（図5）[12]。

また、貼薬期間については、即効性に効果が出るものではないので、上述した水酸化カルシウムの作用および根管内の状態を勘案して、2〜4週間程度の期間で実施するのがよいと考えられる。

カルシペックスⅡとカルシペックスプレーンⅡの使い分け

カルシペックスおよびカルシペックスⅡには、水酸化カルシウムが約24%、造影剤の硫酸バリウムが約24%含まれているが、硫酸バリウムが除かれたプレーンタイプには、約48%の水酸化カルシウムが含まれている。市販されている水酸化カルシウム製材のなかで造影剤を含まないのは、このカルシペックスプレーンⅡのみである。

このプレーンタイプの用途としては、X線検査が簡便に行えない場合に、根管内に充填した後、最終拡大号数に相当するガッタパーチャポイントを挿入し、患者にデンタルX線写真を撮影して帰宅してもらうような場合に利用されることがある（図6）。これによって、根管貼薬とポイント試適の検査を併せて実施することができる。また、コーンビームCT撮影時にも、アーチファクトによる画質への影響が出にくいといった利点がある。しかしながら、貼薬する際には、次の項目でも述べるように、根尖孔からの水酸化カルシウム製材の漏出に気をつけなければならない。

カルシペックスⅡの押し出しによる合併症

カルシペックスⅡのみに報告される事例ではないが、一般的なシリンジタイプの水酸化カルシウム製材による貼薬の際に、根尖孔外へ押し出されることによって、患者に重篤な合併症を引き起こしてしまうことがある。使用が簡便であるがゆえに、貼薬の際に根尖孔から大量に押し出され、さまざまな障害事例が出ている（図7）。

水酸化カルシウム製材を根尖孔外へ押し出すこ

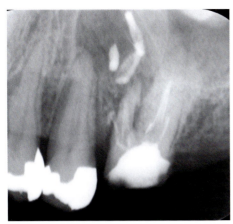

図❼ 水酸化カルシウム製剤の根尖孔からの押し出し症例

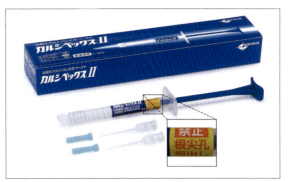

図❽ 根尖孔からの押し出しに対する警告ステッカー

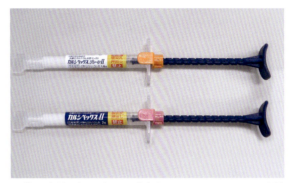

図❾ 多量の押し出しを防止するためのストッパーを装着した、新しいシリンジ

とは、不可逆性の神経障害など重篤な障害を引き起こす危険性があり、治癒を促進するという十分なエビデンスはない。また、根尖周囲組織の良好な治癒を阻害する可能性があるといわれている[13]。アメリカ歯内療法学会においても、水酸化カルシウムは毒性があるため、根尖孔外への押し出しは組織の壊死や疼痛を惹起する、とされている。われわれの動物実験の結果からも、根尖孔外に漏出したカルシペックスは6週間後も生体に取り込まれず、骨中に残留し、周囲が線維性組織に囲まれた状態になることがわかっている。

上顎大臼歯または下顎大臼歯への貼薬の際、上顎洞内や後上歯槽動脈内、眼窩下動脈内、または下歯槽管内や下歯槽動脈内へ押し出してしまった場合に、神経麻痺だけでなく、上皮の壊死や潰瘍形成、顎骨壊死など極めて重篤な症状を発症してしまうことがある[14]。

最近の研究において、水酸化カルシウムと硫酸バリウムの混合は、硬化体を形成する可能性があることが示され、やはり根尖孔外への押し出しには気をつけなければならない[15]。また、プレーンタイプは、造影剤が含まれておらず、根尖孔外へ押し出されても確認ができないため、根管への充塡の際は慎重に実施されなければならない。

そこで、カルシペックスⅡの製造元である日本歯科薬品は、このような押し出しに対する防止策として、下記に述べる方法を講じることとした。

製造元による押し出し防止策

日本歯科薬品は、押し出し防止策として、まず2015年に、添付文書だけではなくシリンジそのものに「禁止・根尖孔押出し」と警告ステッカーを貼って（図8）、注意喚起を促すこととした。さらに踏み込んで、2018年8月には、根尖孔外への大量の押し出しを防止するためにストッパーを装着し、安全対策を講じた画期的なデザインのシリンジを発売することとした（図9）。カルシペックスⅡを根管内に充塡する際、ロックを解除し、1回に出る量に制限を設けたものである（図10）。従来品と比べて、使用の際に一手間が入るが、将来にわたって継続した注意を促す改良が加えられたのである。

ただし、1回量が1〜3根管分に相当する量であるため、充塡の際には、やはり根尖孔から押し出さないよう注意が必要である。

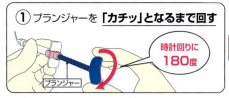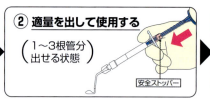

図⓿ 新しいシリンジの使用方法（製品パンフレットより引用）

カルシペックスⅡでの根管貼薬後の除去方法

　水酸化カルシウム製材を貼薬したら、次の来院時には、これを除去しなければならない。水酸化カルシウムが根管内に残留すると、根管充塡の際の緊密性や根管長測定に影響する[16]。しかしながら、これを完全に除去することは困難であるといわれている。一般に、EDTAおよび次亜塩素酸ナトリウムによる洗浄によって除去ができたように見えても、歯科用マイクロスコープを通して観察すると完全には除去できていないことがわかる（図4a）。このため、さまざまな方法が試みられている。一般には、洗浄の際に超音波または音波チップを併用した方法が有効であるとした報告が多い。EDTAを満たして、Kファイルを用いて可及的な除去を行っても（図4b）、歯科用マイクロスコープ下での除去の確認は必要である。

水硬性セメントによる仮封時の注意点

　一般に、水硬性セメントによる仮封を行う際に、水酸化カルシウムと直接接触すると硬化が妨げられるといわれており、仮封の際には、綿球などを介在させる必要性がある。

　以上のことは、カルシペックスⅡのみに当てはまることではなく、水酸化カルシウム製材は、利点が大きい反面、留意しなければならない面も存在する。したがって、正しい方法で臨床に用い、患者さんに安心・安全な医療を提供することで、患者さんから信頼を得ることになると考える。

【参考文献】

1) Hermann BW: Calciumhydroxid als Mittels zum Behandelt und Füllen von Zahnwurzelkanälen. Wurzburg Medical Dissertation 29, 1920
2) Hermann BW: Dentinobleration der Wurzelkanalen nach der Behandlung mit Kalzium. Zahnarzl Rundschau 21: 888-899, 1930.
3) Almyroudi A, Mackenzie D, McHugh S, Saunders WP: The effectiveness of various disinfectants used as endodontic intracanal medications: an in vitro study. J Endod. 28 (3) :163-167, 2002.
4) 前田英史：根管貼薬における水酸化カルシウムの応用について．日歯内療誌, 37: 137-143, 2016.
5) Agrafioti A, Tzimpoulas NE, Kontakiotis EG.: Influence of dentin from the root canal walls and the pulp chamber floor on the pH of intracanal medicaments. J Endod, 39: 701-703, 2013.
6) Mohammadi Z, Shalavi S, Yazdizadeh M: Antimicrobial activity of calcium hydroxide in endodontics: a review. Chonnam Med J. 2012 Dec;48 (3) :133-40.
7) Mehta S, Verma P, Tikku AP, et al.: Comparative evaluation of antimicrobial efficacy of triple antibiotic paste, calcium hydroxide, and a proton pump inhibitor against resistant root canal pathogens. Eur J Dent, 2017 Jan-Mar;11 (1) :53-57.
8) Kawashima N, Wadachi R, Suda H, et al.: Root canal medicaments. Int Dent J, 59: 5-11, 2009.
9) 前田英史：根管貼薬．マストオブイニシャルトリートメント（北村和夫・編），デンタルダイヤモンド社，東京，2018.
10) Wadachi R, Araki K, Suda H: Effect of calcium hydroxide on the dissolution of soft tissue on the root canal wall. J Endod, 24: 326-330, 1998.
11) Kikuchi I, Wadachi R, Yoshioka T, et al.: An experimental study on the vasoconstriction effect of calcium hydroxide using rat mesentery. Aust Endod J, 29: 116-9, 2003.
12) Galvão T, Camargo B, Armada L, et al.: Efficacy of three methods for inserting calcium hydroxide-based paste in root canals. J Clin Exp Dent, 1;9 (6) :e762-e766, 2017.
13) 中田和彦，中村 洋：水酸化カルシウムを根尖病変内に押し出したほうが治りがよいのか？ 臨床歯内療法 器材・薬剤・テクニックのコンビネーション．デンタルダイヤモンド増刊号, 33 (6) : 156-157, 2008.
14) Sharma S, Hackett R, Webb R, et al.: Severe tissue necrosis following intra-arterial injection of endodontic calcium hydroxide: a case series. Oral Surg Oral Med Oral Pathol Oral Radiol Endod, 105 (5) : 666-669, 2008.
15) Nevares G, Queiroz de Melo Monteiro G, Veras Sobral AP, et al.: Hardened exogenous material after extrusion of calcium hydroxide with barium sulfate: Case study and histopathologic and laboratory analyses. J Am Dent Assoc, 149 (1) : 59-66, 2018.
16) Uzunoglu E, Eymirli A, Uyanik MÖ, et al.: Calcium hydroxide dressing residues after different removal techniques affect the accuracy of Root-ZX apex locator. Restor Dent Endod, 40 (1) : 44-49, 2015.

治療用薬剤

7 根管治療（消毒）剤の基本

古澤成博 *Masahiro FURUSAWA*
東京歯科大学　歯内療法学講座

　根管治療（消毒）剤は、いわゆる従来薬である非特異性薬剤と、特定の細菌をターゲットとして用いる抗菌薬を主体とする特異性薬剤とに分類されている。根管治療（消毒）剤の応用の是非については種々の議論があるが、理論的には根管内が無菌化されていれば貼薬剤に依存する必要はない。

　しかしながら臨床の実際においては、一般歯科医師であれば誰もが経験するように、根管はふたつと同じ形態を示すことがなく、たとえマイクロスコープ下で治療を行ったとしても、どのように治療されているのか、結果を目視で確認することさえ困難である。したがって、歯髄の取り残しや感染源の残留などの、不確実な要素をなるべく排除するためにも、次亜塩素酸ナトリウムなどの根管清掃剤と同様に、根管治療（消毒）剤の応用は必要不可欠であると考えている。

　根管治療（消毒）剤の役割は、おもに以下の3つである。
①根管内の消毒
②根管治療後の疼痛緩和
③根尖部における治癒の促進
　臨床の実際においては、根管の環境によって、これらの目的に応じた薬剤の選択が必要となる。一般に用いられている非特異性根管治療（消毒）剤の効用についてまとめると**表1**のとおりである。なお、特異性薬剤については現在一般的に使用されていないため、本項では割愛する。

抜髄根管

　抜髄根管では、除去された歯髄に起因する疾患であることが多く、原因となっている歯髄を捻断除去した後に、その外傷性損傷を被った創面の鎮痛・消炎を図ることを目的として、フェノール系製剤を貼薬することが基本である。

　種々の理由で抜髄時に十分に根管形成を行うことなく、残髄炎や残髄そのものを回避すると同時に残存歯髄の乾死を目的として、ホルムアルデヒド系製剤（ペリオドン®、FG、FCなど。いずれもネオ製薬工業／**図1**）を応用する場合があるかもしれないが、これは論外である。本剤はホルムアルデヒドガスの発生によって持続的な消毒作用を有するが、長期間の応用は根尖部周囲組織に為害作用を惹起させる可能性があるばかりか、日常生活においてもシックハウス症候群に代表される

表❶　非特異性根管治療（消毒）剤の効用

	ホルムアルデヒド系	パラクロロフェノール系	フェノール系	水酸化カルシウム系
消毒作用の強さ	◎	○	△	○
消毒作用の持続性	○	△	△	◎
組織壊死の惹起	◎	○	−	△
鎮痛・鎮静効果	−	◎	◎	△
創傷治癒促進作用	−	−	−	◎

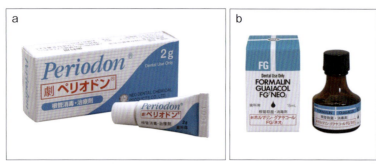

図❶　a：ペリオドン®、b：ホルマリン・グアヤコール FG「ネオ」

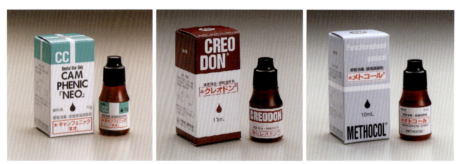

図❷　左からキャンフェニック「ネオ」、クレオドン®、メトコール®

ようなホルマリンアレルギーや、発がん性も指摘されていることから[2]、現在では以前のように安易に応用しない傾向にあるので注意してほしい。とくにペリオドン®はパラホルムアルデヒドを50％含有しており、かつて発売されていた歯髄失活剤と同等の濃度を有している。根尖孔から溢出させると、腐骨が形成されることもある。しっかりとした使用目的がある症例以外の、安易な応用は厳に慎むべきである。

ところで、創傷治癒に関する重要な因子として細菌感染が挙げられる。抜髄根管における根管内細菌の残存には種々の報告があり、不可逆性歯髄炎の場合、可逆性歯髄炎に比較して根管内に細菌が残存して非常に高い確率で根管充填後に根尖性歯周炎を惹起させる可能性が示唆されている。

現在の根管内細菌叢に関する検討結果では、処置当該歯の臨床診断名の如何にかかわらず、抜髄根管であっても、ある程度細菌に感染していると考えるのが妥当である。このことから、治療期間の短縮や根管治療（消毒）剤の応用を回避する目的で行われる、麻酔抜髄即時根管充填処置の可否についても検討が加えられている。筆者も前述の観点から、本処置はまず行わない。

当講座において過去50年余にわたって実施されてきたヒト生活歯髄を用いた臨床病理学的研究結果において、抜髄後に比較的長期間にわたって残存する傾向にある打診不快感や挺出感の持続期間、さらには残存歯髄における炎症所見の消退から、術後5〜10日が抜髄創面の治癒期間の一応の目安となる。

以上のことから、基本的に抜髄時には作業長を正確に設定したのち、次亜塩素酸ナトリウム製剤応用下に＃35以上の根管形成を行い、結合組織である歯髄を完全に根管から除去した後に、根尖部の鎮痛・消炎を目的としてキャンフェニック「ネオ」（CC／ネオ製薬工業）、クレオドン®（グアヤコール100％／ネオ製薬工業）や、メトコール®（パラモノクロロフェノール・グアヤコール／ネオ製

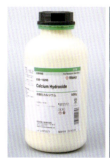
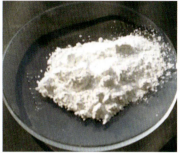

図❸ 水酸化カルシウム単味試薬

薬工業）などのフェノール系薬剤（図２）を応用し、次回来院時に根管充填を行うのが基本である。

筆者は前述の感染の観点から、鎮静・消炎作用と同時に消毒効果をも具備している「メトコール®」を応用することが多い。また、抜髄後の根尖部の創傷治癒と消毒、さらに新生硬組織形成を目的として水酸化カルシウム製剤を応用する場合もあるので、症例によって使い分けが必要である。

感染根管

従来、感染根管治療では強力な殺菌・消毒作用を有するホルムアルデヒド系の根管治療（消毒）剤（図１）を用いることが主流であったが、前述のように、近年、発がん性や局所に対する為害作用への懸念から、ホルムアルデヒド系薬剤自体が敬遠されており、現在の主役は水酸化カルシウムである。水酸化カルシウム製剤の効果の主たるものは、強アルカリ（pH12.4）環境下での細菌への直接的な作用、炎症巣の沈静、接触界面での創傷治癒や硬組織形成を主体とする生物学的治癒促進作用などが挙げられる。その特徴としては、他の非特異性薬剤の効果が比較的短期間であるのに対して、比較的長期的に効果が持続することである。

感染根管では根管内細菌叢の変化や根尖部におけるバイオフィルムの形成によって、難治性根尖性歯周炎に移行することがある[3]。一般に、根尖性歯周炎は細菌の複合感染症であり、とくに嫌気性菌が関与していることから、持続的な根管内の消毒が必須となることは論を俟たない。なお、急性の根尖性歯周炎の場合には、まず当該部からの排膿路を確保して十分に排膿させた後に、フェノール系薬剤で沈静・鎮痛を図り、症状が落ち着いてから水酸化カルシウム製剤の応用に移行するのがよい。

根管治療（消毒）剤としての水酸化カルシウム製剤

言うまでもなく感染根管治療は、機械的に根管の拡大・形成を行うと同時に、次亜塩素酸ナトリウム製剤を応用して化学的に細菌を除去した後、十分な殺菌作用を有する薬剤を作用させることによって、根管の無菌化を図ることが目的である。本目的に用いられる貼薬剤は、現在では世界的に水酸化カルシウムであるが、わが国の開業歯科医院ではまだまだ普及しているとは言い難い。

欧米では、本剤によって根管が無菌化されるとの報告が数多くみられることから、感染根管治療では必ずと言ってもよいほど応用されている。臨床的には、おもに欧米での従来からの方法として、水酸化カルシウム単味（図３）を滅菌生理食塩水に練和して貼薬する方法がある。しかしながら、水酸化カルシウム単味は製剤ではなく、試薬を使用しなくてはならないため、注意が必要であることはいうまでもない。

また、水酸化カルシウム単味を応用するためには、本剤の混和の技術など、術者や介助者の技量にもよるが、操作性に難点があり確実性に乏しいのも事実である。筆者は難治性を含む根尖性歯周炎に使用する水酸化カルシウム製剤として、カルビタール®（ネオ製薬工業／図４）を応用して良好な結果を得ている。本剤をガラス練板で練和したものを、基本的には螺旋状糊剤輸送器（レンツロ）を用いて根管内に応用している（図５）。本剤の現時点での処方は図４のとおりであり、炎症領域での低pHの部位でもヨードホルムの薬理作用によって消毒効果が得られると同時に、Tカイン

7 根管治療（消毒）剤の基本　163

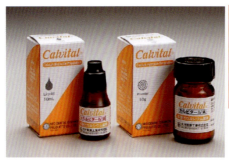

粉	水酸化カルシウム	78.5%
	ヨードホルム	20.0%
	スルファチアゾール	1.4%
液	T-カイン	0.5%
	ポリソルベート	20.0%
	その他	

図❹　カルビタール®とその処方内容

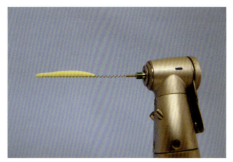

図❺　レンツロを用いて貼薬

偶発症併発症例
症状消失：43
症状軽減：0
総数：43例

バイオフィルムと思われた症例
症状消失：48
症状軽減：9
総数：57例

図❻　難治性根尖性歯周炎にカルビタール®を応用した結果

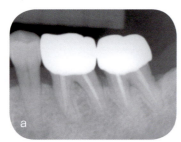
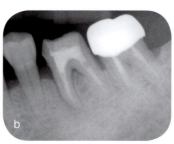
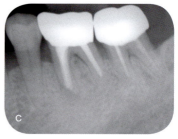

図❼　59歳・女性。6の咀嚼時痛の主訴で紹介された。同部は近医で2年間感染根管治療がなされ、症状が消失しないまま補綴処置を行ったという。初診時のX線写真で近心頬側根に直線形成およびパーフォレーションを認めた(a)ため、水酸化カルシウム製剤「カルビタール®」で治療を行った(b)後、スーパーボンドシーラーを用いて側方加圧根管充塡を行った。術後5年、良好に経過している(c)

やグアヤコールの配合で疼痛軽減効果も有している。感染根管に対して有効に作用するとともに、根尖開大症例や根管側壁穿孔症例など偶発症を伴った難治性症例にも治癒促進効果を発揮し、処置後の疼痛も発現させないため、たいへん有効な根管治療（消毒）剤であると考えている。

ちなみに、地域の歯科医院で水酸化カルシウム単味を含む通常の非特異性根管治療（消毒）剤で治癒せずに、本学水道橋病院に紹介された難治性根尖性歯周炎の症例100例（偶発症が併発の症例43例、バイオフィルムが原因と思われる症例57例）に対して、本製剤を応用した結果、図❻に示すように、100％の症例で症状の消失あるいは軽減が認められた。このことから、根尖孔の開大症例や、パーフォレーションなどの、いわゆる歯周組織に創傷のある症例（図❼）には本製剤の有する創傷治癒作用が奏効するものと考えられる。一方、根尖部に細菌バイオフィルムを形成していると思わ

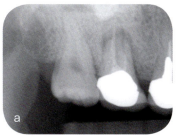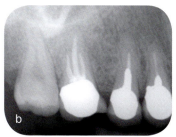

図❽　40歳・女性。6の咀嚼時痛の主訴で紹介された。同部は近医にて1年間根管治療を受けるも症状が改善されなかったが、審美性を優先して補綴物（メタルボンド）が装着された。初診時のX線写真には根尖部に透過像が残存していた（a）。メタルボンドは破壊せずに咬合面よりアプローチし、水酸化カルシウム製剤「カルビタール®」を応用後にMGOシーラーを用いて側方加圧根管充填を行った（b）。術後の経過は良好である

れるような症例（図8）では、本製剤の有する持続的な強アルカリ性が奏効して環境変化が起こることによって、いずれも治癒に導かれたものと考えている[4〜6]。

　ただし、Enterococcus faecalis や Candida albicans に感染している症例などでは効果が得られないこともあり[7]、本製剤を数ヵ月間応用しても効果が出ない場合には、外科的処置法などを選択するべきであろう。

　なお、プレミックス・シリンジタイプの製品は薬効成分の溶出が少なく、水酸化カルシウムの含有量も少ないため、水酸化カルシウム自体の薬効を期待した根管治療（消毒）剤としては効果が得られにくい製剤であると考えている。また、これらの製品は、暫間的な根管充填を目的として作られているものが多く、使用後の徹底除去が困難であり、その後の根管充填処置の際の封鎖性にも影響を与える可能性があることも念頭に置くべきであろう。さらにシリンジで注入時に、下歯槽管や上顎洞内に溢出させないように十分注意しなければならない。

まとめ

　非特異的な根管治療（消毒）剤は、基本的に鎮痛・消炎を主目的とするフェノール系薬剤と、消毒を主目的とするホルムアルデヒド系薬剤、水酸化カルシウム系薬剤とに分けられる。

　従来より長きにわたってわが国の歯科医院で使用されてきたホルムアルデヒド系薬剤は、生体為害性などの問題で近年使用されなくなりつつあり、現在では水酸化カルシウム製剤が主流となっている。それぞれの剤品の特徴を理解し、薬効を期待したうえで症例に応じた選択をすることが肝要である。

【参考文献】
1）須田英明，他：根管貼薬剤使用のためのガイドライン．日歯医学会誌，23：38-48, 2004.
2）木嶋晶子，他：歯科用根管治療剤に含まれるホルムアルデヒドによる即時型アレルギー：2例の症例報告と過去報告例のまとめ．アレルギー，56：1397-1402, 2007.
3）野杁由一郎，恵比須繁之：難治性根尖性歯周炎とバイオフィルム（2）根尖孔内・外側のバイオフィルムの特徴とその対処法．歯界展望，110（6）：1029-1035, 2007.
4）古澤成博，他：難治性根尖性歯周炎に対する水酸化カルシウム製剤「カルビタール®」の有用性．日歯保存誌, 53（3）：330〜338, 2010.
5）加藤大輔，他：難治性根尖性歯周炎から分離される微生物に対する各種根管消毒剤の抗菌効果の検討．日歯保存誌，53（1）：58-65, 2010.
6）村松 敬，古澤成博：難治性根尖性歯周炎の原因と対処法．日本歯科医師会雑誌，66（7）：657-667, 2013.
7）古澤成博：難治性根尖性歯周炎―細菌学的・解剖学的背景と対処法―．東京都歯科医師会雑誌，61（11）：577-587, 2013.

医薬品

Direct Pulp Capping 直接歯髄覆罩

Vital Pulp Amputation 生活歯髄切断

Root Canal Filling 根管充填

...etc.

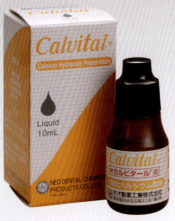 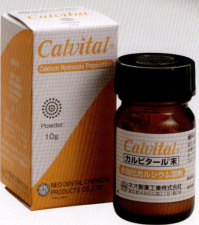

Calvital®

カルビタール® 水酸化カルシウム製剤

● 水酸化カルシウム（単味）＋精製水によるペーストとの違いは！？
- ▶ 抗菌性物質スルファチアゾールによる作用
- ▶ ヨードホルムの制腐作用増強及びX線造影性
- ▶ テーカイン※による歯髄の外傷等に由来する不快症状の防止

※塩酸パラブチルアミノ安息香酸ジエチルアミノエチル

● 水酸化カルシウム含有量はご存知ですか！？
▶ 水酸化カルシウム **78.5%** 配合

● X線造影性にこだわり、硫酸バリウムは無配合です。
▶ ヨードホルム **20%** 配合

製造販売業者

ネオ製薬工業株式会社
〒150-0012 東京都渋谷区広尾3丁目1番3号
Tel.(03)3400-3768(代) Fax.(03)3499-0613

お問い合わせ 0120-07-3768

末 10g	標準価格 3,300円	医薬品	普通薬	承認番号 14400AMZ00234000
液 10mL	標準価格 3,300円	医薬品	劇薬	承認番号 14500AMZ00225000

CV1705

第4章

治療用材料

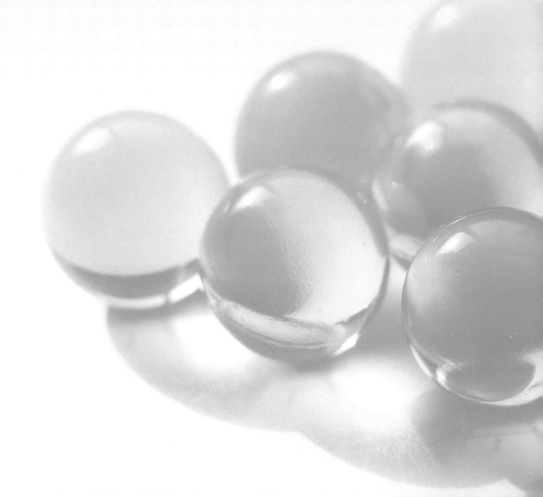

治療用材料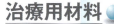

1 根管充塡材総論
代表的な製品の特性

田中利典 *Toshinori TANAKA*
東京都・川勝歯科医院

　根管充塡は根管治療の最後のステップである。機械的・化学的清掃ののち、細菌数を減少させた根管系を緊密に封鎖することで、①歯冠側からの細菌漏洩防止、②歯根側からの滲出液の侵入防止、③根管内に残存する細菌の埋入、を確立する[1]。根管治療の成功には、細菌の除去、宿主の反応、歯冠側の機械的封鎖が重要であるが[2]、われわれ術者には根管内が無菌化できたか、あるいは細菌感染を問題ないレベルにまで減少させることができたのかわからない[3]。そのため、根管充塡を行い、残存する死腔や栄養の供給を減らすことが求められる。

　また、根管充塡の質と治療の予後には関係がある。気泡のない緊密な根管充塡は予後がよく[4]、組織学的評価からも、質の高い根管充塡は細菌漏洩に抵抗性を示す[5]。失活歯の長期的な保存を考えると、やはり緊密な根管充塡は不可欠である。

　本項では、その根管充塡において代表的な製品であるガッタパーチャポイントとシーラーの性質をまとめる。

ガッタパーチャポイント ガッタパーチャゲージ

　ガッタパーチャは古くから歯科で用いられており、mazer wood treesの樹液凝固物を精製して得られる天然素材である。採取されたものがα型、それを65℃以上に加熱してから普通に冷却したものがβ型である。前者は流動性がよいため、電気加熱注入器用として垂直加圧充塡法で用いられる。後者は常温で圧接が可能なため、側方加圧充塡法に向いており、ほとんどのガッタパーチャポイントはこのβ型が使用されている。なお、ガッタパーチャポイントにおけるガッタパーチャの組成率は20％前後であり、無機質として酸化亜鉛が60％前後含まれている。

　ガッタパーチャポイントにはさまざまな太さ、テーパーがあるが、とくに太さには製品として±0.05㎜の許容誤差があり、寸法にばらつきがある。たとえば、35号のガッタパーチャポイントはすべての製品の先端直径が0.35㎜というわけではなく、30号相当かもしれないし、40号相当かもしれない。そのため、最終拡大号数よりも1サイズ細いガッタパーチャポイントを選んだのち、ガッタパーチャゲージでそのサイズを確認・調整して根管に適合させる。たとえば、普段の最終拡大号数の目安を35号に設定しているのであれば、30号のガッタパーチャポイントを用意しておく。ポイント試適でタグバックを確認する際、先端をガッタパーチャゲージで35号相当にトリミングすればよい（図1、2）。

　ガッタパーチャの細胞毒性はほとんどないが、小さなガッタパーチャ粒子では異物反応が惹起され、そのため根尖部の治癒が長引く可能性が示唆されている[6,7]。これは、ガッタパーチャポイントは均質な材料でないことや、組織反応は粒子の大きさにも影響されるためと考えられる。

シーラー

　ガッタパーチャは根管壁に接着しないため、

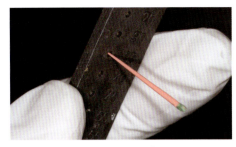

図❶ 35号のガッタパーチャポイントをガッタパーチャゲージの35号相当の穴に挿した様子。このガッタパーチャポイントの先端太さが0.35mmとは限らない

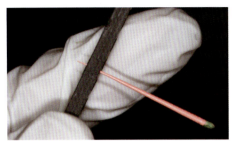

図❷ ガッタパーチャポイントがかなり飛び出ている。根管へ試適する前に余剰分（飛び出ている部分）をトリミングする。逆にガッタパーチャポイントが35号よりも太い場合もあり、その際はガッタパーチャゲージの同部位の穴に入らない。35号相当になるようガッタパーチャポイントをトリミング前提で用意するのであれば、30号のものを用意しておくとよい

- 操作が容易で十分な作業時間がある
- 収縮せず構造的に安定
- 根管の解剖学的形態に沿って歯冠側・歯根側で封鎖
- 歯周組織に為害性がない
- 水分を通さず多孔性でない
- 組織液に影響されず劣化や酸化が起こらない
- 細菌の増殖を抑える
- X線写真上で不透過性をもち、見分けがつく
- 歯質を変色させない
- 滅菌されている
- 必要な場合、容易に取り除ける

図❸ 根管充塡材の要件 (Pathway of the pulp より引用改変)

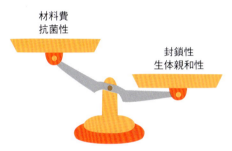

図❹ 近年では、より高い封鎖性や生体親和性を謳った商品が発売されるようになった

ガッタパーチャポイント単独での根管充塡では容易に漏洩を生じる[8, 9]。そのため、根管充塡では一般的にシーラーを併用する。

理想的な根管充塡材の要件として11の要件（図3）が挙げられるが、シーラーにおいては「細菌の増殖を抑える」が長らく注目され、抗菌効果に期待する傾向があった。しかし、それは細胞毒性と裏表の関係のようでもあり、近年は根管壁象牙質との接着や生体親和性に関心が高まっている（図4）。また、漏洩や操作性もシーラーを選ぶ基準となる。以下に代表的なシーラーを解説する。

ユージノール系シーラー（図5）

ユージノール系シーラーは酸化亜鉛（粉末）とユージノール（液）のキレート結合により硬化する。粉末には、そのほかに硬化時間の調整やX線造影性を出す無機質が含まれる。ユージノールや亜鉛イオンは加水分解によって溶出するため、シーラーの溶解性が指摘されている[10, 11]。漏洩の観点からシーラーの層は薄いほうが望ましい[12]。

ユージノール系シーラーは古くから使用されて歴史があり、臨床成績としても問題ないため、専門医制度のあるアメリカでも臨床現場で広く用いられている[13]。また、日本の歯学教育の現場においても使用されている[14]。一方で、細胞毒性や為害性が報告されてきた[15~17]。また、硬化後は徐々に収縮する[18]。さらに、粉液タイプでは湿度や粉液比による硬化時間・収縮率の変化も指摘されている[19]。粉量に対して液量が少ないと、硬化時間は短縮し、収縮率が大きくなる傾向がある。近年ではペーストタイプのシーラーも存在するため、症例に合った材料の選択や、適切な粉液比を守る

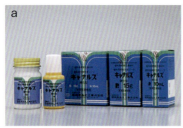
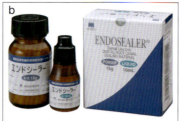
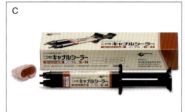
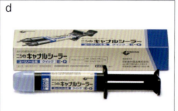

図❺ ユージノール系シーラー。a：キャナルス、b：エンドシーラー、c：ニシカキャナルシーラーノーマル、d：ニシカキャナルシーラークイック

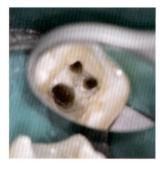

図❻ 根管充塡直前。根管内バキュームとペーパーポイントで患歯内部を乾燥させたのちに、根管充塡を行う

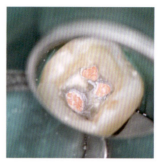

図❼ 根管充塡直後。髄床底にシーラーが付着している。築造（本症例では3壁性のため、そのままコア用レジンでビルドアップが可能）を行う場合、新鮮象牙質を露出させ、さらにスミヤー層を除去してから接着操作に移るとよい

ことが求められる。

　そのほかに、ユージノール系シーラーではユージノールによるレジンの重合阻害が懸念される。しかし酸化亜鉛ユージノールセメントを仮封材として使用した際の象牙質への影響[20〜23]と異なり、シーラーに含まれるユージノールがレジンの重合阻害を引き起こすほどではないようである[24,25]。ただし、シーラーの実用的硬化直後ではレジン表面のブリネル硬度に有意に低下が認められた報告[26]もあるため、根管充塡と同日に支台築造を行う場合は硬化時間の早いシーラーが望ましい。また、支台築造時は、使用したシーラーにかかわらず新鮮な象牙質を露出させ、スミヤー層をしっかりと除去することが重要である[24]（図6、7）。

非ユージノール系シーラー（図8）

　広義にみれば、ユージノールが含まれていないシーラーとしてエポキシレジン系やシリコーン系、バイオセラミックス系も分類され得るが、ここでは酸化亜鉛非ユージノール系シーラーについて述べる。

　酸化亜鉛非ユージノール系シーラーは酸化亜鉛（その他、酸化マグネシウムなど）と脂肪酸の結合により硬化する。ユージノール非含有のため、為害性を抑えている[27,28]。この酸化亜鉛非ユージノール系シーラーは実は海外ではほとんど商品がないが、日本ではユージノール系とともに歯学教育において広く用いられている[29]。なお、レジンの重合阻害を考慮して非ユージノール系シーラーを選ぶほどではないことは前述のとおりである。

　ユージノール系シーラーと同じく硬化により収縮するが、ユージノール系と比べて収縮率が大きい[19]。色素浸透試験でも低い封鎖性を示しており[30]、根管系の再感染のリスクに繋がるので注意が必要である。また、硬化がユージノール系と比較して早いため、症例によっては操作時間に気をつける[19]。

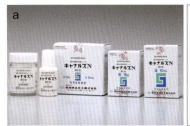
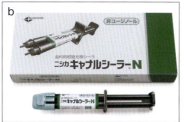

図❽ 非ユージノール系シーラー。a：キャナルス N、b：ニシカキャナルシーラー N

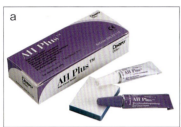
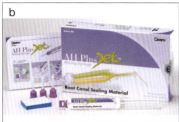

図❾ レジン系シーラー。a：AH プラス、b：AH プラス ジェット

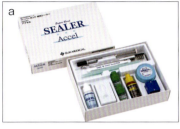
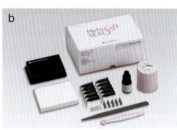

図❿ レジン系シーラー。a：スーパーボンド根充シーラーアクセル、b：メタシール Soft

レジン系シーラー（図9、10）

　レジン系シーラーは、エポキシレジン系と接着性レジン系の 2 種類に大別できる。エポキシレジン系には長い歴史をもつ AH26 があるが、硬化時にホルムアルデヒドを放出する点が問題であった。しかし、近年の改良型である AH プラス（デンツプライシロナ）ではホルムアルデヒドを放出しない[31]。エポキシレジン系は硬化時にわずかに膨張するので、漏洩に対して抵抗性を有するといわれている[18]。象牙質とは接着しないが、象牙細管にタッグを形成し、膨張による密着で高い根管封鎖性を獲得することができる[32]。押し抜き試験でも、良好な結果が報告されている[33]。

　一方で、わが国では接着性レジン系シーラーのほうが馴染みがあるだろう。酸エッチングおよび水洗を必要とするシーラー（スーパーボンド根充シーラーアクセル：サンメディカル）や、ワンステップ・セルフエッチングタイプでデュアルキュア型のシーラー（メタシール Soft：モリタ）がある。これらは 4-META 含有のシーラーで、湿潤の状況下でも接着する。前者は複雑な根管系に対して象牙質表面処理を適切に行わなくてはならず、結果的に良好な封鎖性を確立することが難しい[32]。操作性の面から改良型である後者のメタシール Soft が今日では一般的である。

　メタシール Soft は硬化時に収縮する。しかし硬化反応は水分のある根管壁側から始まるため、象牙質に接したシーラーから硬化し、漏洩への抵抗性に役立つ。材料の収縮そのものは根管壁と接していない部分（根管口付近）で起こるとされている。また、根管壁象牙質とシーラーの接着界面に樹脂含浸層が形成され、さらに象牙細管内にレジンタグの侵入が起こる。ガッタパーチャポイント側はモノマーで表層が一層溶解されて、シーラーと混ざり接着する。そのため、歯質・シーラー・ガッタパーチャポイントのそれぞれの界面で一体化したような接着様式が特徴である。

　メタシール Soft の構成成分である HEMA は細胞毒性がある[34, 35]とされているが、ラット皮下結

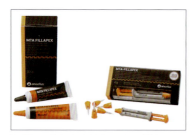

図⓫ バイオセラミックス系シーラー（MTAフィラペックス）

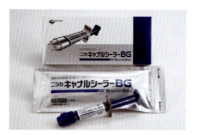

図⓬ バイオセラミックス系シーラー（ニシカキャナルシーラーBG）

合組織における異物反応では、ユージノール系シーラーと比べて有意に低い結果が報告されている[36]。

理工学面では、メタシールSoftに類似したMetaSEAL（国内未発売）に対して色素浸透試験でAHプラスと同等の結果が得られており、封鎖性も良好である[32]。

バイオセラミックス系シーラー（図11、12）

MTAなど生体親和性の高い無機質をシーラーに取り入れた製品がいくつか存在するが、実際はレジン含有量が高かったり、国内未発売で成分の詳細が不明だったり、その性能は一概にはいえない。

MTAフィラペックス（ヨシダ）は、iRoot SP（国内未発売）やAHプラスよりも押し抜き試験の結果が有意に低かったと報告されている[37]。色素浸透試験では許容範囲内という報告もあれば[38]、通常のMTAやAHプラスよりも結果が悪かったという報告もある[39]。生物学的特性として細胞毒性をみた報告があるが、こちらもMTAフィラペックスについて生体親和性が高いという明確な報告はない[40〜45]。これは各実験系（濃度や時間）が異なっているからであるが、細胞毒性はレジン含有による影響とも報告されている[40]。

このように、それぞれの特性をみた報告において、現状で結果にばらつきがある。したがって、MTAフィラペックスをシーラーの第一選択とするにはもう少し科学的根拠が必要であろう。また、2017年にバイオガラス配合シーラー（ニシカキャナルシーラーBG：日本歯科薬品）が国内で発売された。本製品は国内での報告で生物学的・理工学的特性に優れ、保険適用でもあるため、従来のユージノール系・非ユージノール系シーラーに今後取って代わるポテンシャルをおおいに秘めている。詳細については次項を参考にされたい。

まとめ

根管充填材として、現在シーラーは多くの製品が日本で取り扱われている。とりわけ酸化亜鉛ユージノール系、非ユージノール系が主流と思われる。シーラーの選択が治療の成功率に影響する訳ではないが、なぜその製品を使用するのかは、術者各自が明確にしておくことが望ましい。とくに、臨床では長期にわたる歯の保存を考慮する必要がある。製品の生物学的特性、理工学的特性、操作性を考慮して、好みの根管充填材を選択してほしい。

【参考文献】

1) Orstavik, D: Materials used for root canal obturation: technical, biological and clinical testing. Endod Topics, 12: 25-38, 2005.
2) Sabeti, M.A., et al., Healing of apical periodontitis after endodontic treatment with and without obturation in dogs. J Endod, 32 (7): 628-633, 2006.
3) Siqueira, J.F., Jr. and I.N. Rocas, Clinical implications and microbiology of bacterial persistence after treatment procedures. J Endod, 34 (11): 1291-1301 e3, 2008.
4) Ng, Y.L., et al.: Outcome of primary root canal treatment: systematic review of the literature – Part 2. Influence of clinical factors. Int Endod J, 41 (1): 6-31, 2008.
5) Ricucci, D. and G. Bergenholtz: Bacterial status in root-filled teeth exposed to the oral environment by loss of restoration and fracture or caries–a histobacteriological study of treated cases. Int Endod J, 36 (11): 787-802, 2003.
6) Sjogren, U., G. Sundqvist, and P.N. Nair: Tissue reaction to gutta-percha particles of various sizes when implanted subcutaneously in guinea pigs. Eur J Oral Sci, 103 (5): 313-321, 1995.
7) Nair, P.N., On the causes of persistent apical periodontitis: a review. Int Endod J, 39 (4): 249-281, 2006.
8) Skinner, R.L. and V.T. Himel: The sealing ability of

injection-molded thermoplasticized gutta-percha with and without the use of sealers. J Endod, 13（7）: 315-317, 1987.

9) Yared, G.M. and F. Bou Dagher: Sealing ability of the vertical condensation with different root canal sealers. J Endod, 22（1）: 6-8, 1996.

10) Barnett, F., et al.: In vivo sealing ability of calcium hydroxide-containing root canal sealers. Endod Dent Traumatol, 5（1）: 23-26, 1989.

11) Chailertvanitkul, P., W.P. Saunders, and D. MacKenzie: Coronal leakage in teeth root-filled with gutta-percha and two different sealers after long-term storage. Endod Dent Traumatol, 13（2）: 82-87, 1997.

12) Kontakiotis, E.G., M.K. Wu, and P.R. Wesselink: Effect of sealer thickness on long-term sealing ability: a 2-year follow-up study. Int Endod J, 30（5）: 307-312, 1997.

13) Lee, M., et al., Current trends in endodontic practice: emergency treatments and technological armamentarium. J Endod, 2009. 35（1）: 35-39.

14) 山内由美, 石井信之, 小澤寿子, 笠原悦男, 辻本恭久, 中川寛一, 林美加子: 歯学教育機関における歯内療法に使用する器具・材料・薬剤の調査. 日歯保存誌, 2010, 53（5）: 525-533.

15) Geurtsen, W., Biocompatibility of root canal filling materials. Aust Endod J, 27（1）: 12-21, 2001.

16) Bratel, J., et al.: Effects of root canal sealers on immunocompetent cells in vitro and in vivo. Int Endod J, 31（3）: 178-188, 1998.

17) Gerosa, R., et al.: In vitro evaluation of the cytotoxicity of pure eugenol. J Endod, 22（10）: 532-534, 1996.

18) Orstavik, D., I. Nordahl, and J.E. Tibballs, Dimensional change following setting of root canal sealer materials. Dent Mater, 17（6）: 512-519, 2001.

19) 佐々木重夫, 佐藤穏子, 天野義和, 長山克也: 根管充填用シーラーの諸性質. 日歯保存誌, 45（5）: 879-884, 2002.

20) Woody, T.L. and R.D. Davis: The effect of eugenol-containing and eugenol-free temporary cements on microleakage in resin bonded restorations. Oper Dent, 17（5）: 175-180, 1992.

21) Terata, R., et al.: Characterization of enamel and dentin surfaces after removal of temporary cement--effect of temporary cement on tensile bond strength of resin luting cement. Dent Mater J, 13（2）: 148-154, 1994.

22) al-Wazzan, K.A., A.A. al-Harbi, and I.A. Hammad: The effect of eugenol-containing temporary cement on the bond strength of two resin composite core materials to dentin. J Prosthodont, 6（1）: 37-42, 1997.

23) Bayindir, F., M.S. Akyil, and Y.Z. Bayindir: Effect of eugenol and non-eugenol containing temporary cement on permanent cement retention and microhardness of cured composite resin. Dent Mater J, 22（4）: 592-599, 2003.

24) Boone, K.J., et al.: Post retention: the effect of sequence of post-space preparation, cementation time, and different sealers. J Endod, 27（12）:768-771, 2001.

25) Aggarwal, V., et al.: Effect of different root canal obturating materials on push-out bond strength of a fiber dowel. J Prosthodont, 21（5）: 389-392, 2012.

26) 鈴木二郎, 岡田周策, 横田兼欣, 常川勝由, 寺中敏夫, 石井信之: 酸化亜鉛ユージノール系シーラーがレジンの重合性に及ぼす影響. 日歯保存誌, 54（5）: 297-305, 2011.

27) Spangberg, L. and E.A. Pascon: The importance of material preparation for the expression of cytotoxicity during in vitro evaluation of biomaterials. J Endod, 14（5）: 247-250, 1988.

28) 鷲尾絢子, 吉居慎二, 諸冨孝彦, 前田英史, 北村知昭: 歯根膜細胞と骨芽細胞様細胞の細胞遊走能・生存能に対するバイオガラス配合シーラーの影響. 日歯保存誌, 60（2）: 96-104, 2017.

29) 斎藤達哉, 吉田隆一, 越智健太郎, 関根源太, 北村 進, 仲宗根歩, 河野 哲, 関根一郎: 日本の歯科大学・歯学部附属病院における根管洗浄に関するアンケート調査. 日歯保存誌, 47: 744-751, 2004.

30) 吉居慎二, 鷲尾絢子, 諸冨孝彦, 北村知昭: バイオガラス配合シーラーの根管封鎖性と象牙質への影響. 日歯保存誌, 59（6）: 463-471, 2016.

31) Spangberg, L.S., S.V. Barbosa, and G.D. Lavigne: AH 26 releases formaldehyde. J Endod, 19（12）: 596-598, 1993.

32) 石村 瞳, 坂上 斉, 吉岡俊彦, 花田隆周, 須田英明: レジン系根管充填用シーラーの根管封鎖性について. 日本歯内療法学会誌, 31（3）: 205-209, 2010.

33) Ungor, M., E.O. Onay, and H. Orucoglu, Push-out bond strengths: the Epiphany-Resilon endodontic obturation system compared with different pairings of Epiphany, Resilon, AH Plus and gutta-percha. Int Endod J, 39（8）: 643-647, 2006.

34) Bouillaguet, S., et al.: In vitro cytotoxicity and dentin permeability of HEMA. J Endod, 22（5）: 244-248, 1996.

35) Sandberg, E., H. Kahu, and U.I. Dahlgren, Inflammatogenic and adjuvant properties of HEMA in mice. Eur J Oral Sci, 113（5）: 410-416, 2005.

36) 枝並直樹, 重谷佳見, 吉羽邦彦, 日向 剛, 吉羽永子, 興地隆史: ラット皮下組織における4-META含有レジン系シーラーの生体親和性. 日歯保存誌, 59（1）: 65-73, 2016.

37) Sagsen, B., et al.: Push-out bond strength of two new calcium silicate-based endodontic sealers to root canal dentine. Int Endod J, 44（12）: 1088-1091, 2011.

38) Gomes-Filho, J.E., et al.: Sealability of MTA and calcium hydroxidecontaining sealers. J Appl Oral Sci, 20（3）: 347-351, 2012.

39) Sonmez, I.S., et al.: In vitro evaluation of apical microleakage of a new MTA-based sealer. Eur Arch Paediatr Dent, 13（5）: 252-255, 2012.

40) Bin, C.V., et al.: Cytotoxicity and genotoxicity of root canal sealers based on mineral trioxide aggregate. J Endod, 38（4）: 495-500, 2012.

41) Scelza, M.Z., et al.: A multiparametric assay to compare the cytotoxicity of endodontic sealers with primary human osteoblasts. Int Endod J, 45（1）: 12-18, 2012.

42) Silva, E.J., et al.: Evaluation of cytotoxicity and physicochemical properties of calcium silicate-based endodontic sealer MTA Fillapex. J Endod, 39（2）: 274-277, 2013.

43) Silva, E.J., C.C. Santos, and A.A. Zaia: Long-term cytotoxic effects of contemporary root canal sealers. J Appl Oral Sci, 21（1）: 43-47, 2013.

44) Tavares, C.O., et al.: Tissue reactions to a new mineral trioxide aggregate-containing endodontic sealer. J Endod, 39（5）: 653-657, 2013.

45) Zmener, O., et al.: Reaction of rat subcutaneous connective tissue to a mineral trioxide aggregate-based and a zinc oxide and eugenol sealer. J Endod, 38（9）: 1233-1238, 2012.

治療用材料

2 イニシャルトリートメントからリトリートメントまで！
ニシカキャナルシーラー BG

鷲尾絢子 *Ayako WASHIO*
九州歯科大学　口腔機能学講座口腔保存治療学分野

北村知昭 *Chiaki KITAMURA*

根管充塡における根管用シーラーの新たな役割

　根管充塡は、ラバーダムによる術野の隔離後、根管形成・洗浄、そして貼薬によって無菌化した根管の完全封鎖を目的として、根管用シーラー（以下、シーラー）とガッタパーチャポイント（以下、G.ポイント）を用い、加圧によって根管と口腔および根尖歯周組織を繋ぐすべての経路を物理的に封鎖する手段と考えられてきた。とはいえ、複雑な根管系を完全に無菌化することには限界があるため、国内では現在、殺菌・消毒作用を有するシーラーが多く使用されている。しかし、それらのシーラーは封鎖性が低く、成分自体が示す持続的な根尖歯周組織への刺激により、炎症が惹起されることが指摘されている。

　近年では、的確な根管形成・洗浄と補助的な根管貼薬によって"可及的"にクリーンにした根管に、生体親和性および封鎖性が高く、側枝や象牙細管内に残存する微量の細菌を「埋葬（Entombment）、化石化（Fossilization）」し、不活化[1,2]するシーラーを用いて根管充塡するという概念が登場している。加えて、医療材料への安全性に対して厳しい目が向けられており、歯科材料の安全性も問われているという社会的背景がある。国内外を問わず、根管充塡の概念およびシーラーの役割に対する考え方そのものが大きくシフトしている。

ニシカキャナルシーラー BG の特徴

　シーラーに求められている新たな役割の実現を目指して研究開発が展開され、2017年11月にMade in Japan の次世代型バイオセラミックス系根管用シーラーとして発売されたのがニシカキャナルシーラー BG（図1／日本歯科薬品）である。

1．優れた操作性

　ニシカキャナルシーラー BG は、2ペースト、ダブルシリンジタイプで、プランジャーを押すことで2つのペーストを自動的に等量採取できる。既存のニシカキャナルシーラー（日本歯科薬品）同様に、採取されたペーストは練和しやすく、つねに一定の稠度で使用できるという優れた操作性を有している（図2）。製品価格は、既存のシーラーと同程度の価格帯に収まっており、国内の保険診療に適したシーラーといえる。

2．物理化学的特性

　ニシカキャナルシーラー BG は、JIS 規格（JIS T 6522：2015）で要求されている事項のすべてを満たすとともに、硬化時にわずかに膨張する性質を有している。操作時間は約15分と、根管充塡を行うのに十分な時間を有する。根管内に本シーラーを充塡後、根管から G. ポイントが引き抜けなくなるまでは約60分、完全硬化までには充塡後約180分を要するため、根管充塡直後の支台築造は避ける必要がある。擬似体液中に浸漬するとpH10程度で安定し、表面にハイドロキシアパタイト様の板状結晶構造が形成される[3]。この性質が、前述した微量に残存している細菌の埋葬、化石化、そして後述する優れた生体親和性や封鎖性に繋がっている。

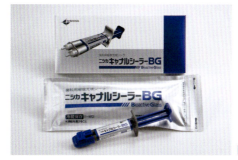

図❶　ニシカキャナルシーラー BG

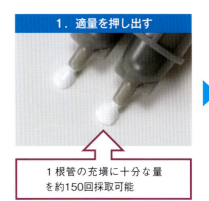

1．適量を押し出す

1根管の充塡に十分な量を約150回採取可能

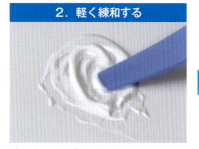

2．軽く練和する

練和時間の目安：5秒以上
※ プラスチックスパチュラの使用を推奨

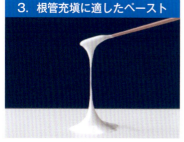

3．根管充塡に適したペースト

稠度がばらつかず、つねに一定

図❷　適量を押し出し、軽く練和するだけでつねに一定の稠度で使用できる

3．優れた生体親和性

　$In\ vitro$ および $in\ vivo$ の研究を通して、ニシカキャナルシーラー BG の高い生体親和性が確認されている。組織の創傷治癒で重要なプロセスである細胞遊走および細胞生存に及ぼす影響について、歯根膜細胞と骨芽細胞様細胞を用いて $in\ vitro$ で検討した結果、本シーラー存在下の歯根膜細胞と骨芽細胞様細胞の遊走・生存はシーラーの刺激を受けていないときと同等であった[4]。また、根管充塡後の根尖封鎖で主要な役割を果たすセメント芽細胞は、硬化した本シーラーに直接接触する位置まで細胞が遊走・増殖することがあきらかにされている。さらに、$in\ vivo$ でラット臼歯抜髄モデルの根管に充塡したところ、根尖歯周組織の創傷治癒を阻害することなく、すでに臨床応用されている他シーラーと同等、あるいはそれ以上の生体親和性を示すこともあきらかにされている[5]。

　根尖歯周組織の創傷治癒にとって、この優れた生体親和性は重要な特性となる。発売開始から短期間であるが、ニシカキャナルシーラー BG を用いた根管充塡では術中および術後に疼痛は生じておらず、臨床においても生体親和性が高いことが示されている。

4．優れた封鎖性

　臨床と同じレベルで根管形成後に洗浄・乾燥を行ったヒト抜去歯の根管に充塡すると、根管壁象牙質に微量に存在する組織液と接触することで、配合された Bioactive Glass によりニシカキャナルシーラー BG 表面にハイドロキシアパタイト結晶が析出し、さらにその結晶は象牙細管内へ成長してタグ様構造を形成する（図3）。象牙質は、タンパク質とハイドロキシアパタイトで構成されているため、このメカニズムにより成長したハイドロキシアパタイトは根管象牙質と結合し[6]、本シーラーと象牙質は一体化する。封鎖性評価試験では、本シーラーで側方加圧根管充塡を行った歯のコロナルリーケージ（歯冠側から根尖に向けての漏洩）は他の既存シーラーの半分程度であり、経時的に漏洩量は減少した。シングルポイント法による根管充塡歯のコロナルリーケージは、さらに低い結果を示した[6]。シーラーの根管内占有体積が大きいほど、根管象牙質と本シーラーの接触

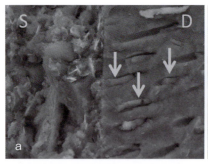
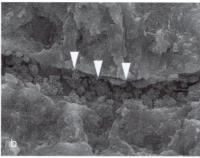

図❸ a：シーラーから象牙細管内に伸長したハイドロキシアパタイトのタグ様構造（矢印）
b：象牙細管内の強拡大像。ハイドロキシアパタイトの花弁状結晶（三角）が観察される

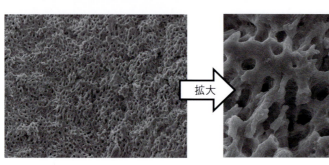

図❹ 再根管形成、洗浄および乾燥後の根管象牙質観察像

面積が増加し、形成されるハイドロキシアパタイト層も増加するため、封鎖性が非常に高くなると考えられる。

5. 再根管治療時の除去性

精度の高い歯内治療を行ったとしても、根管の完全な無菌化は困難であること、また、抜髄後の歯は知覚がないため、再感染を検知する能力がないことを考えると、イニシャルトリートメントを施した歯に対するリトリートメントの可能性を臨床上視野に入れておかなければならない。そのため、シーラーには高い封鎖性が必要である反面、再治療時に除去できる性質も必要となる。

ニシカキャナルシーラーBGは、高い封鎖性を有する一方で既存のシーラーと同様に充填物の除去と根尖孔穿通が可能である。除去後に再根管形成し、EDTA溶液と次亜塩素酸ナトリウム溶液で洗浄した根管象牙質の象牙細管は開口しており、シーラー自体および形成されたハイドロキシアパタイトのタグ様構造は除去されていた（**図4**）[7]。この結果は、本シーラーがイニシャルトリートメントからリトリートメントまで使用可能であることを示している。

6. 使用上の注意点

ニシカキャナルシーラーBGは、高温多湿環境に長期間さらされると硬く変化する性質があるため、アルミパックに封入された製品形態となっている。経験上、短期間（1ヵ月程度）の室温放置では使用可能であった。しかしながら、本材の性能を安定して引き出すには、使用後はアルミパックに収納し凍結を避けて冷蔵（1〜10℃）で保存することが推奨される。

練和に際しては、金属スパチュラを用いるとシーラー成分により金属スパチュラが削られ、ペーストに削片が混入して色調や物性の変化が生じる可能性があるので、練和にはプラスチックスパチュラを用いる。

ニシカキャナルシーラーBGの臨床症例

●感染根管治療への使用

62歳、女性。6⃣の自発痛を主訴として来院した。術前の口腔内診査で、アンレー修復物が装着されていた。デンタルX線画像では、生活歯髄切断像および近心根根尖周囲の歯根膜腔拡大、び漫性透過像が観察され（**図5a**）、電気的歯髄診には反応を示さなかった。以上の診査結果から歯髄壊死および急性根尖性歯周炎（急性根尖膿瘍）と診断した。

修復物を除去後、歯科用マイクロスコープ下に

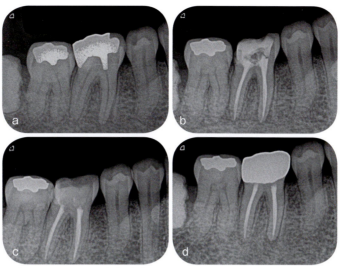

図❺ a：術前、b：根管充塡直後、c：根管充塡後3ヵ月経過、d：根管充塡後6ヵ月経過

て感染根管治療を実施したところ、近心根根管内より排膿と出血を認めた。根管形成後、EDTA溶液（スメアクリーン／日本歯科薬品）と次亜塩素酸ナトリウム溶液（アンチホルミン／日本歯科薬品）を用い、超音波機器（バリオス750／ナカニシ）を併用して根管洗浄を行った。根管貼薬には、歯科用ヨードグリセリン（日本歯科薬品）と水酸化カルシウム製剤（カルシペックスⅡ／日本歯科薬品）を用いた。複数回の根管洗浄・貼薬を経て、症状が消退したことを確認した後、G. ポイントとニシカキャナルシーラー BG を用い、シングルポイント法にて根管充塡を行った（図5b）。近心根根尖部側枝にまでシーラーが充塡されている像が認められる。

根管充塡から3ヵ月（図5c）および6ヵ月（図5d）経過後のデンタルX線画像を示す。根充後は、ユニフィルコアEM（ジーシー）にてレジン築造を行い、FMCを装着した。現在、炎症症状は認められない。

臨床での操作性に加え、根管象牙質への接着や結合による封鎖性、歯周組織の創傷治癒を妨げない高い生体親和性、および安定性の視点から、イニシャルトリートメントおよびリトリートメントのいずれにおいても、ニシカキャナルシーラー BG は有用な Made in Japan の次世代型バイオセラミックス系根管用シーラーといえる。今後、長期間の臨床経過を追う必要があるが、これまで蓄積されたエビデンスにより、日常の歯内治療のパラダイムシフトを起こすバイオマテリアルとしておおいに期待できる。

【参考文献】
1) William T, James CK: Obturation of the cleaned and shaped root canal, Hargreaves KM, Cohen S: Pathways of the Pulp; 10th ed, Mosby, St. Louis, 349-388, 2011.
2) Yoo Jun Sang, et al.：Int J of Oral Sci 2014; 6: 227-232.
3) Washio A. et al: Physicochemical properties of newly developed bioactive glass cement and its effects on various cells, J Biomed Res Appl Biomater, 103: 373-380, 2015.
4) 鷲尾絢子，吉居慎二，諸冨孝彦，前田英史，北村知昭：歯根膜細胞と骨芽細胞様細胞の細胞遊走能・生存能に対するバイオガラス配合シーラーの影響．日本歯科保存学会雑誌，60：96-104，2017．
5) 諸冨孝彦，花田可緒理，鷲尾絢子，吉居慎二，松尾 拡，北村知昭：新規バイオガラス配合根管充塡用シーラーのラット白歯根尖歯周組織に対する影響．日本歯科保存学会雑誌，60：120-127，2017．
6) 吉居慎二，鷲尾絢子，諸冨孝彦，北村知昭：バイオガラス配合シーラーの根管封鎖性と象牙質への影響．日本歯科保存学会雑誌，59：463-471，2016．
7) 鷲尾絢子，吉居慎二，諸冨孝彦，北村知昭：バイオガラス配合シーラーを用いた根管充塡材の除去に関する検討．日本歯科保存学会雑誌，60：14-21，2017．

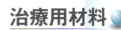

3 仮封材を再考する
仮封の基本と注意点

和達礼子 *Reiko WADACHI*
東京都・マンダリンデンタルオフィス

軽視される仮封

　歯内療法に関する書籍や講演は多々あるが、仮封の項目を見かけることは稀である。理由としては、研究が盛んではなく、画期的な技術革新がないことが挙げられる[1]。歯内治療先進国である米国においては、複数回治療法よりも一回治療法が多数派であるため、仮封材の出番が少なく、研究対象として発展しにくいのかもしれない。

　しかし、研究が発展しない最大の理由は、仮封に興味がない、仮封を軽視している歯科医師が多いことではなだろうか。根管治療とは、根管内の感染源を除去し、栄養分、水分、新たな細菌を流入させないように封鎖する処置である。緊密に行ったはずの根管充填後ですら、ひとたびコロナルリーケージが生じると、1ヵ月程度の短期間で根尖まで汚染が到達するといわれている[2]。であるならば、根管内が空洞状態である根管治療中にリーケージが生じたら、瞬く間に根管中に汚染が広がることは明白である。緊密な仮封が必要であることは誰もがわかっているものの、診療の最後に時間に追われて、ついついおざなりな術式になってはいないだろうか。どれほど高性能で高価な最新の根管形成器具や根管充填用機器を用いたところで、仮封をないがしろにすれば、術者の自己満足で終わってしまうのである。

仮封材の第一選択は水硬性セメント

　筆者が学生のころは、根管治療といえばもっぱら酸化亜鉛ユージノールセメント（ZOE）であった。現在でも、卒前教育の場でも臨床でも使用頻度は低くない（図1）[3]。火炎で熱した雑用エキスカで一塊にして除去できるため、ホルムクレゾールのようにガス化する根管貼薬剤と組み合わせることで、根管内に水や仮封材の削片が入ることなく、すみやかに根管充填を行うことができるという利点がある。思えば、当時の歯科医院の独特な臭気の大半は、これらによるものだった。診療室のアロマにも気を遣う先生には、好まれない材料だろう。

　ZOEの最大の欠点は、レジンの接着性と封鎖性を阻害することである[4]。接着性の向上により、抜髄後はレジン系合着セメントやコンポジットレジンが使用されることが多くなり、現在では第一選択ではなくなった。熱した器具を口腔内で扱う機会が少なくなった昨今では、患者に火傷をさせてしまうおそれもある。

　では、根管治療中の仮封材には、何が最適なのだろうか。仮封材に最も要求される条件、すなわち封鎖性という観点からは、接着性コンポジットレジンが最適といえる。しかし、除去の際はエアタービンによる切削を要することから、歯質を損ねないという条件には最適とはいえないかもしれない。また、色調や切削感が類似していることから、歯冠修復の際に取り残しが生じる可能性もある。

　現在、根管治療時の仮封材の第一選択は、水硬性セメントである（図2）[5]。水硬性セメントは、練和や咬合調整が不要で、時間や人手がないときにも簡便に使用できる。超音波振動装

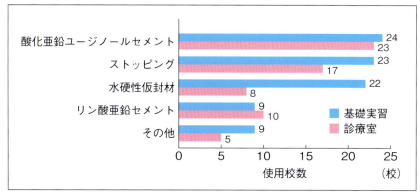

図❶ わが国の歯科大学において根管治療中に使用されている仮封材。水硬性仮封材と酸化亜鉛ユージノールセメントの使用が多い（参考文献[3]より引用改変）

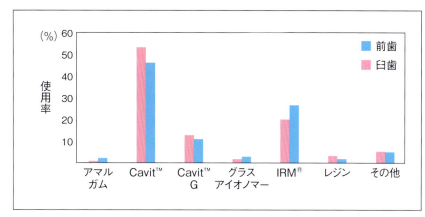

図❷ 米国歯内療法学会会員が根管治療中に使用する仮封材。Cavit™、Cavit™-G は水硬性セメント。IRM® は酸化亜鉛ユージノールセメント。米国歯内療法専門医を対象にしたアンケート調査では、仮封材としては水硬性セメントが最も使用されていた（参考文献[5]より引用改変）

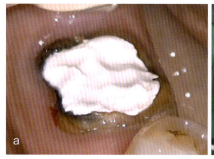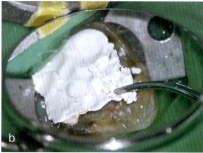

図❸ ストッピング仮封。a：初診時、b：探針で除去。一見すると問題ないようだが、探針で容易に崩壊、脱離した

置で容易に除去できるため、歯質を切削してしまうこともない。封鎖性については、ZOE と同等あるいはそれよりも優れているとされている[6〜8]。

ところで、いまだにストッピング仮封を見かけ、驚かされることがある（図3）。ストッピングは、根管充填材と同じガッタパーチャであるため、信頼してしまうのかもしれない。しかし、歯質と接着するわけでも、シーラーを併用しているわけでもなく、何より咬合力で容易に変形してしまう。咬合力がかからない根管内部の充填ならともかく、二重仮封の内層以外では仮封材としての適性はない。

水硬性セメントの性質

水硬性セメントの硬化機序は、石膏が水で硬化するのとまったく同じである（図4）。硫酸カルシウム（石膏）が口腔内の水分と反応し、針状結

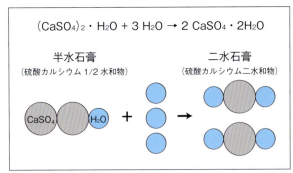

図❹ 水硬性セメントの硬化機序。水硬性セメントの硬化は、成分の石膏が水と反応することによるもの

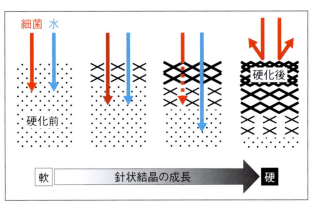

図❺ 水硬性セメントが硬化するイメージ。針状結晶が成長し硬化するまでは、口腔内の汚物が侵入するため、厚みが必要

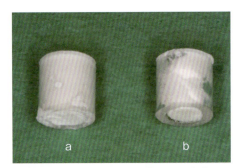

図❻ 水硬性セメントの圧接不足と空隙。a：側面を見ながら積極的に圧接した充塡、b：上面のみを見ての充塡。水硬性セメントは粘りがあるので、十分に圧接しないと窩壁との間に空隙が生じる

晶が成長することによる。石膏同様硬化膨張することも、封鎖性に寄与していると考えられている。これに酸化亜鉛や酢酸ビニルなどの樹脂成分が添加されており、硬化速度や操作性が調整されている。

ところで、硬化する過程で水硬性セメント本体内部に唾液が侵入することに、不安を感じるかもしれない。確かに、初期には唾液の水分と汚物の両方とも水硬性セメントに入り込む可能性があるが、針状結晶が成長して網目状に重なり合うようになると、汚物は内部に侵入できなくなる（図5）。また、硬化はゆっくりと進行するため、完全に硬化する前に摩耗してしまうおそれもある。以上のことから、水硬性セメントを使用するには、あ

る程度の厚みが必要ということになる。後述のCavit™（3M ESPE）を用いた実験では、厚みが3.5 mm以上必要とされている[9]。

容器内の水硬性セメントも、空気中の水分とも反応して徐々に硬化が進行してしまうので、濡れた器具は容器に入れず、蓋は確実に閉める。コンタミネーションの防止のため、一度口腔内で用いた器具は再び容器内に入れない。

さらに、水硬性セメントは他の液体と練和するセメントと異なり、硬さや粘りがあるため、器具や湿綿球でしっかりと圧接しないと空隙が生じる（図6）。

水硬性セメント製品

1）キャビトンEX（ジーシー）

国産の水硬性セメントとしては、キャビトン（ジーシー）、キャビトンEX、ハイシール（松風）がある（図7、8）。なかでも、キャビトンの欠点を改善したキャビトンEXは、水硬性セメントの代表的製品である。キャビトンと比較し、初期硬化が速く、硬くなりすぎず、適度な硬度がキープされることを謳っている。適度な粘りがあり、窩壁に密着し、器具離れがよい。色はピンク、ホワイト、アイボリーの3種類が揃っている。

キャビトンEXの添付文書には、使用上の注意

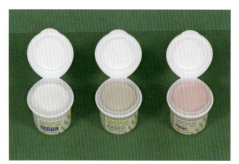

図❼ キャビトンEX。用途に応じ、ホワイト、歯の色となじむアイボリー、歯質と見分けがつきやすいピンクの3色がある

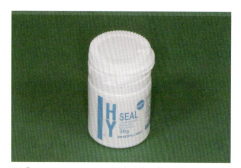

図❽ ハイシール。国内製の水硬性セメント

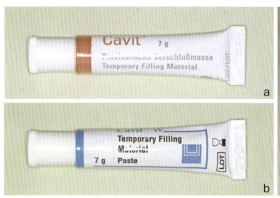

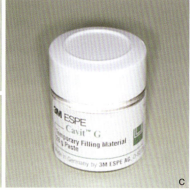

図❾ a：Cavit™、b：Cavit™-W、c：Cavit™-G。世界的に使用頻度が高いが、現在国内での販売はない。Cavit™-Gは根管治療時の仮封材としては推奨されていない

点として、以下のように記載されている。

「充填後約1時間は、強く咬合しないように患者へ指示すること。[崩壊して封鎖性が得られなくなる可能性がある]」

「ユージノール系の材料、水酸化カルシウムの上に本品を使用する場合は、綿球で覆うか、又はワセリンを塗布した上に本品を填入し、直接填入しないこと。[硬化不良を起こす原因になる]」

2）Cavit™、Cavit™-W、Cavit™-G（3M ESPE）

欧米ではCavit™、Cavit™-W、Cavit™-Gが広く使用されている（図9）。筆者も愛用していたが、残念ながら現在、国内での販売はない。これらはそれぞれ圧縮強さが異なる。Cavit™-Gはキャビトン EXよりもやや硬く、Cavit™は超音波振動装置では除去できないほど硬くなった。反面、空気中の水分で硬化しやすく、Cavit™に至っては開封後短期間で硬化してしまい、最後まで使い切れないほどであった。

以前は、根管治療時の仮封材として、Cavit™-Gが頻用されていた。しかし、メーカーの使用説明書では、根管治療用としてはCavit™、Cavit™-W、が推奨されている。個人的に入手し、使用されている先生はご注意いただきたい。

国内で入手可能な海外製品としては、ルミコン（クルツァージャパン）がある（図10）。黄土色が特徴的である。

二重仮封

1．二重仮封

強度、耐摩耗性が求められる際には、水硬性セメント単独ではなく、強度や接着力が高い材料を併用した二重仮封を行う（図11）。セメントが窩壁に付着していると、表層の充填材の封鎖性を妨げるので注意する。残存歯質が十分にないと、表

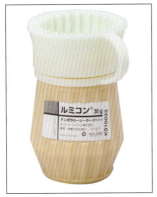

図⓾ ルミコン。海外製の水硬性セメント

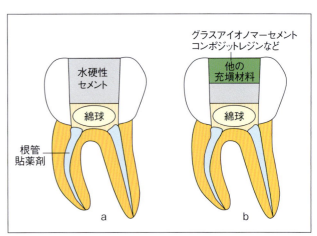

図⓫ 二重仮封。a：水硬性セメント単独の仮封、b：二重仮封。強度、耐摩耗性が求められる際には、水硬性セメントよりも強度や接着力が高い材料を用いて二重仮封を行う

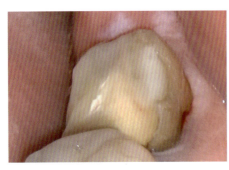

図⓬ 二重仮封の不良例。グラスアイオノマーセメントと思しき表層の充塡材が薄く、咬合面に穴が空いている

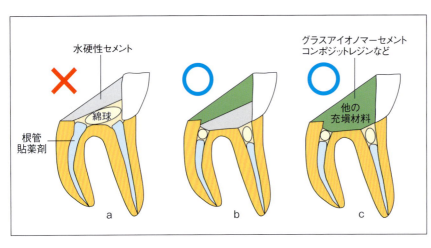

図⓭ 残存歯質が少ない場合。a：水硬性セメント単独の仮封、b：二重仮封、c：他の充塡材料単独の仮封。残存歯質が少ない場合は、充塡材の厚みおよび歯質との接触面積の確保に留意する

層の充塡材の厚みが不足し、無意味なことがある（図12）。その場合は、充塡材の厚みおよび歯質との接触面積を確保するために、綿球を小さくして根管内に挿入する、水硬性セメントを使用しないといった工夫が必要である（図13）。

2．ポストタイプの仮封冠

審美性が求められる前歯部の治療期間中は、ポストタイプの仮封冠が装着されるケースが多い。このタイプは、たとえ脱離していなくとも、漏洩が生じていると考えたほうがよい。ポスト先端と根管貼薬剤の間にスペースがある場合は、そこに仮封材を充塡する。スペースが確保できない場合は、両隣在歯と接着してポンティックタイプにしたり、隔壁を装着してクラウンタイプの仮封冠にしたりといった工夫をする。単純な根管治療であれば、1回治療法のほうが適切な場合もある。

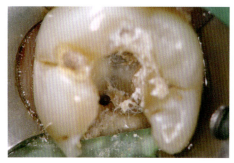

図⓮ 研修医の髄腔開拡例。前回髄腔開拡まで終了したとのこと。軟化象牙質や古い充填物の残存がみられる

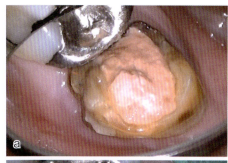
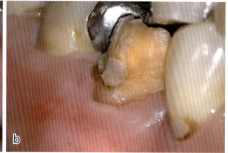
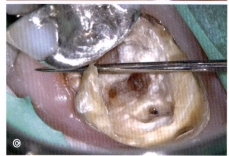

図⓯ 漏洩が疑われるレジン充塡。a：処置前の咬合面観、b：歯頸部のレジン充塡、c：レジン充塡除去後。サイナストラクトが消失しない症例。仮封は良好に見えるが、歯頸部のレジン充塡を除去すると、髄室と交通していることがわかる

その他注意点

1．う蝕、充塡物の取り残し

　筆者が研修医の指導にあたっていた際には、う蝕やリークが疑われる充塡物の取り残しがある状態で根管形成を開始していた例が多々みられた（図14、15）。窩壁にう蝕やリークがある充塡物が残存していると、いかに優れた材料を用いても漏洩が生じる。髄腔開拡の段階で、徹底的にう蝕や疑わしい充塡物を除去しておく。

2．綿球

　無造作に髄室に置かれることが多い綿球であるが、これにも注意を払う必要がある。仮封材の厚みを4mm程度確保するためには、綿球は意外と小さいものでなければならない。とくに、残存歯質が少ない場合は、綿球はごく小さくして根管内に挿入する。さらに、綿花の繊維がわずかでも残存していると、漏洩のルートになることも忘れてはならない（図16）[10]。

　一方で、綿球に消毒薬を含ませておくと、消毒作用を期待できるとともに、内部からも水硬性セメントの硬化が促進されるため、有用との意見がある（図17）[11]。

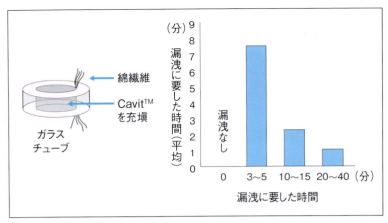

図⓰ 仮封時の綿繊維が封鎖性に及ぼす影響。髄室を模したガラスチューブに綿繊維を挟んだ状態でCavit™を充填し、メチレンブルー溶液に浸漬した。綿繊維の本数に応じて短時間で色素漏洩が生じていた

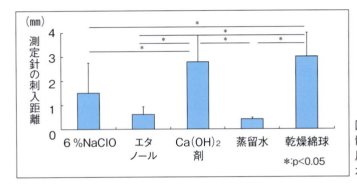

図⓱ 各種薬剤が水硬性セメントの硬化に及ぼす影響。髄室模型にキャビトンEXを充填し、各種薬剤を作用させ、硬度を測定した。消毒薬を付与した綿球は、水硬性セメントの硬化を促進する可能性が示された

【参考文献】

1) Naoum HJ, Chandler NP: Temporization for endodontics. Int Endod J, 35: 964-978, 2002.
2) Alves J, Walton R, Drake D: Coronal leakage, Endotoxin penetration from mixed bacterial communities through obturated, post-prepared root canals. J Endod, 24: 587-591, 1998.
3) 山内由美,石井信之,小澤寿子,笠原悦男,辻本恭久,中川寛一,林 美加子：歯学教育機関における歯内療法に使用する器具・材料・薬剤の調査.日歯保存誌,53：525-533, 2010.
4) Yap AU, Shah KC, Loh ET, Sim SS, Tan CC: Influence of ZOE temporary restorations on microleakage in composite restorations. Operative Dent, 27: 142-146, 2002.
5) Vail MM, Steffel CL: Preference of temporary restorations and spacers: a survey of Diplomates of the American Board of Endodontists. J Endod, 32: 513-515, 2006.
6) Bobotis HG, Anderson RW, Pashley DH, Pantera EA Jr: A microleakage study of temporary restorative materials used in endodontics. J Endod, 15: 569-572, 1989.
7) 韓 臨麟,松井香苗,岡本 明,興地隆史：各種歯内療法用仮封材の封鎖性に関する研究.日歯保存誌,51：274-280, 2008.
8) Lai YY, Pai L, Chen CP: Marginal leakage of different temporary restorations in standardized complex endodontic access preparations. J Endod, 33: 875-878, 2007.
9) Webber RT, Drl Rio CE, Brady JM, Segall RO: Sealing quality of a temporary filling material. Oral Surg Oral Med Oral Pathol, 46: 123-130, 1978.
10) Newcomb BE, Clark SJ, Eleazer PD: Degradation of the sealing properties of a zinc oxide-calcium sulfate-based temporary filling material by entrapped cotton fibers. J Endod, 27: 789-90, 2001.
11) 東 春生,渡辺 聡,和達礼子,海老原 新,小倉陽子,勝海一郎,須田英明：水硬性仮封材の硬化に及ぼす消毒薬の影響について.日歯保存誌,53：304-309, 2010.

治療用材料

4 日々進化する支台築造用材料

坪田有史 *Yuji TSUBOTA*
東京都・坪田デンタルクリニック

支台築造材料

支台築造は、生活歯、根管処置歯を問わず、失った歯質欠損を補い、間接法による歯冠修復物や補綴装置を装着するための適正な支台歯形態へ回復させ、上部構造の適合性の向上を図る目的をもつ。その他、支台築造には歯冠部残存歯質の補強、保持形態や便宜形態の付与、コロナルリーケージを防止するなど、多くの臨床的意義を有する。歯内療法の視点からは、支台築造によりコロナルリーケージを防止することが重要である。すなわち、歯内療法のエンドポイントは、根管充塡が終了したときではなく、その後の汚染や感染から根管を防御するため、支台築造が終了した時点を指すといえる。

現在、臨床でおもに選択されている支台築造材料は、金属鋳造による支台築造とレジン支台築造である。両者にはメリットやデメリットがあり[1]、ケースに応じて選択することが必要である。しかし、象牙質接着の信頼性が向上した現在、健全歯質の保存が図れる点からみると、レジン支台築造の優位性は高く、その他のメリットを背景として、その選択頻度が増加しているといえる。

支台築造用コンポジットレジン

おもな支台築造用コンポジットレジンシステムを表1に示す。レジンペーストの重合様式として、化学重合型と光重合型、そして光重合と化学重合を備えたデュアルキュア型に大別できる。デュアルキュア型は、窩洞深部やポスト孔内での重合、あるいは既製金属ポストを併用したケースで、光重合に不安がある部分を化学重合で補完することを目的として設計されている。

2016年1月からファイバーポストが特定保険医療材料として承認されて保険適用となり、金属ポストからファイバーポストへと選択頻度が増加したことと、ポストを設置しない髄腔保持型[2]のレジン支台築造を対象とした製品が開発され、近年、複数の光重合型の製品が上市されている。他方、ポスト孔深部に光重合を求めることを否定して、新たな技術による化学重合型のボンディングシステムを備えた製品（エステコア ボンドマーライトレス セット／トクヤマデンタル・図1）が登場している。

各製品には、さまざまな特徴が示されているが、最も重要といえる象牙質に対する接着能について、メーカー指示を遵守するならば、製品の選択を左右するような大きな差があるとは筆者は考えていない。また、水分、仮封材や仮着材の残存など、接着阻害因子の排除をしなければ、その製品の接着能を十分に発揮できないため、接着操作には十分注意が必要である。

ファイバーポスト

現在、選択できるファイバーポストは16社23製品あり、そのなかで特定保険医療材料として承認され、保険治療で使用できるファイバーポストは13社16製品ある。

表❶ おもな支台築造用コンポジットレジンシステム(メーカー名は発売当時の名称)

年	メーカー	支台築造用コンポジットレジン	レジンの硬化様式	ボンディングシステム
1984	クラレ	クリアフィルコア	化学重合型	クリアフィル ニューボンド
1986	クラレ	クリアフィルフォトコア	光重合型	
1987	クラレ			クリアフィル フォトボンド
1987	三金工業	コアーマックスⅡ	化学重合	コアーマックス ボンディングエージェント
1994	クラレ	クリアフィルDCコア	デュアルキュア型	
1998	クラレ			クリアフィルライナーボンドⅡΣ
2002	ジーシー	ユニフィルコア	デュアルキュア型	ユニフィルコア セルフエッチングボンド
2004	クラレメディカル	クリアフィルDCコア オートミックス	デュアルキュア型	
2006	クラレメディカル			クリアフィルDCボンド
2007	サンメディカル	i-TFCシステム	光重合型	
2009	ジーシー	ユニフィルコアEM	デュアルキュア型	ユニフィルコアEM セルフエッチングボンド
2010	DMG(ヨシダ)	ルクサコア Z-デュアル	デュアルキュア型	ルクサボンド
2011	クラレメディカル	クリアフィルDCコア オートミックス ONE	デュアルキュア型	クリアフィルボンド SE ONE
2012	サンメディカル		デュアルキュア型	i-TFCボンド
2014	トクヤマデンタル	エステコア	デュアルキュア型	エステリンク
2014	ビスコ(モリムラ)	コアフロDC	デュアルキュア型	オールボンドユニバーサル/ワンステップ
2014	松風	ビューティコアLC	光重合型	ビューティデュアルボンド EX
2015	サンメディカル	i-TFC コアレジンフロー	光重合型	i-TFCボンド
2015	サンメディカル	ポストフリーコア	光重合型	ポストフリーコア ボンド
2015	ジーシー	MIコアLC	光重合型	G-プレミオ ボンド/ボンド DCA
2017	トクヤマデンタル		化学重合型	ボンドマー ライトレス
2018	サンメディカル	i-TFCルミナスコア LCフロー	光重合型	i-TFCルミナス ボンド

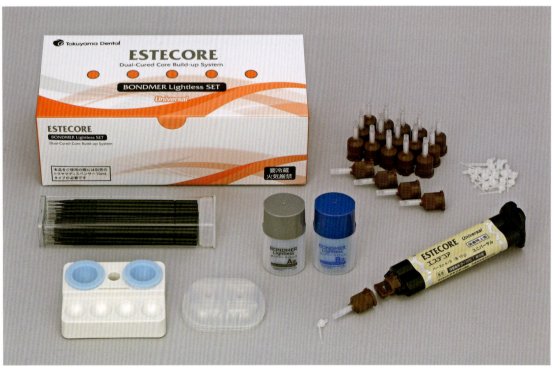

図❶ ボンディングシステムが化学重合型のエステコア ボンドマー ライトレス セット

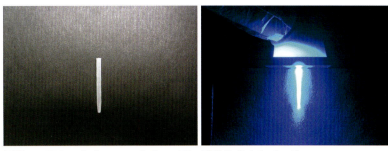

図❷ i-TFC ルミナスファイバー、高い導光性を有している

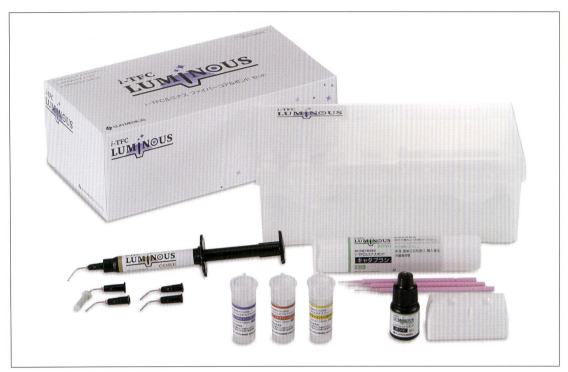

図❸ i-TFC ルミナスシステム

　各メーカーのファイバーポストは、サイズの種類や形状の特徴で差別化が図られている。2018年1月には、ポスト孔内、とくにポスト孔深部で積極的に光重合を起こさせることを目的として、ファイバーポストの中心に光ファイバーを使用して高い導光性を与えた、i-TFC ルミナスファイバー（サンメディカル・図2）が上市された。

　また、このファイバーポストと光重合型のレジンペーストをシステム化した操作性が高い製品（i-TFC ルミナスシステム／サンメディカル・図3）も登場した。さらに、このシステムのボンディングシステム（i-TFC ルミナスボンド／サンメディカル）は、接着阻害因子である次亜塩素酸ナトリウムの影響を受けないことが示されている。

　歯内療法のエンドポイントである支台築造において、新たな機能が付与されたファイバーポストやボンディングシステムが開発、上市され、臨床での新たな変革が始まりつつあるといえる。

【参考文献】
1）坪田有史：支台築造とファイバーポストコアの現状．日補綴会誌．9：94-100, 2017.
2）坪田有史：根管充填後の支台築造選択のポイント．北村和夫（編著）：歯内療法の三種の神器　すぐに役立つ世界標準のテクニック＆最新トレンド，デンタルダイヤモンド社，東京，2016：172-175.

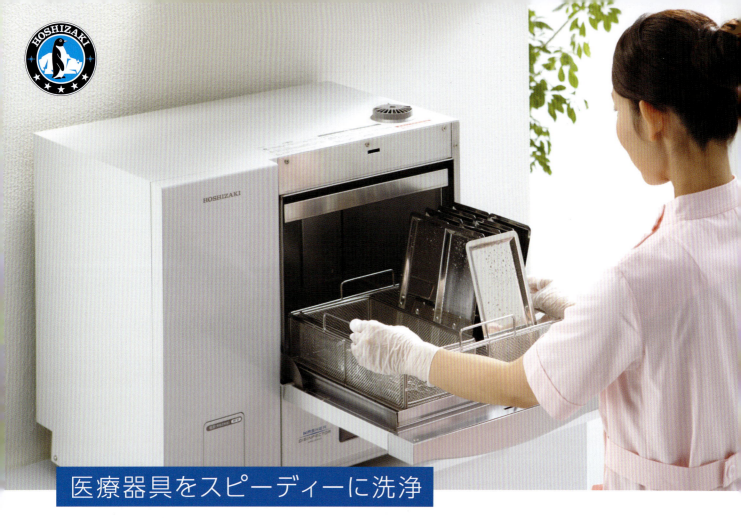

医療器具をスピーディーに洗浄

洗浄から消毒まで1サイクル25分を実現

医療器具を洗浄から消毒まで1サイクルわずか約25分で洗い上げるホシザキのウォッシャーディスインフェクター。スピーディーな洗浄時間と確かな洗浄能力でホシザキのテクノロジーが医療の現場を支えます。

- **卓上設置可能なコンパクトサイズ**
  幅630×奥行450×高さ580mm

- **手洗いでは困難な80℃の熱湯を**
  10分間キープして消毒が可能

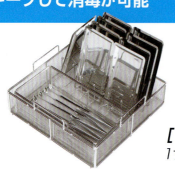

MWD-80UA2
[洗浄・消毒]
1サイクル最短 約 **25分**

※標準コース、当社指定の酵素系洗剤を使用、初期給湯温度60℃とした場合の洗浄・消毒時間です。
　給湯器の設置状況により1サイクル時間が異なる場合があります。
　一般医療機器 器具除染用洗浄器 35424000　医療機器製造販売届出番号 32B2X00001000003

ホシザキ株式会社

http://www.hoshizaki.co.jp

お問い合わせ先／営業本部 〒108-0074 東京都港区高輪2-20-32 ☎ 03-5791-8021

詳しくは　ウォッシャーディスインフェクター 検索

Dentronics

優しい麻酔注射カルテット

安全性が高く疲れにくいので、ドクターに優しい。
痛みが少ないので、患者さんに優しい。
4人でがんばる、カルテット。

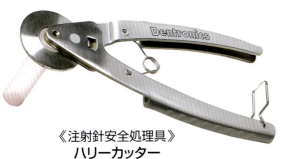

《歯科麻酔用電動注射器》
カートリーエース・プロ

押圧の変動や手振れが少ないので、
注入時の痛みが減少します。
手圧では困難な33G/31G注射針が、
無理なく使えます。
バック機能により、伝麻にも対応します。
1.8mlと1mlカートリッジが使えます。

● 歯科麻酔用電動注射筒
● 管理医療機器/特定保守管理医療機器
● 医療機器承認番号21600BZZ00280000

標準価格 75,000円(税別)

《注射針安全処理具》
ハリーカッター

使用した注射針をその場でカットして、安全に収納します。
年間1万件を超えるともいわれる誤穿刺事故を防ぎます。

標準価格 8,500円(税別)
別売品カートリッジ 1,500円(栓付き5個、税別)

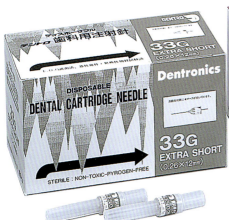

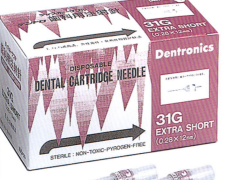

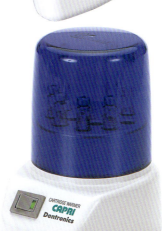

《ディスポーザブル歯科用注射針》
33G/31G EXTRA SHORT

麻酔カートリッジ用。30Gにほぼ匹敵する内径による、快適な注射スピード。
画期的に細い外径(φ0.26/φ0.28)が、患者さんの痛みを大幅に軽減します。
剛性十分な12mmエクストラショートタイプで、カートリーエース・プロに最適です。

● 歯科用注射針 ● 管理医療機器 ● 医療機器認証番号16000BZZ00641000
33G/31G標準価格 3,000円/2,500円(100本入り、税別)

《カートリッジウォーマー》
カプリ

麻酔液カートリッジを、痛みの少ない温度とされる37℃に温めて保温します。
カートリーエース・プロの真価を、最大限に引き出してくれます。

標準価格 55,000円(税別)

発売元 **株式会社デントロニクス**
〒169-0075東京都新宿区高田馬場1-30-15 TEL(03)3209-7121 FAX(03)3232-6764

カートリーエース・プロ製造販売元 城田電気炉材株式会社(製造販売業13B2X00051) 〒165-0033東京都中野区若宮2-55-3 TEL(03)3330-6370
33G/31G注射針製造販売元 ミサワ医科工業株式会社(製造販売業08B2X10007) 〒309-1717 茨城県笠間市旭町351 TEL(0296)77-8804

www.dentronics.co.jp

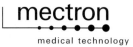

MULTIPIEZO

超音波多目的治療器

機能性も、デザインも。妥協をしないデンティストへ。

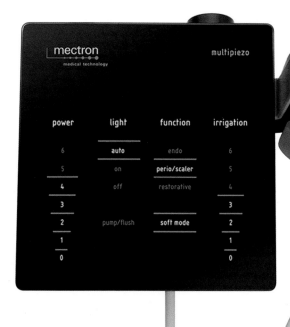

**お困りではありませんか？
マルチピエゾがサポートします。**

スケーリング、ペリオ、エンド、逆根管洗浄・形成、支台歯形成、抜歯など、日常臨床の様々な場面を低侵襲で効率的にサポートします。

□ 支台歯形成時の遊離エナメル（ジャンピングマージン）の処理
□ 特に残根の抜歯
□ インプラントのクリーニング

COLTENE
HyFlex™ CM　HyFlex™ EDM

優れた形状記憶性を有するNiTiファイル。

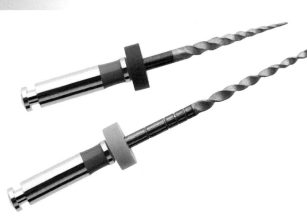

**今までのNiTiの常識を覆す、
非超弾性NiTiファイル。**

塑性変形を起こすまで、繰り返し使用可能です。

① 「優れた根管追従性」スプリングバックしないのでそれない
② 「優れた再生力」加熱滅菌で刃部の形態と強度が回復
③ 「プレカーブの付与」レッジのある再根管治療にも応用可能

選りすぐりの歯科用製品を世界から

TODENT 東京歯科産業株式会社

http://www.tokyodental.co.jp/

■ 本　　社　〒101-0021 東京都千代田区外神田6-10-5
　　　　　　TEL:03-3831-0176
　　　　　　FAX:03-3835-8254

■ 大阪支店　〒541-0059 大阪市中央区博労町4丁目4-11
　　　　　　船場西KIDビル2階　TEL:06-6251-5624

■ 九州支店　〒812-0028 福岡市博多区須崎町4-23
　　　　　　TEL:092-281-5625

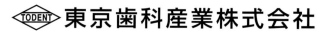

マストオブ・エンドドンティクスシリーズ①
MUST OF INITIAL TREATMENT

マストオブ・エンドドンティクスシリーズ②
MUST OF RETREATMENT

編著: 北村和夫（日本歯科大学附属病院）

いつの世も、基本を疎かにせず、一歩ずつ着実に歩み続けた者だけがさらなる高みに到達できます。
当社では歯内療法も同様と考え、あらゆる手技や知識を基本からしっかり積み重ね、
治療を成功に導くための基本を網羅する「マストオブ・エンドドンティクス」シリーズの刊行をスタートします。

『マストオブ・イニシャルトリートメント』

歯内療法を成功に導く基本テクニック&トピックス集

わが国では頻度が高い歯内療法の再治療を低減させ、良好な予後に欠かせない初回の歯内療法を成功させる基本テクニックやノウハウをギュッと凝縮。臨床家にとってマストバイなシリーズ第一弾。

A4判・152頁・オールカラー
本体7,500円＋税

『マストオブ・リトリートメント』

歯内療法の再治療を成功させるテクニック&エビデンス集

予後が悪いと抜歯が選択されがちであった歯内療法の再治療は、近年では保存可能で良好に経過しているケースも多く報告されています。再治療の成功に欠かせないテクニックやエビデンスを、歯内療法学をリードする執筆陣が解説! 待望のシリーズ第二弾!

A4判・128頁・オールカラー
本体7,000円＋税

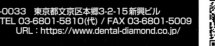

株式会社 デンタルダイヤモンド社
〒113-0033　東京都文京区本郷3-2-15 新興ビル
TEL 03-6801-5810(代) / FAX 03-6801-5009
URL : https://www.dental-diamond.co.jp/

マストオブ・イニシャルトリートメント　マストオブ・リトリートメント

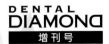

いまこそ学ぼう CBCT
読像・診断のマスターガイド

【編集委員】
日髙豊彦（神奈川県開業）
新井嘉則（日本大学歯学部特任教授）
寺内吉継（神奈川県開業）

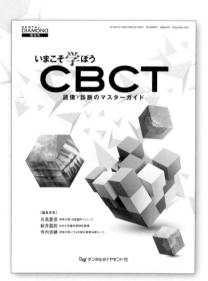

A4判変型・172頁・オールカラー
本体5,400円＋税

歯科用コーンビームCT活用ガイドの決定版！

CBCTの保有率は年々高まりをみせ、いまや歯科臨床に欠かせない画像診断機器として、口腔外科や歯内療法にかぎらず、あらゆる臨床の場面でその有効性が認識されている。本書では、CBCTを臨床に最大限活用するために知っておくべきポイントをピックアップし、基礎と臨床のエキスパートが徹底解説。3次元画像診断による確実で有効な歯科診療に導く一冊である。

CONTENTS

1章　CBCTの基礎
1. CTの歴史とその仕組み（新井嘉則）
2. CTの分類 ―CBCT・医科用CT・MRIの特徴・長所・短所―（森本泰宏　田中達朗　鬼頭慎司）
3. 被曝線量とその低減方法（佐藤健児）
4. 撮影の基礎と実践テクニック（荒木和之）
5. CBCT画像と解剖像の比較と誤差（佐藤巖　浅海利恵子）
6. 読像の基礎（浅海利恵子　佐藤巖）
7. 国内で流通しているおもなCBCT機器

2章　口腔外科でのCT活用
1. インプラント治療におけるCBCTの活用（日髙豊彦）
2. 歯科小手術におけるCBCTの活用と注意点（中岡一敏　濱田良樹）

3章　歯内療法でのCT活用
1. CBCTを用いた歯内療法の診査・診断（寺内吉継）
2. 外科的歯内療法のためのCBCT ―外科処置を成功させるGPS―（Samuel Kratchman）
3. CBCTが有用な歯内歯の根管治療（小松恵　興地隆史）
4. CTガイドシステムを用いた動的アクセス形成（L. Stephen Buchanan）
5. CBCTで検出された不顕性病変に対する歯内治療で掌蹠膿疱症が改善した一例（渡辺聡　興地隆史）

4章　CT画像を活用した診断＆施術
1. CBCTによる歯周病の3次元的診断＆施術（金子至　金子創）
2. 矯正治療の前後変化を3次元分析で解析した一症例（高井基普　任剛一）
3. 包括治療における補綴・修復処置でのCBCT活用法（中村茂人）
4. CTダブルスキャンを応用したCAD/CAMデンチャーのデジタルリリーフ（高橋和也　脇拓也　大久保力廣）
5. デジタルが可能にするコンピュータガイデッドサージェリー（千葉豊和）

株式会社 デンタルダイヤモンド社
〒113-0033　東京都文京区本郷3-2-15 新興ビル
TEL 03-6801-5810(代) / FAX 03-6801-5009
URL : https://www.dental-diamond.co.jp/

歯科臨床ビジュアライズ
教科書にはない臨床家の本道

阿部 修 東京都・平和歯科医院

真に進むべき道なき道を歩む
臨床家の手仕事を、迫力の写真で展開！

補綴篇

A4判変型・144頁・オールカラー
本体7,000円＋税

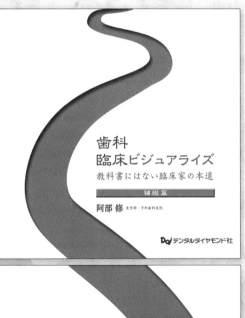

歯内療法に明るいイメージが定着している著者は、あくまでも「総合診療医」という立場から、歯内療法の質を高めるためにできることを探り、検証してきたという。う蝕や歯周病、クラウン・ブリッジ、総義歯、小矯正、口腔外科など、あらゆる治療を日々行っている注目の臨床家・阿部 修の手仕事を、「補綴」、「保存」、「難症例」の切り口で構成し、それぞれの勘どころを「Master Point」としてまとめた。いままでにない迫力のある歯科臨床ピクチャーブック！

A4判変型・136頁・オールカラー
本体7,000円＋税

保存・難症例篇

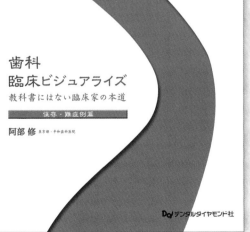

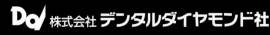

〒113-0033　東京都文京区本郷3-2-15新興ビル
TEL 03-6801-5810(代) / FAX 03-6801-5009
URL : https://www.dental-diamond.co.jp/

補綴篇　　保存・難症例篇

● 編集委員略歴

古澤成博（ふるさわ まさひろ）

1983 年	東京歯科大学卒業
1987 年	東京歯科大学　大学院歯学研究科　修了
1988 年	東京歯科大学　歯科保存学第一講座　助手
2004 年	東京歯科大学　歯科保存学第一講座　講師
	東京歯科大学　口腔健康臨床科学講座　講師（配置替）
2005 年	東京歯科大学　口腔健康臨床科学講座　助教授
2006 年	東京歯科大学　口腔健康臨床科学講座　准教授（職名変更）
2013 年	東京歯科大学　歯科保存学講座　主任教授
2017 年	東京歯科大学　歯内療法学講座　主任教授
現在に至る	

日本歯科保存学会　専門医　指導医
日本歯内療法学会　専門医　指導医
日本顕微鏡歯科学会　認定医
日本歯科保存学会　専門医
日本口腔顔面痛学会　指導医

中田和彦（なかた かずひこ）

1988 年	愛知学院大学歯学部卒業
1992 年	愛知学院大学大学院　歯学研究科　博士課程修了
1992 年	愛知学院大学歯学部　歯科保存学第 2 講座　助手
1997 年	クイーンズランド大学歯学部（オーストラリア）客員研究員（1 年間）
1998 年	愛知学院大学歯学部　歯科保存学第 2 講座　講師
2013 年	愛知学院大学歯学部　歯内治療学講座　准教授
2014 年	愛知学院大学歯学部　歯内治療学講座　主任教授
現在に至る	

日本歯科保存学会　専門医　指導医
日本歯内療法学会　指導医
日本外傷歯学会　認定医　指導医

阿部 修（あべ しゅう）

2000 年	東京歯科大学卒業
	医療法人社団　平和歯科医院　勤務
2002 年	東京歯科大学　大学院　入学
2006 年	東京歯科大学　大学院　卒業　歯学博士
	東京大学医科学研究所　幹細胞組織医工学研究部門　客員研究員（〜 2008 年）
	医療法人社団　平和歯科医院開業
現在に至る	

DENTAL DIAMOND 増刊号

器材・薬剤からみる歯内療法のすぐれモノ

発　行　日──2018 年 10 月 1 日　通巻第 640 号
編 集 委 員──古澤成博｜中田和彦｜阿部 修
発　行　人──濱野 優
発　行　所──株式会社デンタルダイヤモンド社
　　　　　　〒 113-0033
　　　　　　東京都文京区本郷 3-2-15　新興ビル
　　　　　　TEL　03-6801-5810 (代)
　　　　　　https://www.dental-diamond.co.jp/
　　　　　　振替口座　00160-3-10768
印　刷　所──株式会社エス・ケイ・ジェイ

・ 本書の複製権・翻訳権・上映権・譲渡権・公衆送信権（送信可能化権を含む）は㈱デンタルダイヤモンド社が保有します。
・ <JCOPY>㈳出版者著作権管理機構　委託出版物>
　本書の無断複写は著作権法上での例外を除き禁じられています。複写される場合は、そのつど事前に、㈳出版者著作権管理機構（電話 03-3513-6969、FAX 03-3513-6979、e-mail : info@jcopy.or.jp）の許諾を得てください。